動画で学ぶ

眼科処置・
小手術の実際

編集
●
外園千恵
京都府立医科大学眼科学教室 教授
渡辺彰英
京都府立医科大学眼科学教室 講師

中山書店

読者の方々へ

本書に記載されている診断法・治療法については，出版時の最新の情報に基づいて正確を期するよう最善の努力が払われていますが，医学・医療の進歩からみて，その内容がすべて正確かつ完全であることを保証するものではありません．したがって，読者ご自身の診療にそれらを応用される場合には医薬品添付文書や機器の説明書など，常に最新の情報にあたり，十分な注意を払われることを要望いたします．

中山書店

序

　日常の診療において，さまざまな処置や小手術が外来，あるいは日帰りで施行されることが眼科診療の特徴の一つです．それらの処置や小手術をスムースかつ安全に行うには，実際の手技を見て，指導医のもとに自分で経験する機会が必要です．そのような機会がなければ，いつまでもその手技をマスターすることはできません．眼科医になりたての頃，上司の先生から外来で行われる処置を「やっておいてね．」と言われても，「すみません，やったことがありません．」と返答せざるを得なかった記憶があります．もちろん，大学病院や総合病院の眼科であれば，そのうち一通りの手技を経験することはできるかと思いますが，それほど頻度の高くない処置や小手術については，習得する機会のないまま自分が上司となり，開業するということもあるかと思います．

　本書は，眼科の日常診療において外来で施行する機会の多い処置あるいは小手術を中心に，その手技のコツやポイントを可能な限り動画で示しながら解説する視覚的な手技・手術の教本です．専門分野は角膜，結膜・ドライアイ，眼瞼，涙道，白内障，網膜硝子体，緑内障，斜視と，処置が必要なすべての分野を網羅しました．そして，各専門分野での処置の数も豊富でバリエーションに富んでおり，角膜異物除去や化学外傷眼の洗浄から硝子体の眼内液採取，緑内障のレーザー切糸に至るまで，それらの処置の必要性と重要性を実際に動画で学ぶことができるようになっています．

　眼科小手術とはどのような手術なのかを定義することは難しいですが，今回は各専門分野の先生方に，翼状片手術，結膜弛緩症手術，斜視手術など，必ずしも外来では施行できない手術であっても，比較的施行頻度が高く，重要と思われる手術を選んで解説しました．編者（渡辺）の専門とする眼形成分野においても，小手術とはいえないが，是非身につけて欲しい手術として眼瞼下垂手術，内反症手術を入れています．これから手術を始めようとする若い先生方のみならず，手術のレベルを上げたい，手術のレパートリーを増やしたい，患者さんにどのような手術なのかを説明したいという先生方にも，これら小手術の解説は大いに役立つと思います．

　本書は，京都府立医科大学眼科で日常的に行っている診療内容を元に，京都府立医科大学眼科及びその関連病院の先生方のみで執筆しています．あらゆる専門分野を網羅した手術教本を，統一性を持って刊行することができるのは，京都府立医科大学眼科が築いてきた診療のノウハウ，それを受け継がれた歴史のお陰であると思います．このような機会を下さった株式会社中山書店の平田直社長に深謝申し上げますとともに，バラエティに富む処置・手術をまとめていただいた編集担当の日下美由紀様に感謝申し上げます．本書が安全，確実に処置を施行できるバイブルとして，そして手術教本として先生方の日常診療レベルアップに貢献できれば幸いです．

2024年10月

京都府立医科大学眼科学教室 教授
外園千恵

京都府立医科大学眼科学教室 講師
渡辺彰英

◎編集

外園　千恵	京都府立医科大学眼科学教室
渡辺　彰英	京都府立医科大学眼科学教室

◎執筆者 (執筆順)

瀬越　一毅	バプテスト眼科クリニック
外園　千恵	京都府立医科大学眼科学教室
愛知　高明	京都府立医科大学眼科学教室
北澤　耕司	京都府立医科大学眼科学教室
山下　耀平	京都府立医科大学眼科学教室
南　　幸佑	国立病院機構京都医療センター眼科
福岡　秀記	京都府立医科大学眼科学教室
松本　晃典	京都府立医科大学眼科学教室
松本佳保里	京都府立医科大学眼科学教室
坂本　浩一	藤枝市立総合病院眼科
稗田　　牧	京都府立医科大学眼科学教室
冨岡　靖史	京都府立医科大学眼科学教室
薗村有紀子	京都山城総合医療センター眼科
吉川　大和	よしかわ眼科医院
加藤　弘明	加藤山科病院眼科
小室　　青	四条烏丸眼科 小室クリニック
清水　英幸	聖隷浜松病院眼形成眼窩外科／名古屋大学眼科学教室
奥　　拓明	京都府立医科大学眼科学教室
城野　美保	京都府立医科大学眼科学教室
米田亜規子	聖隷浜松病院眼形成眼窩外科
渡辺　彰英	京都府立医科大学眼科学教室
宮下　翔平	聖隷浜松病院眼形成眼窩外科
喜多　遼太	藤枝市立総合病院眼科
長野　広実	京都府立医科大学附属北部医療センター眼科
山本　雄士	市立福知山市民病院眼科
宮谷　崇史	京都第二赤十字病院眼科
田中　　寛	京都府立医科大学眼科学教室
卓田　夏樹	京都府立医科大学附属北部医療センター眼科

寺尾　信宏	京都府立医科大学眼科学教室／琉球大学眼科学教室
小嶋健太郎	京都第二赤十字病院眼科
永田　健児	京都府立医科大学眼科学教室
出口　英人	京都府立医科大学眼科学教室
大槻　陽平	パナソニック健康保険組合　松下記念病院眼科
小林嶺央奈	舞鶴赤十字病院眼科
三重野洋喜	京都府立医科大学眼科学教室
塚本　倫子	京都田辺中央病院眼科
柴田　学	市立福知山市民病院眼科
岡田　陽	国立長寿医療研究センター眼科
後藤　周	京都第二赤十字病院眼科
堤　亮太	綾部市立病院眼科
鎌田さや花	京都府立医科大学眼科学教室
清水有紀子	ツカザキ病院眼科

動画で学ぶ　眼科処置・小手術の実際

目　次

動画 は，PCおよびモバイル端末にて，Webサイトでご覧いただけます.

第1章　角膜

1.1　角膜縫合糸の抜糸 動画 ……………………………… 瀬越一毅，外園千恵　2

1.2　前房水採取 動画 …………………………………… 瀬越一毅，外園千恵　8

1.3　外傷時の角膜縫合，角膜移植片の角膜縫合 動画
　　　………………………………………………………… 愛知高明，北澤耕司　12

1.4　角膜異物除去 動画 ………………………………… 山下耀平，北澤耕司　18

1.5　角膜感染症の角膜擦過 動画 ………………………… 南　幸佑，福岡秀記　22

1.6　角膜薬物の腐食眼の処置：化学外傷眼の洗浄について
　　　………………………………………………………… 松本晃典，北澤耕司　26

1.7　インプレッションサイトロジー 動画 ………… 松本佳保里，福岡秀記　32

1.8　治療用コンタクトレンズ挿入 動画 ………………… 坂本浩一，北澤耕司　36

1.9　帯状角膜変性，顆粒状角膜ジストロフィへのPTK 動画
　　　……………………………………………………………………… 稗田　牧　40

1.10　翼状片切除術 動画 ………………………………… 冨岡靖史，外園千恵　44

第2章　結膜・ドライアイ

2.1　涙点プラグ挿入術 …………………………………………… 薗村有紀子　50

2.2　マイボーム腺機能不全に対するマイバム圧出 動画 ……… 吉川大和　56

2.3　結膜弛緩症手術 ………………………………………………… 加藤弘明　60

2.4　結膜嚢胞摘出術 ………………………………………………… 小室　青　68

第3章　眼瞼

3.1　眼瞼の麻酔 動画 ……………………………………………… 清水英幸　74

3.2　睫毛内反症手術（Hotz変法） 動画 ………………………… 奥　拓明　78

3.3　眼瞼内反症手術（Jones変法） 動画 ………………………… 城野美保　84

3.4	眼瞼挙筋群短縮術 動画	米田亜規子	90
3.5	眼瞼挙筋腱膜前転術 動画	渡辺彰英	98
3.6	余剰皮膚切除　睫毛上皮膚切除術 動画	奥　拓明	106
3.7	眉毛下皮膚切除術 動画	米田亜規子	112
3.8	睫毛乱生（睫毛列切除術）	城野美保	118
3.9	眼窩脂肪ヘルニア切除術 動画	城野美保	122
3.10	霰粒腫摘出術（経結膜法，経皮膚法） 動画	宮下翔平	128
3.11	眼瞼腫瘍切除術（open treatment） 動画	喜多遼太	134
3.12	眼瞼けいれんに対するボツリヌス毒素注射 動画	長野広実	140

第4章　涙道

4.1	通水検査 動画	宮下翔平	144
4.2	涙嚢穿刺	山本雄士	148
4.3	涙小管炎の菌石除去術 動画	宮下翔平	152
4.4	涙道内視鏡併用涙管チューブ挿入術 動画	清水英幸	156
4.5	涙道内視鏡非併用涙管チューブ挿入術 動画	渡辺彰英	164

第5章　白内障

| 5. | YAGレーザー 動画 | 宮谷崇史 | 170 |

第6章　網膜硝子体

6.1	網膜光凝固術（局所・汎網膜光凝固） 動画	田中　寛	174
6.2	光線力学的療法（PDT） 動画	草田夏樹	180
6.3	硝子体内注射（抗VEGF薬） 動画	寺尾信宏	188
6.4	硝子体腔内ガス注入・液ガス置換・気体網膜復位術 動画	小嶋健太郎	194

| 6.5 | 眼内液採取 動画 | 永田健児 | 202 |
| 6.6 | トリアムシノロンTenon囊下注射 (STTA) 動画 | 出口英人 | 206 |

第7章　緑内障

7.1 緑内障レーザー治療

7.1.1 レーザー虹彩切開術，レーザー隅角形成術 動画
大槻陽平　210

7.1.2 レーザー線維柱帯形成術 動画
小林嶺央奈，三重野洋喜　214

7.1.3 経強膜毛様体光凝固術 動画
塚本倫子　218

7.2 外来で行う緑内障術後の濾過胞管理

7.2.1 レーザー切糸術 動画
柴田　学　222

7.2.2 ニードリング 動画
岡田　陽，三重野洋喜　226

7.2.3 経結膜強膜弁縫合術 動画
岡田　陽，三重野洋喜　232

第8章　斜視

8.1 斜視手術　直筋の前転短縮術 動画
後藤　周　236

8.2 斜視手術　直筋の後転術 動画
堤　亮太　242

8.3 下斜筋後転術 動画
鎌田さや花　250

8.4 斜視に対するボツリヌストキシン注射 動画
清水有紀子　256

索引　262

動画閲覧について

●動画掲載ページ

本書内の 動画 は，PCおよびモバイル端末にて，Webサイトでご覧いただけます．
動画の閲覧には，あらかじめ登録サイトへのアクセスが必要です．

①最初にモバイル端末で右下の二次元バーコードを読み込むか，下記URLにアクセスして動画閲覧用の登録フォームにメールアドレス等の必要事項を入力してください．

https://www.nakayamashoten.jp/ophthalmology/75108_entry.html

②ご入力いただいたメールアドレス宛に，弊社から動画閲覧のための「ユーザー名」「パスワード」をお知らせいたします（info@nakayamashoten.co.jpからのメールを受信できるように設定してください）．

③「ユーザー名」「パスワード」を入力すると，動画一覧ページが表示されます．

④再生ボタン（■）をクリックすると，その動画が同一ウインドウで表示されます．

●掲載動画一覧

章	項目
第1章	角膜
1.1	角膜縫合糸の抜糸
1.2	前房水採取
1.3	動画1：角膜裂傷に対する縫合
	動画2：角膜移植片離開に対する縫合
1.4	角膜異物除去
1.5	角膜擦過
1.7	インプレッションサイトロジー
1.8	治療用コンタクトレンズ挿入
1.9	動画1：帯状角膜変性へのPTK
	動画2：顆粒状角膜ジストロフィへのPTK
1.10	翼状片切除術

第2章	結膜・ドライアイ
2.2	マイバム圧出の実際 (被験者は正常例)
第3章	**眼瞼**
3.1	眼瞼の麻酔
3.2	睫毛内反症手術 (Hotz変法)
3.3	眼瞼内反症手術 (Jones変法)
3.4	眼瞼挙筋群短縮術
3.5	動画1：眼瞼挙筋腱膜前転術
	動画2：挙筋腱膜減張切開
3.6	余剰皮膚切除　睫毛上皮膚切除術
3.7	眉毛下皮膚切除術 (左側)
3.9	眼窩脂肪ヘルニア切除術
3.10	経皮的霰粒腫摘出術
3.11	眼瞼腫瘍切除術 (open treatment)
3.12	眼瞼けいれんに対するボツリヌス毒素注射
第4章	**涙道**
4.1	通水検査
4.3	涙小管炎の菌石除去術
4.4	涙道内視鏡併用涙管チューブ挿入術
4.5	動画1：涙道内視鏡非併用涙管チューブ挿入術 (手術顕微鏡下)
	動画2：涙道内視鏡非併用涙管チューブ挿入術 (外来)
第5章	**白内障**
5.	YAGレーザー
第6章	**網膜硝子体**
6.1	網膜光凝固術
6.2	光線力学的療法 (PDT)
6.3	動画1：30G 13 mm針を使用した硝子体内注射
	動画2：33G 4 mm針を使用した硝子体内注射
	動画3：硝子体内注射ガイドを使用した硝子体内注射
6.4	硝子体腔内液ガス置換
6.5	動画1：眼内液採取　IOL眼の前房水採取
	動画2：眼内液採取　有水晶体眼の前房水採取
6.6	トリアムシノロンTenon嚢下注射 (STTA)

第7章	緑内障
7.1.1	動画1：レーザー虹彩切開術　第1段階，第2段階（マルチカラーレーザー）
	動画2：レーザー虹彩切開術　第3段階（Nd：YAGレーザー）
7.1.2	レーザー線維柱帯形成術
7.1.3	動画1：経強膜毛様体光凝固術　MP-CPC
	動画2：経強膜毛様体光凝固術　MP-CPC外回り
7.2.1	レーザー切糸術
7.2.2	ニードリング
7.2.3	経結膜強膜弁縫合術
第8章	斜視
8.1	動画1：制御糸の通糸
	動画2：筋露出
	動画3：強膜への縫着
	動画4：結膜縫合
8.2	斜視手術　直筋の後転術
8.3	下斜筋後転術（左眼）
8.4	動画1：斜視に対するボツリヌストキシン注射　術野
	動画2：斜視に対するボツリヌストキシン注射　筋電計の画面

・動画閲覧には標準的なインターネット環境が必要です．

・ご使用のブラウザによっては，まれに閲覧できないことがあります．その場合は他のブラウザにてお試しください．

・通信環境やご使用のPC，モバイル端末の環境によっては，動画が乱れることがあります．

・掲載の動画の著作権は著者が保有しています．また，複写・転写および送信・放送に関する許諾権は小社が保有しています．本動画の無断複製・転載を禁じます．

1.1 角膜縫合糸の抜糸

はじめに

　角膜縫合は角膜移植に限らず，角膜切開白内障手術や角膜裂傷などといった様々な場面で必要となる．その実際は本章1.3「外傷時の角膜縫合，角膜移植片の角膜縫合」のとおりであるが，本稿では角膜縫合後の抜糸について，その適応や手技，合併症に関して述べる．

処置の適応

　適応は，緩みや断裂が生じている場合と角膜乱視が生じている場合に分けられる．外傷後・術後にかかわらず，縫合糸のテンションと創部の接着のバランスが重要である．術後の経過時間や創部接着の状態を判断して，抜糸を行う．

1. 緩み・断裂（図1）

　縫合糸が緩んでいる，あるいは断裂している場合には，すでに角膜縫合部は接着している．糸の緩みは感染や角膜上皮障害，さらには炎症を惹起して拒絶反応のリスクとなるため速やかに抜糸を行う[1]．縫合糸に眼脂が付着している場合は，眼脂を角膜実質内に巻き込まないよう留意し，抜糸後は縫合糸の培養検査を行うことが望ましい．

　連続縫合が一部断裂している場合に部分的な抜去のみを行うと，残りの縫合糸が緩んで感染や拒絶反応のリスクを高める．したがって，連続縫合糸の部分抜糸は避けるべきであり，原則として全抜糸を行う．術後早期であれば全抜糸後に再縫合を考慮する．

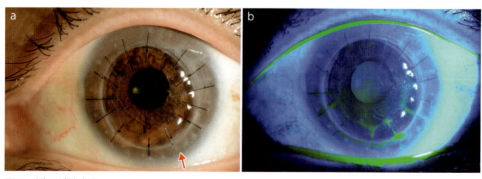

図1　緩んだ縫合糸
a：端々縫合による角膜全層移植術後の症例．4時方向の縫合糸が緩んでいる（矢印）．
b：フルオレセイン染色で緩んだ縫合糸が浮いているのがわかる．

2. 角膜乱視

　端々縫合に関しては，角膜乱視が強い場合は創部の接着が良好であればスティープな方向の縫合糸を抜糸する[2]．通常は術後1ヵ月以上経過してから行う．

　連続縫合に関しては，角膜乱視が生じている場合はフラットな方向からスティープな方向に縫合糸を手繰り，張力を調整するアジャストを行うことが一般的である．アジャストを繰り返しても乱視が残存する場合には，手術後約1年のタイミングで全抜糸を考慮する．

手技の実際

1. 準備するもの（図2）

　麻酔点眼：オキシブプロカイン塩酸塩点眼液（ベノキシール®点眼液0.4％）点眼など，眼科用ルビー抜糸刀（図2a，図3）（施設にない場合は27 G針等をチストトームと同じように曲げたもので代用），無鈎鑷子（図2b）

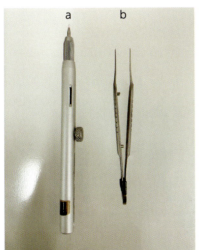

図2　縫合糸の抜糸に用いる器具
a：眼科用ルビーナイフ
b：無鈎鑷子
いずれも滅菌された清潔な器具を用いる．

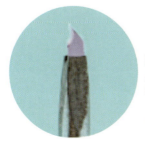

図3　HANDAYAセミディスポ＆ルビーナイフ
ルビー抜糸刀．抜糸用に設計されており，刃があるほうは糸を引っかけやすくなっている．刃がないほうで糸を浮かせることができる．
(HANDAYAホームページ．カタログ．刀類．2024より引用)

第1章 角膜

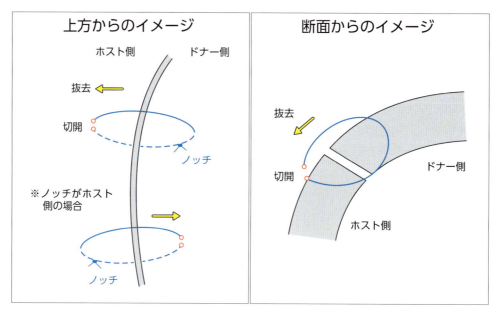

図4 端々縫合の抜糸
原則ホスト側を切開し抜去するが，縫合糸のノッチ（結び目）がホスト側の場合は抜去時にノッチがグラフト接着部を通過して離開のリスクとなることがあるため，ドナー側から切開することも考慮する．

2. 点眼麻酔を行う

ベノキシール®点眼液0.4％で十分であるが，痛みに敏感な患者の場合はリドカイン塩酸塩点眼剤（キシロカイン®点眼液4％）を点眼してもよい．

3. 端々縫合の場合（図4）

①眼表面に露出している縫合糸のホスト側の端をルビーナイフで押し上げるようにして切る．縫合糸が埋没している場合は，角膜上皮欠損を最小限にしつつルビーナイフを潜り込ませて押し上げて切る．この際ホスト側の端を切るのは，ドナー側に角膜上皮欠損ができるのを防ぐためである（動画）．
②ルビーナイフの刃がないほうで，糸を浮かせる（図3）．切断した縫合糸の下に潜り込ませて，眼表面の縫合糸を浮かせる．
③浮いた縫合糸を無鈎鑷子で掴み抜糸する．

角膜縫合糸の抜糸

4. 連続縫合の場合（図5）

すべて切糸してしまうと鑷子で掴む部分が短くなるため，一つおきに切糸するのがコツである．
①ノッチ（結び目）に近い縫合糸のホスト側の端をルビーナイフで押し上げるようにして切る．次に一つ飛ばしたホスト側の端をルビーナイフで押し上げるようにして切る．

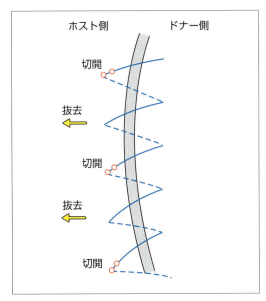

図5 連続縫合の抜糸
一つ飛ばしで切開を入れ，あいだの縫合糸を抜去する．

②あいだのホスト側の端を切らないようにルビーナイフの刃がない側で持ち上げて，無鉤鑷子で掴み抜糸する．
③以後は同様にして一つ飛ばしたホスト側の端を切り，あいだのホスト側の端を無鉤鑷子で掴み抜糸する．

コツとポイント

手術後の時間が経過しているほど10-0ナイロンが劣化する．そのため，縫合糸が脆く無鉤鑷子で掴む際に切れてしまう場合や，結び目が引っかかり前房内に残される場合がある．その場合は，可能な限り縫合糸を引っ張りながら間際のところで切り，トリミングを行うことで糸の断端が角膜上皮から飛び出さないようにする．

連続縫合抜糸後の角膜形状の変化

抜糸による乱視の変化を予測することは難しく，軽減することもあればむしろ増悪する場合もありうる．

角膜形状がフラットあるいは遠視性乱視の症例では抜糸後にスティープ化し乱視が有意に減少することが多く，連続縫合全抜糸の良い適応と考えられる（図6）[4]．

合併症と管理

処置後の合併症として角膜上皮欠損，感染，拒絶反応，離開・移植片のずれなどがある．

第1章 角膜

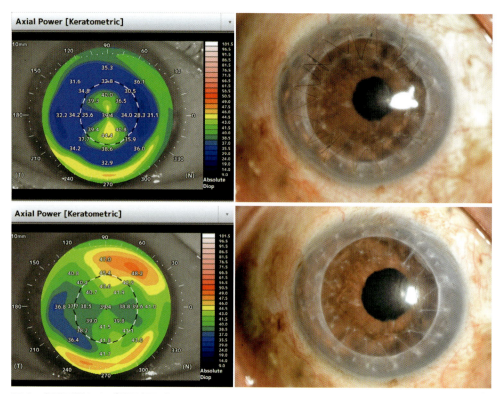

図6 角膜形状および前眼部写真
a：連続縫合抜糸前であり，角膜形状はフラットである．
b：連続縫合抜糸後に角膜がスティープ化し，乱視も軽減している．

1. 角膜上皮欠損

思わぬ角膜上皮欠損ができてしまった場合は眼軟膏と眼帯装用，あるいは一時的に治療用ソフトコンタクトレンズを装用する．

2. 感染

前述したとおり，眼表面に露出した縫合糸が眼内を通らないようにすることに加えて，点眼が中止あるいは漸減されている場合は抗菌薬の点眼を強化する．

3. 拒絶反応

角膜移植術後の場合，抜糸を契機にして拒絶反応が惹起されることがある．術後点眼が中止あるいは漸減されている場合は，ステロイド点眼を強化する．拒絶反応のリスクが高い症例では，予防的なステロイド内服を考慮してもよい．

4. 離開・移植片のずれ

抜糸直後は接着が弱いため1～2週は外傷に気をつけるよう患者に促すことに加えて，

保護用メガネの装用などを行う．前房水の漏出や前房消失が生じた場合は速やかに再縫合を行う．漏出が少量の場合は，一時的な治療用ソフトコンタクトレンズ装用あるいは眼帯装用で改善する場合もある．

（瀬越一毅，外園千恵）

文献

1) Dana MR, et al. Suture erosion after penetrating keratoplasty. Cornea 1995；14（3）：243-248.
2) Feldman ST, et al. Reduction of astigmatism after keratoplasty. Am J Ophthalmol 1987；103（3 Pt 2）：477-478.
3) HANDAYAホームページ．カタログ．刀類．2024.
   http://www.handaya.co.jp/CATALOG/G-CATALOG/G_刀類.pdf
4) Shimazaki J, et al. Analysis of videokeratography after penetrating keratoplasty：topographic characteristics and effects of removing running sutures. Ophthalmology 1997；104（12）：2077-2084.

1.2 前房水採取

はじめに

　前房水採取は臨床の様々な場面で行われる．主な目的は眼内液中に含まれる成分の評価あるいは眼圧管理であるが，その適応は多岐にわたる．単純な手技ではあるが合併症のリスクもあり，安全に実施するには工夫が必要である．

処置の適応（表1）

1）感染性疾患が疑われる症例
　原因となる病原体（真菌・細菌・ウイルスなど）の同定
2）非感染性の炎症性疾患，全身性疾患が疑われる症例
　抗体価の測定
3）腫瘍などの眼内浸潤が疑われる症例
　悪性リンパ腫を代表とする悪性腫瘍の眼内浸潤における細胞診
4）眼圧が高い症例
　著しい眼圧上昇に対する応急処置（眼圧下降）

表1　前房水採取の適応

1. 感染性疾患が疑われる症例	
・感染性ぶどう膜炎 ・急性網膜壊死 ・サイトメガロウイルス角膜内皮炎など	病原体の同定
2. 非感染性の炎症性疾患，全身性疾患が疑われる症例	
・非感染性ぶどう膜炎など	抗体価の測定
3. 腫瘍などの眼内浸潤が疑われる症例	
・仮面症候群（悪性リンパ腫など）	細胞診
4. 高眼圧の症例	
・術後やぶどう膜炎，緑内障など	眼圧下降

1.2 前房水採取

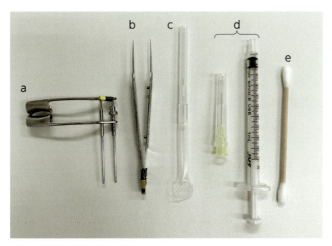

図1 前房水採取に用いる器具
a：開瞼器
b：有鉤鑷子
c：ニプロディスポーザブル房水ピペット
d：30G針と1mLシリンジ注射器
e：綿棒

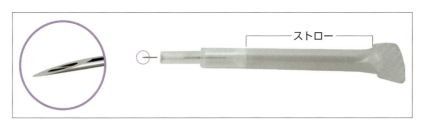

図2 ニプロディスポーザブル房水ピペット
30G×4mmの鋭針でストローを押し潰し，前房穿刺したのちに指で押し潰していたストローを開放することで，房水約100～150μLを採液することが可能なため，1人で簡単かつ安全に採液できる． (株式会社イナミHPより)

手技の実際

1. 準備物（図1）

麻酔（リドカイン塩酸塩点眼剤（キシロカイン®点眼液4％）など），結膜嚢消毒液（希釈ポビドンヨード液など），開瞼器，有鉤鑷子，ニプロディスポーザブル房水ピペット（ニプロ株式会社，図2，あるいは30G針と1mLシリンジ注射器），綿棒

2. 前房水採取の方法（動画）

顕微鏡下に清潔操作で行う．一般的には30G針と1mLシリンジ注射器が使用されるが，我々はより安全性の確立された30Gディスポーザブルピペットを使用しており，こちらを推奨する．

前房水採取

9

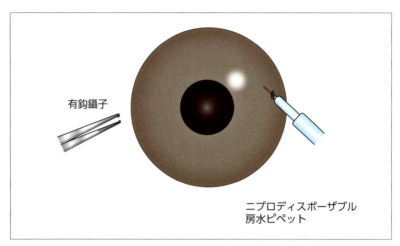

図3 前房水採取の方法（仰臥位，surgeon's view）
3時方向の角膜輪部に近い強膜を鑷子でしっかりと保持し，9時方向の輪部より針を刺入する．なお，左利きの場合など手勝手によっては9時方向を保持して3時方向から刺入してもよい．

①十分な麻酔と消毒を行う．
②清潔操作で開瞼器をかける．
③再度，点眼による麻酔と消毒を行う．
④3時方向の角膜輪部に近い強膜を鑷子で保持する．

〈ニプロディスポーザブル房水ピペットの場合〉
・ストローを押し潰し，9時方向の輪部より針を刺入する．針先が前房内にあることを確認できれば押し潰していたストローをゆっくりと開放することで自動的に房水がシリンジ内に取り込まれ，約100〜150 μL採液できる（図3）．

〈30 G針と1 mLシリンジ注射器の場合〉
・9時方向の輪部より針を虹彩に当たらないよう水平方向に刺入し，針先が前房内にあることを確認したら針先の位置を動かさないように注意しながら内筒を引き，100〜150 μL程度の房水を採取する（図3）．

⑤必要量に達したら刺入した針を抜き取り，感染防止のために抗菌点眼薬を滴下する．
⑥綿棒にて刺入部を圧迫し，閉鎖を確認する．

コツとポイント

認知症の患者などで急に動く可能性がある場合は，前房穿刺の前にキシロカイン®点眼液4％の結膜下注射を行うことで，どの程度動く可能性があるかを事前に知ることができ，さらに麻酔の効果でより安全に行うことができる（図4）．

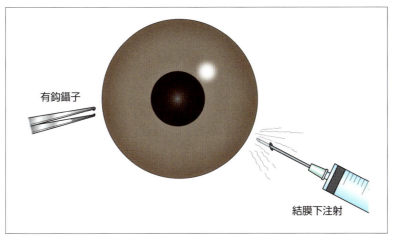

図4　麻酔の結膜下注射
前房水採取前の処置として行うことで，患者の急な動きの可能性を把握でき，麻酔の効果で安全に行うことができる利点がある．

合併症と管理

1. 角膜内皮，虹彩，水晶体損傷

　十分に前房の深さがあることを確認し，採取を施行する．穿刺中に眼が動いてしまうと角膜や虹彩，水晶体を損傷するリスクがあるため事前に動かないよう患者に説明しておく．前房水を採取するときに術者は針先に注意し，虹彩に水平方向に刺入する．シリンジ内の採取量に関しては介助者に確認してもらうことが望ましい．その点では，ニプロディスポーザブル房水ピペットの場合はストローの圧を開放することで房水を約100〜150 μL採液することが可能であるため，注射器と比較して内筒を操作したり採取量の確認のために目を離したりする必要がなく，安全に行うことができる[1]．

2. 感染症

　前房穿刺に伴う感染症も報告されている[2]．術前・術後の十分な消毒・洗浄および創口閉鎖の確認が重要である．

（瀬越一毅，外園千恵）

文献
1) Kitazawa K, et al. Safety of anterior chamber paracentesis using a 30-gauge needle integrated with a specially designed disposable pipette. Br J Ophthalmol 2017；101(5)：548-550.
2) Azuara-Blanco A, et al. Infectious keratitis in a paracentesis tract. Ophthalmic Surg Lasers 1997；28(4)：332-333.

第1章　角膜

1.3 外傷時の角膜縫合，角膜移植片の角膜縫合

はじめに

　近年の眼科手術手技の発展により，白内障手術や硝子体手術に代表されるように多くの術式が小切開・無縫合へと変化している．角膜移植においても，全層角膜移植（penetrating keratoplasty：PKP）に始まり，近年は深層層状角膜移植（deep anterior lamellar keratoplasty：DALK）やDSAEK，DMEKといった角膜内皮角膜などのパーツ移植へと移り変わっている．小切開・無縫合は手術侵襲の軽減や術後乱視を含めた合併症の改善に寄与する．しかしその一方で，眼科医の基本手技といえる縫合技術の低下をもたらしている側面がある．円錐角膜や感染症後の角膜混濁眼などPKPやDALKが適応となる疾患や，外傷による角膜裂傷など縫合が必要な疾患は依然として存在する．縫合の良し悪しは術後の視力や合併症に影響を及ぼす．したがって，角膜を適切に縫合することは眼科医にとって重要なスキルである．本稿では外傷時の角膜・角膜移植片に対する縫合の戦略について述べる．

処置の適応

　迅速かつ正確な創傷の評価が必要であるが，外傷直後は眼瞼腫脹や疼痛によって開瞼が困難であったり，角結膜浮腫や前房出血，結膜下出血などで創傷の評価が困難な場合がある（図1）．特に小児において診察が困難である．眼球破裂や強角膜裂傷がある場合に眼球を圧迫すると，眼球内容物が脱出する可能性があるため，診察が困難な場合は無理をしてはいけない．Seidel試験陽性は角膜穿孔を示唆する所見であり，白内障手術や角膜移植後では以前の手術創が離開して起こる場合が多い．Seidel試験陽性であっても，創傷がごく小さく前房が保たれている場合は，治療用ソフトコンタクトレンズ装用による創傷治癒が見込める．

　一方で，前房が消失している場合は緊急手術の適応である．Seidel試験陰性の場合でも虹彩のひきつれや偏位がある場合は，虹彩が穿孔部に嵌頓している可能性が考えられる．虹彩嵌頓により前房が形成され，虹彩が表面に露出していない場合は保存的治療が可能である．一方で，虹彩が表面に露出している場合は感染のリスクがあるため緊急手術の適応である（図2）．また，眼内に異物が残存している場合も感染のリスクがあるため緊急手術の適応である．

　先に述べたように外傷時の診察は困難で，術前に創傷の程度を正確に評価することは難しいため，手術をしてみると想定していたよりも重症だったというケースも多い．角膜移

1.3 外傷時の角膜縫合，角膜移植片の角膜縫合

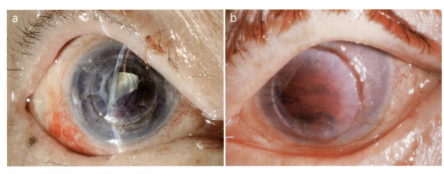

図1　前房出血を認める症例

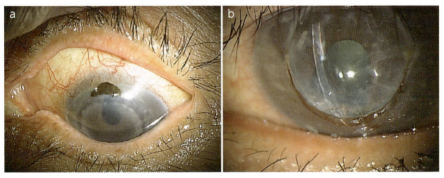

図2　虹彩が嵌頓している症例

植後の創離開では，低眼圧状態となり強い眼痛を伴うことが多く，駆逐性出血を引き起こす可能性がある．テノン囊下麻酔や球後麻酔などの局所麻酔では，麻酔薬が眼球を外部から圧迫することで眼圧が上昇し，眼組織の脱出が増悪する危険があるため，全身麻酔で行える状況であれば手術は全身麻酔で行うほうがよい．

手技の実際

1. 角膜裂傷に対する縫合（図3，動画1）

動画1
角膜裂傷に対する縫合

　裂傷の深さや形状にかかわらず，角膜裂傷に対する治療の達成すべき最大の目標は，確実な創閉鎖である．角膜を本来の形状に修復し，瘢痕を最小限にすることも同じく重要であり，そのためには角膜縫合の基本を理解しておきたい．

　縫合針は10-0ナイロン糸を用いる．縫合は創傷に対して垂直に，創傷を挟んで均等な長さになるよう通糸する．針は角膜表面に対して垂直に刺入し，何度も刺入するのは避け一回で通す．深さは全層ではなく角膜実質の深層（80～90％の深さ）で行う．浅い深さで縫合すると，傷口が後方に広がり隙間ができてしまい，微生物の侵入と感染の原因となるため，適切な深度を確保することが重要である．

　創傷が直線的であれば，まず創の中央を縫合し，その後左右へ縫合を追加していく．創

13

第1章 角膜

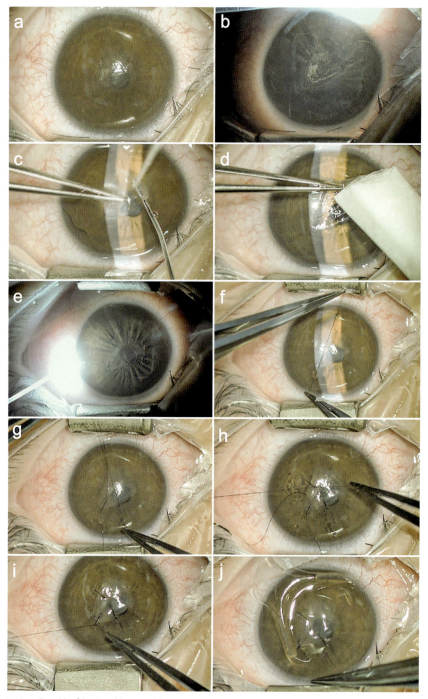

図3 木の枝が左眼に刺さり受傷した症例
フラップ状の角膜剥離と角膜内異物を認める．（術者からの視点）
a：手術開始時の状態　　b：ライトガイドにより角膜内に異物を鮮明に認める．
c, d：眼灌流液や手術用スポンジで異物を除去する．
e：角膜内に異物が残存していないことを確認する．　　f：裂傷の屈曲点を仮縫合する．
g, h：屈曲点と最周辺の中間点を縫合する．
i：仮縫合していた屈曲点を結紮する．　　j：手術終了時にコンタクトレンズをのせる．

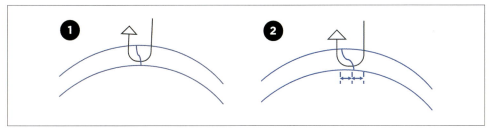

図4　角膜裂傷に対する縫合
①適切な閉鎖を確保するため，角膜縫合は傷に対して左右対称に80％から90％の深さで行う．
②斜めの角膜裂傷の場合，縫合糸は創の後面から同じ長さで通すことで，適切な閉鎖が得られる．

傷が屈曲していれば，屈曲点から縫合する．縫合は可能な限り瞳孔領に縫合糸がかからないように注意するが，創閉鎖が困難な場合は瞳孔領に糸をかけてでも確実な創閉鎖を優先する．創傷が斜めの場合は，角膜の前面から見て創傷の両側の距離が等しくなるように通糸すると，縫合部の角膜に段差が生じてしまう．角膜後面から見て，創傷の両側の距離が等しくなるように通糸すると，角膜前面では縫合と創傷までの距離が非対称に見えても，縫合部の角膜に段差は生じない（図4）．

創口に嵌頓している眼組織がある場合は眼内に戻すか切除し，一緒に縫わないようにする．特に硝子体が嵌頓した状態で角膜を縫ってしまうと，術後に網膜剝離などの合併症を生じる場合がある．創口に硝子体が絡んでいる場合はスポンジビトレクトミーなどで切除し，ワイピングで嵌頓を解除する．必要に応じて硝子体カッターで前部硝子体切除を行う．最後に，縫合の結び目を埋没する．埋没をしないと術後の異物感が強くなったり，角膜血管侵入を生じて角膜混濁を増悪させることになる．

2. 角膜移植片離開に対する縫合（図5, 動画2）

動画2
角膜移植片離開に対する縫合

角膜移植片が広範囲に離開している場合，眼球形状を保持し駆逐性出血を予防するために，まず離開している部分を10-0ナイロンで縫合する．10-0ナイロンで創閉鎖が難しい場合は9-0シルクなどで仮縫合を行う．次に，緩んでいる縫合糸は抜去し，虹彩や水晶体・眼内レンズ，硝子体などの脱出物がある場合は切除，処理を行う．角膜移植片離開の場合，虹彩が嵌頓しているケースが多いが，虹彩は切除してしまうと再建が困難となるので，虹彩根部離断など損傷が激しい場合以外は感染に留意して温存することを目指す．創部を閉鎖するためには，各縫合糸の張力が均一となる必要がある．低眼圧状態で縫合すると張力が強くなりやすいので，サイドポートを作成し眼灌流液や粘弾性物質を注入して眼圧を高くした状態で縫合すると均一の張力になりやすい．術後感染のリスクや縫合糸の緩みを考慮し，連続縫合ではなく端々縫合を行う．縫合する順番はまず離開部の中間点を縫合し，その後左右をそれぞれ縫っていく．術後の乱視を少なくするために，可能な限り角膜中心に対して対称的となるように縫合する．

第1章 角膜

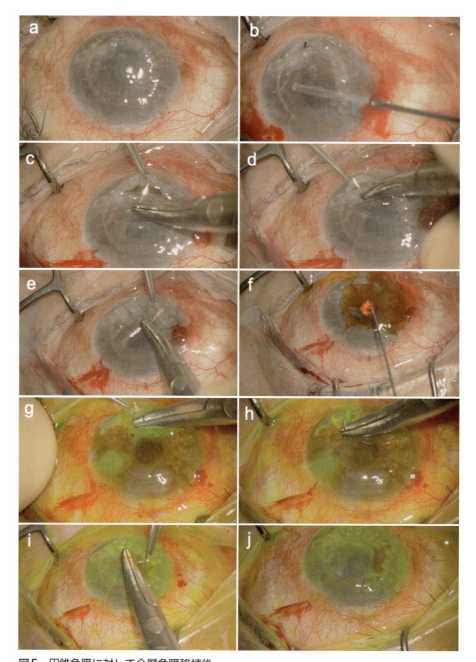

図5 円錐角膜に対して全層角膜移植後
外傷による角膜移植片離開を認めた．（術者からの視点）
a：手術開始時の状態
b：前房内に脱出した硝子体を硝子体カッターで切除
c：離開した部分の中間点を縫合する．
d, e：中間点の左右をそれぞれ縫合する．
f：フルオレセイン染色液を用いて創閉鎖が得られているか確認する．
g, h, i：房水漏出がなくなるまで縫合を繰り返す．
j：房水漏出がなくなったことを確認し手術終了

コツとポイント

　創閉鎖が得られているかを確認するために当科では術中にフルオレセイン染色液*を用いている．フルオレセインで角膜を染色し，房水漏出を認める箇所があれば縫合を追加する．（*：静注用フルオレサイトを生理食塩水にて25〜30倍に希釈して用いる．ただし適応外使用である）

　角膜裂傷，移植片離開は緊急疾患であり，角膜専門医でなくても対応しなければならない場合がある．角膜裂傷の形，大きさ，深さは様々であるが，角膜縫合の原則に従い迅速に治療を行うことが重要である．

（愛知高明，北澤耕司）

文献

1）Rashad R, et al. Surgical Principles for Management of Corneal Lacerations. EyeNet Magazine, June 2023.

第1章 角膜

1.4 角膜異物除去

はじめに

　角膜異物は，「何かが眼に入って痛い」と，目の異物感や痛みを主訴に受診することが多い．多種多様な原因によって生じ，鉄鋼の切断作業中に発生する鉄粉，学童が使用する鉛筆や色鉛筆の芯，DIY活動時の木屑，農作業や剪定作業時の籾殻や棘などの植物片などが角膜異物となりうる．角膜異物だけでなく，結膜異物も角膜上皮に障害を引き起こす可能性がある．特に上眼瞼結膜に異物が付着すると，瞬目や眼球の動きに伴って角膜とのあいだに物理的に摩擦を生じ，角膜上皮障害を生じることがある．

処置の適応

　生体染色を行い，角膜上皮の障害部位をよく観察する．発症時の状況（活動内容や場所など）について丁寧に問診し，異物が何であるかを推測する．たとえ初見で異物を認めなくとも，角膜に線状のびらんがあれば，異物がある（あった）可能性が高い．特に上眼瞼は異物が隠れてしまうことがあり異物を疑う場合は必ず眼瞼を翻転して，注意深く観察する．結膜円蓋部まで異物が入り込んでいる場合もあるため，必要に応じて二重翻転を行う．近年の美容形成外科における手術数の増加とともに，二重瞼形成術の埋没縫合糸が眼瞼結膜側に露出し，角膜上皮障害を引き起こすケースがみられるため，注意して観察を行い手術歴の聴取も忘れずに行う．

　また，コンタクトレンズによる角膜上皮障害の可能性も考慮に入れるべきであり，コンタクトレンズの装用歴（レンズの種類，装用時間，ケア方法など）も確認する．

手技の実際

角膜異物除去

　異物を完全に取り除くことが重要である．角膜異物は，異物針（図1）を使用して慎重に除去する（動画）．特に，鉄粉異物（図2）は，周囲に広がった鉄錆（図3）まで十分に除去することが重要である．除去が不十分であると上皮再生が遅れ，症状が改善しないことがある．小さくとも鉄粉が残存すると錆による慢性炎症で穿孔に至る例もある（図4，5）．

　翌日に異物が浮いてくることがあるため，初日は深さや異物のサイズによっては取り除ける範囲での除去にとどめ，日を改めて残った部分を完全に除去することも有用である．基本的には異物針で取り除くことができるが，鉄錆除去用のドリルも販売されており，それを用いて完全に除去することもできる．

　鉛筆やシャープペンシルの芯などは先端が鋭いため，深さを確認し，前房内まで侵入し

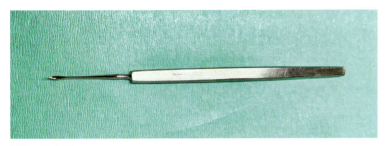

図1　異物針

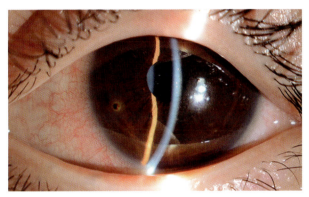

図2　鉄粉異物

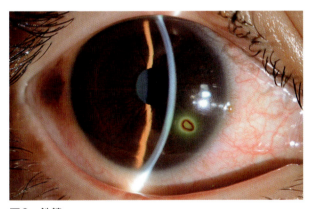

図3　鉄錆

ていないか確認してから除去する．また，シャープペンシルの芯の太さも確認する．細い場合は角膜を貫通していても自然閉鎖する．さらに色鉛筆の芯に含まれる顔料が毒性を有する場合があり，黒鉛筆による外傷よりも注意を要する．黒鉛筆やシャープペンシルの芯は，一部残存しても，ほとんど炎症を起こさず問題とならないことが多い．

　すべての異物に対して，感染予防のために抗菌薬点眼や，眼軟膏の投与を行う．痛みの軽減には軟膏の点入が有効であることが多い．

　籾殻や棘などの植物性の異物が原因である場合は，真菌感染に留意する．一般的に使用

第1章　角膜

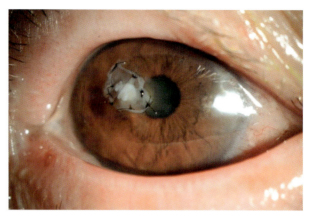

図4　羊膜移植
鉄粉異物の慢性炎症による穿孔に対して羊膜移植を行った．

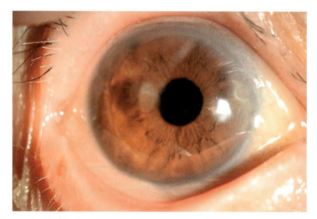

図5　治療後
図4の羊膜移植後6カ月

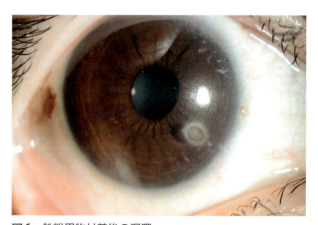

図6　鉄粉異物付着後の混濁

されるキノロン系抗菌点眼薬（レボフロキサシン点眼液（クラビット®点眼液1.5%））の点眼は真菌感染の予防とはならない．真菌感染は細菌感染よりも遅く発症するため，植物性の異物除去後は長めに，注意深く経過観察を行う必要がある．

合併症と管理

異物を完全に除去できれば，その後は速やかに上皮が再生され，基本的には予後は良好である．角膜異物の存在した部分に混濁（図6）が残ることがあり，それが瞳孔領にかかる場合は，混濁や不正乱視による視力障害が生じる．感染が起きた場合は，速やかに感染症の治療を行う必要がある．

植物性の異物などで角膜真菌症を起こした場合は，早期に適切な治療が行われないと視力予後は不良となりやすい．また，鉛筆の芯などの鋭利なもので上皮の基底膜まで損傷されると，いったんは上皮が再生しても将来的に再発性角膜びらんに移行することがあり注意を要する．

（山下耀平，北澤耕司）

1.5 角膜感染症の角膜擦過

はじめに

　角膜感染症は，日常の眼科診療において軽症なものから角膜穿孔に至る重症なものまで様々な症例に遭遇する．細菌感染症や真菌感染症，アカントアメーバ（Acanthamoeba）感染症など，それぞれに特徴的な角膜所見から原因微生物を推測するとともに病巣部における病原微生物の存在を証明する．基本として行われるのは，塗抹顕微鏡検査（以下，塗抹鏡検）による病原微生物の直接的な観察と培養検査による病原微生物の培養同定である．感染症を正しく診断し，的確な治療を開始するためには，病巣に存在する病原微生物を検出すること，すなわち塗抹鏡検が重要である．培養検査および抗菌薬の薬剤感受性検査では起炎菌が必ずしも検出されるとは限らない．一方，塗抹鏡検は細胞や微生物の形態や構造を直接観察することができる形態学的検査であり，球菌，桿菌，真菌あるいはグラム陽性，グラム陰性などの情報を迅速に得ることができる．

　本稿では，直接塗抹鏡検が角膜感染症の診断において大切である理由に焦点を当て，日常の外来診療における角膜擦過の実際について述べる．

処置の適応

　角膜感染を疑う所見を認めた場合，診断のために積極的に角膜擦過を行う．

手技の実際

　角膜感染症の診断のためには，角膜感染を起こしている部位から適切な方法を用いて感染部位の検体を採取することが重要である．京都府立医科大学眼科（以下，当院）ではゴルフメスを使用して感染部位を擦過し，スライドグラスに直接塗布する．繊維を含むOSA（手術用スポンジ）などでの塗布は染色後に所見が修飾されるため避けたほうがよい．塗抹鏡検はグラム染色（図1）が基本となるが，真菌感染，アカントアメーバ感染を疑った場合は真菌用蛍光染色（ファンギフローラY染色）（図2〜4）も併せて施行する．

　以下に当院での角膜擦過時の手順について述べる．

1. 手順（動画）

角膜擦過

1）患者の準備

・検査の目的や手順について説明し，同意を得る．

・処置室の処置用ベッドで横になってもらい，洗眼等の消毒は行わず，オキシブプロカイ

1.5 角膜感染症の角膜擦過

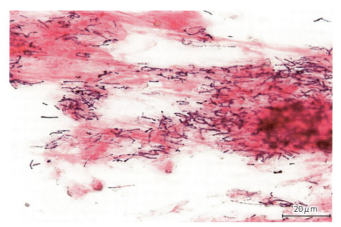

図1　角膜擦過物のグラム染色像
グラム染色によって染色されたグラム陽性桿菌を認める.

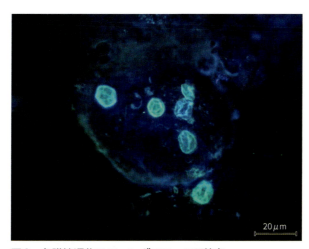

図2　角膜擦過物のファンギフローラY染色
アカントアメーバのシスト (cyst) を認める.

ン塩酸塩点眼液（ベノキシール®点眼液0.4％）やリドカイン塩酸塩点眼剤（キシロカイン®点眼液4％）による点眼麻酔を行った後に，処置用顕微鏡下で検体を採取する.

2) 検体の採取

・ゴルフメスを使用して感染部位の角膜を擦過し，検体を採取する．採取部位は，好中球の起炎菌の貪食像がみられると考えられる角膜潰瘍のできるだけ周辺部を採取することを心掛けるのが良い．眼位の保持が困難な場合は片方の手で鑷子を用い，眼球を固定しながら擦過をする.

・検体が採取できたら滅菌もしくは清潔なスライドグラスに直接塗布する．この際，できるだけ検体をスライドグラス上に薄く広げることを意識する．真菌感染やアカントアメーバ感染を疑う場合は真菌用蛍光染色（ファンギフローラY染色）用にスライドグラ

23

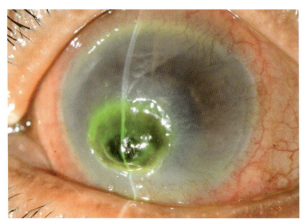

図3 真菌感染を疑う角膜所見
角膜中央部分に角膜潰瘍を認めており、潰瘍中央部は穿孔をきたしている．

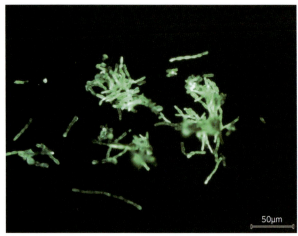

図4 図3の角膜潰瘍部位の擦過物のファンギフローラY染色
染色された無数の糸状菌を認める．

スをもう一枚準備して同様の手順で作成する．また，残った検体は分離培養検査に供して，塗抹鏡検で確認することができなかった病原微生物の存在や薬剤感受性を調べるのに役立てる．

3) 擦過後

・擦過後は抗菌薬(レボフロキサシン点眼液(クラビット®点眼液1.5%)やガチフロ®点眼液0.3%)を点眼し，オフロキサシン眼軟膏(タリビッド®眼軟膏0.3%)を点入して，眼帯を装用する．時間経過と共に，眼痛が生じる可能性を患者に説明し，必要があればロキソプロフェンナトリウム錠(ロキソニン®)やアセトアミノフェン錠(カロナール®)の内服を処方する．

コツとポイント

　アカントアメーバの栄養体(トロホゾイト，trophozoite)は染色することができず，鮮明に蛍光染色することができるのは被囊(シスト，cyst)のみである．このためアカントアメーバの存在を塗抹鏡検で確認できない場合があることに留意する．ポリメラーゼ連鎖反応(polymerase chain reaction：PCR)法を用いた病原体DNA検出検査は感度および特異度が高く，有用性の高い検査方法であるため，診断の一助となる．また，使用していたコンタクトレンズケース内の保存液から病原微生物を検出することも多く，ケース内から検体を採取し，同時に検査する．

　角膜擦過時の角膜の柔らかさが起因菌を推測する一助となることもある．細菌や酵母菌では融解傾向が強く，柔らかいことが多い．一方で，糸状菌やアカントアメーバの場合は角膜実質の融解が少なく，硬いことが多い．また，病変部より上皮欠損の範囲が狭い傾向がある．しかしながら，上皮の接着性が低く，容易に剝離することも特徴的である．角膜感染により融解傾向が強い場合は擦過を行うことで角膜穿孔のリスクもあるため，菲薄化をきたしている部分を避けて慎重に角膜擦過を行う．

　角膜感染症は早期に診断を行い，適切な治療を早期に開始することが患者の視力低下や合併症のリスクを軽減するためにも重要である．そのためにも直接塗抹鏡検は角膜感染症の診断に有効な検査であり，角膜感染症を疑った際は第一に行うべき検査であるといえる．また，簡便に行える直接塗抹鏡検を行うことで培養検査結果が得られるまでの間，その時点での病原微生物を推測することができ，適切な治療を早期に開始できる．

(南　幸佑，福岡秀記)

第1章　角膜

1.6 角膜薬物の腐食眼の処置：化学外傷眼の洗浄について

はじめに

　眼化学外傷は，化学物質との接触により角結膜が腐食し，重症例では広範な角結膜障害をきたし，高度な視力低下に至る眼科救急疾患である．症状の範囲は軽度の刺激から重度の角結膜組織損傷まで多岐にわたり，急性期の適切な臨床的評価および洗眼を基本とする初期の処置が予後に影響する．

　眼化学外傷は，工業化学物質，家庭用洗剤，実験室の薬品などが眼表面に飛入することを原因として急遽発生することが多く，職場や家庭内などあらゆる環境で起こりうる（表1）[1]．その他，点眼液と容器が類似した白癬菌の治療薬や緩下剤を誤って点眼し，生じる場合もある．これらは角結膜に損傷を与え，重篤な場合には，角膜輪部の障害や広範な壊死性変化をきたし，永久的な視力喪失を引き起こす．眼表面の損傷の程度は，原因となる化学物質，pHおよび曝露時間，受傷範囲によっても異なる．初期対応における化学外傷眼の洗浄処置およびその後の適切な治療管理は，視力予後の改善や合併症率の低下につながる．受診の際には，詳細な原因物質の把握のため，可能であれば薬剤名の報告や商品の持参を依頼することも重要である．本疾患は，労働災害と関連する場合も多くあり，適切かつ迅速な対応が求められ，訴訟と関連することも少なくない．カルテ記載時には，詳細な受傷状況を含む病歴，視力等の検査事項，実施した処置，説明事項等について適切な

表1　主な化学外傷の原因物質

化学物質	例
硫酸	バッテリー，工業用洗浄剤
酢酸	酢，氷酢酸
塩酸	化学研究室
亜硫酸	漂白剤，防腐剤
フッ化水素酸	硝子研磨剤
アンモニア	肥料，パーマ液
水酸化ナトリウム	排水管洗浄剤
石灰	セメント
炭酸水素ナトリウム	家庭用洗剤

(Singh P, et al. Ocular chemical injuries and their management. Oman J Ophthalmol 2013 ; 6 (2) : 83.[1]を和訳)

表2 急性期の重症度分類（木下分類）

	結膜所見	角膜所見
Grade 1	結膜充血	角膜上皮欠損なし
Grade 2	結膜充血	部分的角膜上皮欠損
Grade 3a	結膜充血あるいは部分的壊死	全角膜上皮欠損 角膜輪部上皮の部分消失
Grade 3b	結膜充血あるいは部分的壊死	全角膜上皮欠損 角膜輪部上皮の完全消失
Grade 4	50％以上の輪部結膜の壊死	全角膜上皮欠損 角膜輪部上皮の完全消失

（木下　茂：化学腐食，熱傷．眞鍋禮三，北野周作・監，木下　茂，大橋裕一，崎元　卓・編：角膜疾患への外科的アプローチ．メジカルビュー社，東京，1992；pp.46-49.[5]より引用）

記載が必要である．

処置の適応

1．問診

症状は疼痛，充血，流涙，視力低下といったものが一般的であり，明らかな外傷のエピソードがあるため診断は比較的容易である．化学物質の種類により病態が異なるため，問診による原因薬剤の種類や濃度・量，受傷時の状況，職業の聴取が必須である．化学外傷は，労働災害と関連することも多く，慎重な問診に加えて，適切な初期対応および治療管理が求められる．

2．化学外傷眼の評価・診察

診察では，結膜嚢のpHを測定することで眼表面における酸性または塩基性の変化を確認する．さらに，フルオレセイン染色を用いた細隙灯顕微鏡による前眼部診察を行い，角結膜のびらんの範囲から急性期の重症度分類（木下分類）によるGrade判定を行う（表2，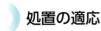）．眼表面以外の化学外傷の有無についても観察し，必要であれば皮膚科をはじめとする他の診療科へのコンサルトを行う．瞳孔偏位は，アルカリ性物質が前房内まで到達したことを示唆する所見である．

手技の実際

1．急性期治療

初期治療としては，可及的速やかに眼表面のpHを正常（pH 7.4前後）に戻すことを目的として洗眼を実施する．pHの正常化および残存異物の除去のため，洗眼が初期治療としては最も重要となる．

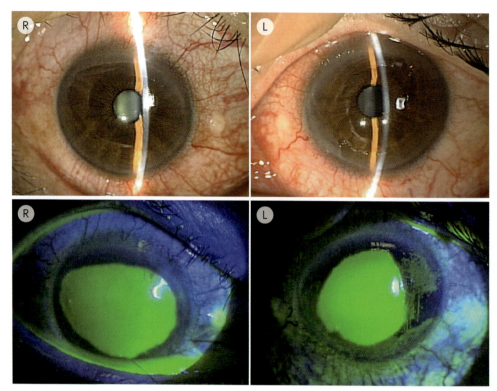

図1　初診時所見（Grade 2）
上：スリット初見
下：フルオレセイン染色
50代，男性．コンクリートの液体により両眼を受傷した．両眼共に結膜充血を認め，フルオレセイン染色において部分的角膜上皮欠損を認めた．両眼共に1.5 Lの生理食塩水で洗眼を実施し，リンデロン®点眼液0.1％両眼4回，タリビッド®眼軟膏0.3％両眼4回，ガチフロ®点眼液0.3％両眼4回，プレドニン®錠内服10 mgで初期治療を開始した．

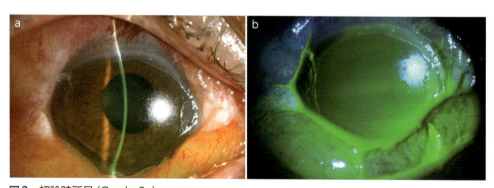

図2　初診時所見（Grade 3a）
a：スリット初見
b：フルオレセイン染色
40代，男性．工場で溶着剤（テトラヒドロフラン）の缶を開けた際に，噴出し右眼を受傷した．両眼共に疼痛・結膜充血を認め，フルオレセイン染色において部分的角膜上皮欠損を認めた．結膜嚢pH 8.0であり，1.5 Lの生理食塩水で洗眼を実施し，pHの正常化を確認した．消炎目的にソル・メドロール®125 mg静脈内投与し，リンデロン®点眼液0.1％右眼4回，タリビッド®眼軟膏0.3％右眼4回，ベストロン®点眼用0.5％右眼4回で初期治療を開始した．

1.6 角膜薬物の腐食眼の処置：化学外傷眼の洗浄について

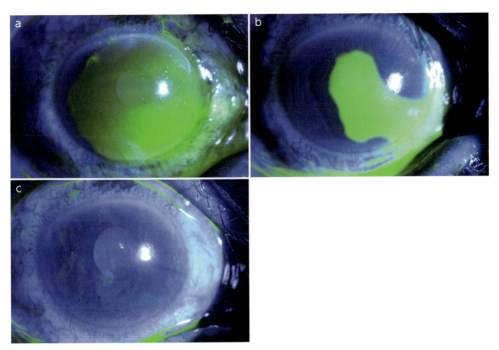

図3　図2と同一症例の経過
a：1日後
b：3日後
c：9日後
翌日より治療用ソフトコンタクトレンズ装用を開始し，プレドニン®錠15 mg/日内服およびリンデロン®点眼液0.1％右眼4回，ガチフロ®点眼液0.3％右眼4回の点眼で治療を開始した．日毎に上皮伸展し，9日後には上皮欠損を認めない．

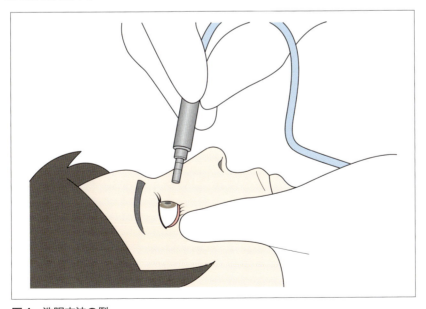

図4　洗眼方法の例
点滴チューブを生理食塩水につないで持続的に洗浄する．
(加藤雄人．絶対知っておきたい眼化学外傷・熱傷の初期対応．治療　2015；97(9)：1280-1283.[2] より引用)

受傷直後や救急受診の連絡が入った際には，ただちに最低15分以上，流水で洗い流してから速やかに受診するように指示する．流水で十分に洗浄したあとに来院後，結膜嚢のpHを測定し，pHが中性に戻るまで生理食塩水等で洗眼する．洗眼方法としては，生理食塩水へ点滴チューブをつないで持続的に洗浄する方法や，生理食塩水のボトルに18 G針等を刺して直接洗眼する方法等が行われる（**図4**）[2]．化学外傷では問診も重要となるが，問診により処置が遅れる可能性もあり，洗眼の開始に遅れをきたすようであれば，問診は洗眼中や終了後に実施しても構わない．

急性期の消炎治療および感染予防が予後に極めて重要であり，広域スペクトラムをもつニューキノロン系などの抗菌薬点眼とステロイド点眼（軽症：フルオロメトロン点眼液（フルメトロン®点眼液0.1%），中等度～重症：ベタメタゾンリン酸エステルナトリウム点眼液（リンデロン®点眼・点耳・点鼻液0.1%））を処方する．軽症例（木下分類Grade 1または2）では，点眼のみで数日程度で治癒する．Grade 3以上の重症例では，ステロイドの全身投与（注射用メチルプレドニゾロンコハク酸エステルナトリウム（ソル・メドロール®静注用125 mg））を適宜行う．その他，中等度から重症例では，ベタメタゾン錠（リンデロン®錠）1 mgもしくはプレドニゾロン錠（プレドニン®錠10 mg）程度の内服治療を実施する．上皮欠損が遷延する場合には，感染および角膜実質融解のリスクがあり，治療用ソフトコンタクトレンズを使用し，上皮伸展をはかる．Grade 3b以上の症例では，palisades of Vogt（POV）の完全消失による角膜上皮幹細胞疲弊症に至るリスクが高く，一般的に視力予後が不良である[3]．

2. 急性期以降の治療管理

上皮欠損が持続し，高度な炎症が遷延する場合には，外科的治療（羊膜移植，角膜上皮移植や培養粘膜上皮移植など）を考慮する．長期的には，隅角閉塞やステロイド点眼の継続による眼圧上昇，白内障を生じる可能性もあり，慎重な経過観察を要する．角膜上皮幹細胞疲弊症を伴って高度の角膜混濁に至った場合には，外科的治療による眼表面再建術を考慮する．

コツとポイント

①初期対応が重要であり，化学外傷の連絡を受けた場合には，受診の前に15分以上の洗眼を行うよう指示する．
②来院後，結膜嚢pHを測定し，十分に洗眼する．
③曝露された化学物質により病態が異なり，輪部上皮の障害および組織侵達度が予後に影響する．
④急性期の重症度分類（木下分類）に基づいた適切な治療（消炎）が予後を左右する．

化学外傷眼の病態生理

アルカリ性物質は，脂質親和性であり組織透過性が高く，酸と比較して急速に眼表面組

織へ浸透する．一方で，酸は蛋白凝固作用により組織の腐食をきたすが，組織透過性は低く，重症化しにくいという特徴がある．アルカリ性損傷に関与する可能性のある化学物質としては，パーマ液（アンモニア），排水管洗浄剤（水酸化ナトリウム），石灰（水酸化カルシウム）などがある（表1）．アルカリ性物質は，眼表面の組織に沈着すると細胞内で加水分解を伴う化学反応を引き起こす．損傷した組織は，続いて蛋白質分解酵素を分泌するため，これによりさらなる組織損傷に繋がる．強アルカリ性物質は，わずか数分で前房へ浸透し，前房水のpHに変化をもたらすとされており，これにより白内障や虹彩損傷が引き起こされる場合もある[4]．角膜輪部にはPOVが存在しており，POVには角膜上皮幹細胞の存在が推定されている．上皮の再生に重要な役割を担っているとされ，化学外傷においては角膜輪部障害の程度を評価することが重要である．

（松本晃典，北澤耕司）

文献

1）Singh P, et al. Ocular chemical injuries and their management. Oman J Ophthalmol 2013；6（2）：83.

2）加藤雄人．絶対知っておきたい眼化学外傷・熱傷の初期対応．治療 2015；97（9）：1280-1283.

3）千森瑛子ほか．熱・化学外傷による角膜輪部障害の程度と予後に関する検討．日本眼科学会雑誌 2021：125：725-731.

4）Paterson CA, et al. Aqueous humor pH changes after experimental alkali burns. Am J Ophthalmol. 1975；79（3）：414–419.

5）木下　茂：化学腐食，熱傷．眞鍋禮三，北野周作・監，木下　茂，大橋裕一，崎元　卓・編：角膜疾患への外科的アプローチ．メジカルビュー社，東京，1992；pp.46-49.

第1章 角膜

1.7 インプレッションサイトロジー

はじめに

インプレッションサイトロジー (impression cytology) は角結膜上皮最表層の細胞のみを採取する細胞診で，眼表面の生物学的変化を観察できる．非侵襲的で比較的容易な手技であり，痛みや深い潰瘍等の合併症をほとんど伴わないことから，患者負担が少なく繰り返し施行できる検査方法である．

角結膜上皮細胞の細胞診として，ブラッシュサイトロジーやインプレッションサイトロジーが行われてきた．ブラッシュサイトロジーは上皮全層の細胞を採取できるのに対し，インプレッションサイトロジーは上皮最表層の細胞のみの採取となるが，一層の細胞形態を維持したまま採取ができる．このため，眼表面の細胞生物学的な観察の方法としてインプレッションサイトロジーが用いられる．

インプレッションサイトロジーは，1977年にThatcherら[1]によりプラスチックを用いて結膜細胞を採取できるとして初めて報告され，後に濾紙を用いた方法で杯細胞の観察法として確立された．1988年にはNelsonら[2]により上皮細胞と杯細胞の形態にもとづく眼表面疾患の重症度分類が提唱された（表1）．

ドライアイ関連疾患における上皮細胞と杯細胞の変化を評価する技術として発展し，現在では瘢痕性角結膜疾患，腫瘍，ドライアイ，結膜炎などさまざまな眼表面疾患において重症度評価や診断に用いられている（図1）．

処置の適応

目的に応じてインプレッションサイトロジーで得られた標本の染色を行い，角結膜上皮細胞の細胞生物学的変化や病理診断，瘢痕性角結膜疾患の重症度評価を行う．杯細胞の観

表1　眼表面疾患の重症度分類

	杯細胞		上皮細胞		
	大きさ	密度	大きさ	核サイズ	N/C比※
Grade 0		豊富	小型，丸	大きい	1/2
Grade 1		やや減少	やや大きい	やや小さい	1/3
Grade 2	小さい	著明に減少	大型	小さい	1/4〜1/5
Grade 3		ほとんどない	大型	小さい	>1/6

※N/C比：核と細胞質の面積比

1.7 インプレッションサイトロジー

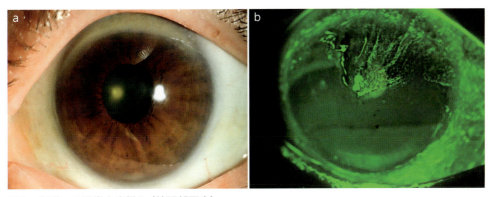

図1　角膜への異常上皮侵入（前眼部写真）
a：上方の角膜に異常上皮が侵入
b：aのフルオレセイン染色

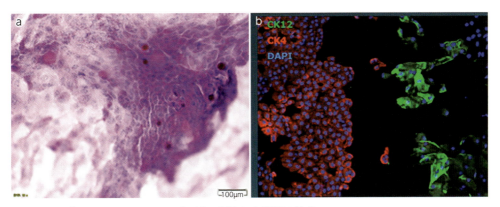

図2　インプレッションサイトロジー法で採取した組織の染色
a：PAS染色．結膜上皮細胞と推察される組織内に赤紫色の円形細胞として杯細胞が観察される．
b：免疫染色．角膜上の異常細胞を除去した所見．境界部においてケラチン12（角膜上皮細胞に特異的）
　とケラチン4（結膜上皮細胞に特異的）を発現する細胞の両者が確認された．

察ではperiodic acid Schiff（PAS）染色を使用し，上皮細胞を染色するためにhematoxylin染色を併用する（図2a）．腫瘍細胞の観察にはPapanicolaou染色，角膜ヘルペスなどのウイルス感染症の診断には免疫染色が有用である．また，最近では角結膜の異常上皮の観察と除去など治療目的に行われる場合もある（図2b）．

インプレッションサイトロジーの利点として，以下があげられる．
①角結膜最表層の上皮細胞を形態を維持したまま採取できる．
②侵襲性が低く簡単に実施でき，迅速かつ安価な技術であるため，外来で実施できる．
③局所点眼麻酔で行うため，患者に不快感を与えることが少なく，特に副作用や禁忌も指摘されていない．
④繰り返し実施できるため，上皮細胞の変化を観察することが可能である．
⑤採取された検体は，顕微鏡検査からPCR，immunoblot，フローサイトメトリーまで幅広い技術に応用できる．

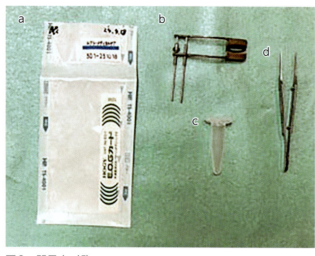
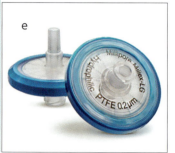

図3 器具（一部）
a：eを取り出して台形や三角形に切断した滅菌済みのフィルター
b：開瞼器
c：エッペンチューブ
d：鑷子
e：cellulose acetate filter

　これらの利点から，インプレッションサイトロジーは，角結膜上皮の採取法として臨床的にも基礎研究の分野においても有用な手法として普及している．

器具（図3）

・ベッドと外来処置用顕微鏡

・医療用手袋

・cellulose acetate filter（MF-Millipore GSWP® など）

・オキシブプロカイン塩酸塩点眼液（ベノキシール®点眼液0.4％）

・開瞼器

・鑷子

・採取した検体を入れるエッペンチューブ

・抗菌薬点眼・眼軟膏，眼帯

・（必要時）治療用コンタクトレンズ

　Cellulose acetate filterはrough面とsmooth面があり，細胞接着性が高いのでrough面を眼表面に接触させる．このため，フィルターの裏表を確認することが重要であり，5 mm辺の左右非対称な台形や三角形に切断しておくと裏表がわかりやすい．フィルターは使用前にエチレンオキシドガスで滅菌する．

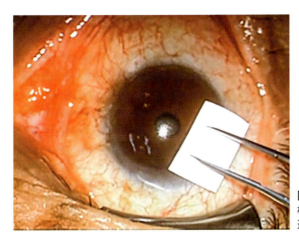

図4　インプレッションサイトロジー
検体採取部位にフィルターを置き，軽く圧迫する．

手技の実際

坐位にて行う場合は細隙灯顕微鏡下で施行可能であるが，外来処置用顕微鏡下に仰臥位で行うほうが施行しやすい．術者は医療用手袋を着用する．

前処置としてベノキシール®で点眼麻酔を行う．点眼麻酔後は，検体採取部位が乾燥するまで待つ．しっかり乾燥させ操作性を上げるためには開瞼器を用いることが望ましい．目的ごとに検体採取部位を決定し，フィルターのrough面を採取部位に置き，軽く圧迫した後，鑷子などでゆっくり剝がす（図4，動画）．最後に，抗菌薬を点眼し終了する．必要に応じて治療用コンタクトレンズを装用させる．

得られた標本は10％中性緩衝ホルマリンなどで固定し，目的に合わせて染色を行う．細胞をフィルターからスライドガラスに移す過程で多くの細胞が脱落することが課題であったが，PAS染色やPapanicolaou染色後にエチルアルコールで脱水，キシレンで透徹し，スライドガラスに載せて封入することでフィルターのまま観察が可能である．－40℃で凍結しておくと免疫染色も可能である．

インプレッションサイトロジー

コツとポイント

・インプレッションサイトロジーは，点眼麻酔が切れると採取部位（角膜など）によっては痛みを伴うことがあるため，患者に十分な説明を行い，必要に応じてオフロキサシン眼軟膏（タリビッド®眼軟膏0.3％）を点入して眼帯を装着する．
・cellulose acetate filterは濡れると細胞の収集率が悪くなるため，涙液などで濡れないように注意する．必要に応じてM.Q.A（眼科用吸水スポンジ）などで涙液を除去する．

（松本佳保里，福岡秀記）

文献
1) Thatcher RW, et al. Conjunctival impression cytology. Arch Ophthalmol 1977；95（4）：678-681.
2) Nelson JD. Impression cytology. Cornea 1988；7（1）：71-81.

第1章 角膜

1.8 治療用コンタクトレンズ挿入

はじめに

ソフトコンタクトレンズは，視力矯正を目的として使用されるものに加え，角膜保護や角膜上皮の創傷治癒など治療を目的として使用されることもあり，患者の状態に合わせて幅広く利用される．

治療用コンタクトレンズ挿入は，基本的手技であるが，結膜嚢が高度に短縮している患者や閉瞼が強い患者で挿入に苦労することも少なくない．

本稿では上記のような症例にも対応できるよう，治療用コンタクトレンズ挿入手技や，コンタクトレンズの種類について解説する．

処置の適応

コンタクトレンズの歴史は1888年Fickのガラス製レンズに始まり，ポリメチルメタクリレート（polymethyl methacrylate：PMMA）ハードコンタクトレンズ，ハイドロゲルソフトコンタクトレンズ（hydrogel soft contact lens），酸素透過性ハードコンタクトレンズ（rigid gas permeable contact lens：RGPCL）など，装用感や酸素透過性，含水性の問題点を抱えつつ様々な変遷を遂げ，近年はシリコーンハイドロゲルコンタクトレンズ（silicone hydrogel contact lens：SHCL）が主流になっている．その理由として，近年のSHCLは高Dk（酸素透過係数）値と素材の柔らかさを両立することにより装用感に優れ，十分な酸素供給を得られることにある．上記のような屈折矯正を目的としたCLの他にも，スティーブンス・ジョンソン症候群（Stevens-Johnson syndrome：SJS）などの重症眼表面疾患や円錐角膜による角膜不正乱視の矯正を目的とするハードコンタクトレンズ（hard contact lens：HCL）や強膜レンズ，角膜上皮の創傷治癒・疼痛軽減のためのSCL，無虹彩症のための虹彩付きSCL（soft contact lens：SCL），オルソケラトロジー用のCL等，様々なCLが開発されてきた．

治療用SCL挿入手技について述べるにあたり，眼科医が外来診療で実際に行う機会が多いのは角膜上皮欠損の修復，角膜穿孔時の前房形成・房水の漏出防止（図1），疼痛軽減を目的とするSCL挿入であり，本稿ではそれらを中心に述べる．その他，治療用SCLによる膠様滴状角膜ジストロフィの進行抑制などの報告[1]もある．さらに，SJSや眼類天疱瘡などの重症眼表面疾患に対する培養上皮移植後の上皮保護などにも用いられる．

現在販売されている連続装用可能なCLとして，メタクリル酸2-ヒドロキシエチルメタクリレート（2-Hydroxyethyl Methacrylate：2-HEMA）レンズであるメダリスト®プラス

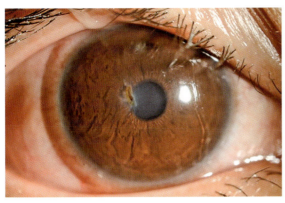

図1 角膜穿孔に対し治療用SCLを装用している症例

(ボシュロム・ジャパン株式会社),SHCLであるメダリスト®フレッシュフィット®コンフォートモイスト(ボシュロム・ジャパン株式会社),エア オプティクス®EXアクア(日本アルコン株式会社)がある.これらは視力補正用のCLとして発売されたレンズであるため,医師の裁量のもと治療目的で使用するかたちを取っている.

メダリスト®プラスは2-HEMA非イオン性素材のため連続装用するうえで蛋白等の汚れが付着しにくいという特徴がある.メダリスト®フレッシュフィット®コンフォートモイスト®,エア オプティクス®EXアクアは共にシリコーンハイドロゲル素材であり,酸素透過率が高いという特徴に加え,前者はラウンドエッジデザイン・保存液に含まれるポロキサミンによる装用感向上,後者はスマートシールド®テクノロジーによる親水性保護膜による脂質付着や乾燥予防効果という独自の特徴を掲げている.

表1は3種類のレンズの特徴を示す.メダリスト®プラス,メダリスト®フレッシュフィット®コンフォートモイストが2週間交換型であるのと比較し,エア オプティクス®EXアクアのみ1カ月の連続装用が可能である.

手技の実際

処置台の上に患者に仰向けになってもらい,オキシブプロカイン塩酸塩点眼液(ベノキシール®点眼液0.4%)を点眼したのち開瞼を行う(図2).

鑷子でSCLを把持し,上方視を指示し下眼瞼結膜嚢にSCL下端を挿入後,下方視を指示し上眼瞼結膜嚢にSCL上端を入れ込む.最後に正面視を指示しSCLのfittingを確認する.

実際のコンタクトレンズ挿入時の動画を示す(動画).

コツとポイント

通常は用手的に開瞼しSCLを挿入できるが,SJSや眼類天疱瘡などの重症眼表面疾患でみられる結膜嚢が短縮している患者,瞼裂が狭い患者,閉瞼が強い患者では開瞼器をかけると挿入しやすい.ただし,開瞼器を外す際にSCLが外れてしまうことがあるため,開

治療用コンタクトレンズ挿入

表1 連続装用可能なCL一覧

製品名	メダリスト® プラス	メダリスト® フレッシュフィット® コンフォートモイスト®	エア オプティクス® EXアクア
レンズ種類	近視用	近視用/遠視用	近視用/遠視用
レンズ素材	2-HEMA	シリコーンハイドロゲル	シリコーンハイドロゲル
交換サイクル	2 week	2 week	1 M
装用タイプ	終日装用/連続装用	終日装用/連続装用	終日装用/連続装用
含水率 (%)	38.6	36	24
酸素透過率(Dk/t値)	25.7	130	175
中心厚（−3.00 D）(mm)	0.035	0.07	0.08
ベースカーブ (mm)	8.4 / 8.7 / 9.0	8.6	8.4/8.6
直径 (mm)	14.0	14.0	13.8
製作範囲 度数：D (S：ステップ)	−0.50〜−5.00 (0.25 S) −5.50〜−9.00 (0.50 S)	+3.00〜+0.25 (0.25 S) −0.25〜−6.00 (0.25 S) −6.50〜−12.00 (0.50 S)	+0.25〜+5.00 (0.25 S) −0.25〜−8.00 (0.25 S) −8.50〜−10.00 (0.50 S)
入数/箱	6枚（片眼約3カ月分）	6枚（片眼約3カ月分）	3枚（片眼約3カ月分）
販売名	メダリスト®プラス	ボシュロム メダリスト® フレッシュフィット®	O_2オプティクス™
医療機器承認番号	21700BZY00019000	22300BZX00257000	21600BZY00383000

（出典：ボシュロム・ジャパン株式会社，日本アルコン株式会社 製品ホームページ）

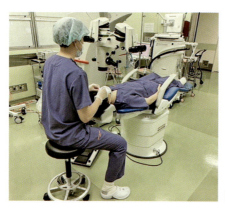

図2 CL挿入時仰臥位になっている患者の様子

瞼器を持ち上げながらSCLと開瞼器が接触しないよう上下片方ずつ慎重に外すことがポイントとなる.

結膜嚢が高度に短縮しており,開瞼器装着下でも挿入困難な場合は,片手の親指と人差し指で用手的に開瞼し,もう片方の手でレンズを挿入したほうがよい場合もある.

コンタクトレンズ連続装用に伴う有害事象

コンタクトレンズの装用に伴う有害事象として,角膜炎,角膜上皮障害,角膜潰瘍,角膜びらん,角膜浮腫,角膜新生血管,結膜炎,麦粒腫,マイボーム腺炎,霰粒腫,眼瞼下垂,調節性眼精疲労,ドライアイ,角膜内皮細胞減少などがあり,これらはレンズを適切に使用したとしても起こりうる.装用後の強い不快感や灼熱感,充血を認める場合にはレンズを外して診察する.

（坂本浩一,北澤耕司）

文献

1) Maeno S, et al. Efficacy of therapeutic soft contact lens in the management of gelatinous drop-like corneal dystrophy. Br J Ophthalmol 2020；104 (2)：241-246.

1.9 帯状角膜変性，顆粒状角膜ジストロフィへのPTK

はじめに

エキシマレーザーで角膜を光切除（photoablation）する術式を治療的レーザー角膜切除術（phototherapeutic keratectomy：PTK，図1）と呼ぶ．

処置の適応

PTKの適応になるのは角膜上皮直下に混濁を起こす疾患で，頻度が高いのは顆粒状角膜ジストロフィ（granular corneal dystrophy，本邦では90％が2型），次いで帯状角膜変性（band keratopathy）である．視力低下など視機能障害をきたせばPTKで改善できる．

帯状角膜変性は，ボーマン膜と実質浅層に非結晶のリン酸カルシウムや炭酸カルシウムが沈着している（図2）．表面が平滑（smooth）なタイプと，カルシウムが分厚く・むき出しになった粗い（rough）タイプがある．平滑なタイプは100μm未満のレーザー切除で除去できる．粗いタイプでは，ゴルフメスを用いて硬い沈着を除去しなくてはならないこともある．

顆粒状角膜ジストロフィ2型は，ボーマン膜直下に異常なTGFBI（transforming growth factor beta-induced）タンパクが沈着している（図3）．角膜上皮を含め100～130μmの切除が必要である．

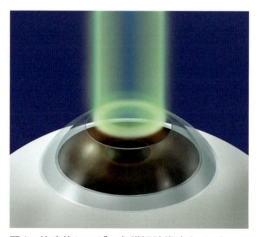

図1 治療的レーザー角膜切除術（phototherapeutic keratectomy：PTK）

1.9 帯状角膜変性，顆粒状角膜ジストロフィへのPTK

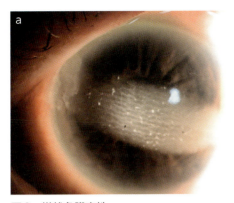
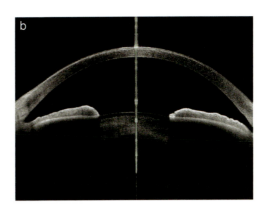

図2　帯状角膜変性
a：スクレラルスキャッタリング法の角膜所見
b：前眼部OCT所見
角膜上皮直下にカルシウムの沈着が認められる．

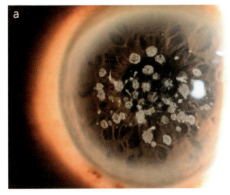
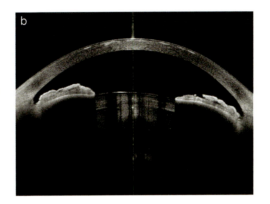

図3　顆粒状角膜ジストロフィ
a：スクレラルスキャッタリング法の角膜所見
b：前眼部OCT所見
角膜実質浅層に混濁が認められる．

手技の実際

1. 帯状角膜変性へのPTK（動画1）

　照射径は6 mmを用いる．点眼麻酔を行い，開瞼器をかけ患者に固視灯を見てもらう．
①瞳孔中心を顕微鏡の中央に合わせる（センタリング，図4）．
②レーザー照射すると角膜上皮が紫色の励起光を発するので照射範囲がわかる（図5）．
③沈着の領域は反射が異なるので，上皮消失とともに範囲が見えるようになる（図6）．
④硝子体用ライトガイド光を当て，混濁がとれているか確認する（図7）．

動画1
帯状角膜変性
へのPTK

41

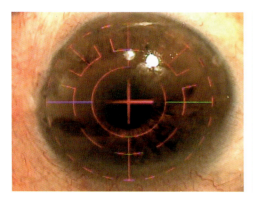

図4 帯状角膜変性へのPTK①
瞳孔中心に向かってセンタリングしている．

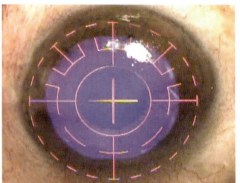

図5 帯状角膜変性へのPTK②
レーザー照射で角膜上皮が紫色の励起光を出している．

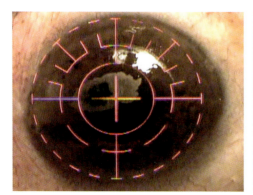

図6 帯状角膜変性へのPTK③
照射を続けると沈着部が明らかになり，さらに照射で消失する．

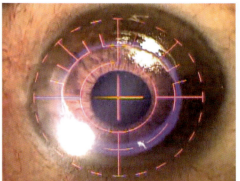

図7 帯状角膜変性へのPTK④
角膜中心の沈着がなくなったことをライトガイドで確認する．

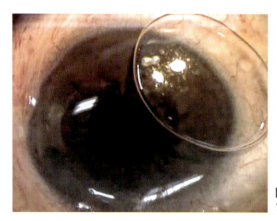

図8 帯状角膜変性へのPTK⑤
ソフトコンタクトレンズを装用して終了

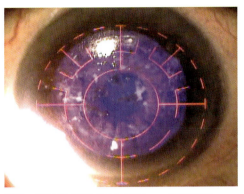 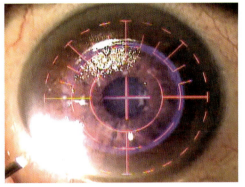

図9 顆粒状角膜ジストロフィへのPTK①
角膜上皮への照射，ライトガイド使用中

図10 顆粒状角膜ジストロフィへのPTK②
角膜実質への照射，混濁が軽減している．

⑤ソフトコンタクトレンズを装用する（図8）．

術後は上皮が修復するまでソフトコンタクトレンズを3日～1週間装用する．低濃度ステロイドと抗生物質フルオロメトロン点眼液（フルメトロン®点眼液0.1％）を術後1カ月は4回／日，術後2～3カ月は2回／日行う．

2. 顆粒状角膜ジストロフィへのPTK（動画2）

前後の処置は帯状角膜変性と同じである．顆粒状角膜ジストロフィは帯状角膜変性とは違い，混濁の部位がわかりにくい（図9）．ライトガイドのスクレラルスキャッタリング法で混濁が消失するのがわかる（図10）．

動画2
顆粒状角膜ジストロフィへのPTK

コツとポイント

PTK後，帯状角膜変性はほとんど再発せず，顆粒状角膜ジストロフィは平均10年で再照射が必要となる[1]．2回目のPTKの術後再発は1回目と同じ[2]なので，再PTKも有効である．

（稗田　牧）

文献

1) Hieda O, et al. Clinical outcomes and time to recurrence of phototherapeutic keratectomy in Japan. Medicine (Baltimore) 2019；98(27)：e16216.
2) Hieda O, et al. Surgical outcomes of re-excimer laser phototherapeutic keratectomy (re-PTK). Sci Rep 2021；11(1)：11503.

1.10 翼状片切除術

はじめに

翼状片手術は外眼部手術であり，疾患の頻度が高いことから手術の入門とされる．しかし，患者にとって整容的な面が手術目的になる場合が多く，また，安易な手術は翼状片の再発を招くため，慎重な手術適応の決定と手術の施行が必要である．

手術の適応

翼状片は結膜下組織の異常増殖により，ボーマン膜（Bowman Layer）のバリアが破壊され，結膜組織が角膜に侵入する．鼻側に発症することが多いが，耳側に発症する場合もある（図1）．化学外傷やMooren ulcer（モーレン角膜潰瘍）などの角膜疾患に続発して生じるものは，偽翼状片と呼ばれる．翼状片の発症の原因として，紫外線曝露や慢性刺激との関連が指摘されている．術後再発の50％が4カ月以内，97％が1年以内に発生するとされ，術後1年間の経過観察が望ましい[1]．

最も一般的な自覚症状は異物感と視力低下である．角膜への侵入が軽度の場合，自覚症状が乏しいが，隆起が増すと瞬目に伴う機械的刺激による異物感を生じるようになる．また，翼状片の角膜への侵入が進むにつれ，角膜形状に影響をきたし，不正乱視を伴った直乱視化が進行する．さらに，翼状片をそのまま放置すると，先端が瞳孔領を覆い，著しい視力低下をきたす．再発翼状片では角膜への侵入が軽度でも術後に生じる癒着により，眼

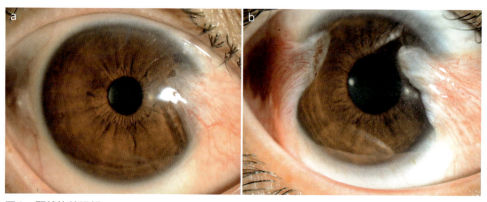

図1　翼状片前眼部
a：47歳，女性．鼻側の翼状片を認める．
b：30歳，男性．両側の翼状片を認める．

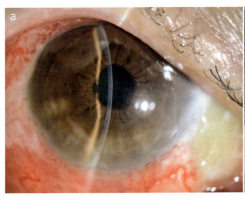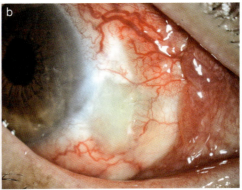

図2 MMC併用翼状片術後，強膜融解
a：高度な強膜炎を認める．
b：0.02% MMC併用部に強膜融解をきたした．

球運動障害をきたすことがある．

翼状片の再発は高齢よりも若年，女性よりも男性で多い傾向にある．角膜疾患や外傷により続発する偽翼状片は角膜実質や強膜の菲薄化を伴っている場合があるので，術前の問診も重要である．また，関節リウマチや多発血管炎性肉芽腫症（Granulomatosis with polyangiitis：GPA）などの膠原病を有する場合，手術を契機に角膜炎，強膜炎や強膜融解が惹起されることも留意する．

手術の実際（動画）

初発翼状片と再発翼状片では手術のアプローチが異なる．次に述べる術中マイトマイシンC（Mitomycin C：MMC）塗布が再発予防に対し，有効であると報告されている[2]．ただし，使い方により強膜融解をきたすリスクがあり，後述するように慎重に使用する（図2）．さらに，羊膜移植は再発翼状片や眼表面再建に対する有用性が報告されている．

1. 麻酔

オキシブプロカイン塩酸塩点眼液（ベノキシール®点眼液0.4%）やリドカイン塩酸塩液（キシロカイン®点眼液4%）などの点眼麻酔のみでも手術は可能であるが，術中に出血をきたすことが多いため，リドカイン塩酸塩・アドレナリン注射剤（エピレナミン含有キシロカイン®注射液2%）の局所麻酔が出血予防に良い（図3）．

2. 結膜下組織切除

翼状片の厚みが薄い場合，結膜下組織の切除は必要ないが，厚みがあるものでは再発予防目的で，翼状片体部の結膜下組織を切除する．

結膜上皮を把持し，スプリング剪刀や綿棒で丁寧に結膜を剝離する．その際に結膜上皮を傷つけないように注意する．次に，結膜下組織を鑷子で持ち上げ，ソープ鑷子や綿棒な

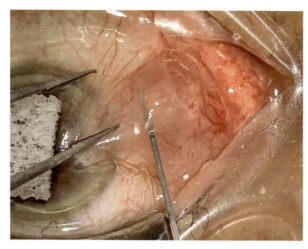

図3　局所麻酔
結膜下組織の局所注射を行う．

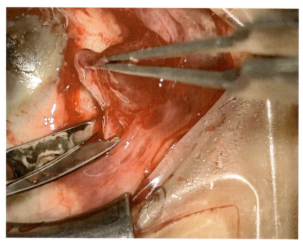

図4　結膜下組織の切除
剝離した結膜下組織を引き出し切除する．

どで直筋を損傷しないように注意しながら，テノン囊を鈍的に剝離する．最後に，剝離した結膜下組織を引き出し，切除する．脂肪組織まで引き出さないように注意する（図4）．

3. MMC塗布

　術中のMMC塗布の有効性が報告されており，主に再発翼状片や，厚みのある初発翼状片がMMCの適応となる．

　0.04% MMCを用意し，大きめに切ったマイクロスポンジ（当科では脳外科用の糸付きベンシーツを使用）に滴らない程度に水分を除去したMMCを，3〜5分間結膜下に留置しておく．その際，留置したスポンジの数を確認し，除去する．続けて生理食塩水300 mLで十分に洗浄する（図5）．MMCは細胞毒性があるため，MMC使用前のメスの使用や不用意な強膜の把持，過度なジアテルミーによる止血を行うと，強膜融解をきたすリスクが高まる．また，MMCが角膜に作用しないように，頭部切除はMMC使用後に行う．

1.10 翼状片切除術

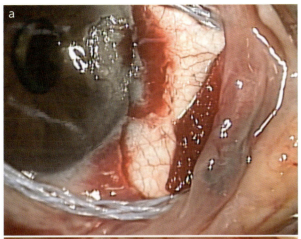

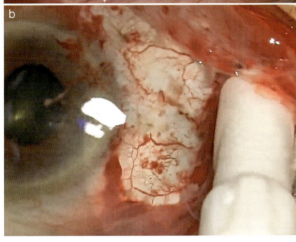

図5 MMC塗布・洗浄
a：0.04%MMCを結膜上皮下に留置する．
b：生理食塩水300 mLで洗浄する．

4．頭部除去

　初発翼状片の場合，癒着が弱いため，頭部を把持し有鈎鑷子を使用して鈍的に剝離する．再発翼状片では癒着が強いこともあり，スプリング剪刀を使用する場合もある．平滑な実質面を露出させたら，ゴルフ刀を寝かせながら鈍的に剝離を進める．角膜面に対してゴルフ刀を立てて挿入すると，深く切り込んでしまうリスクがあるため注意する必要がある．

5．断端処理

　単純切除は再発率が高いことが知られている．再発予防のために，以下の方法が行われる．

1）断端折り返し法

　断端折り返し法では，結膜を折り返して縫合することで，結膜下組織を伴わず，上皮の

47

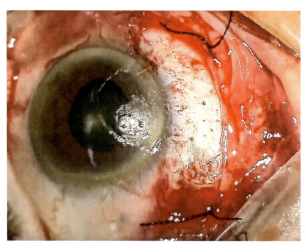

図6 縫合
結膜を折り返し，7-0シルクで結膜下組織に縫合する．

みが伸展する（図6）．

2）有茎結膜弁移植法

有茎結膜弁移植法では，下方の結膜を輪部に沿って5 mmほど切開し，強膜露出部に縫合する．有茎結膜弁移植では血流が保たれるため，虚血による結膜弁の浮腫をきたさないというメリットがある．

3）遊離結膜弁移植法

遊離結膜弁移植法は，下方や対側の結膜から移植片を作成し，強膜露出部に縫合する．将来の緑内障手術の可能性も考慮し移植片を上方からは採取しない．

4）羊膜移植術

強膜が広く露出する場合には線維化の抑制効果や上皮伸展を促す効果のある羊膜を補助的に使用することもある[3]．10-0ナイロンで縫合し，術後に抜糸する．

以上のように再発防止のために様々な方法がある．共通点は露出された上皮をそのままにしないことである．Contact inhibition（接触阻害）が再発予防に重要であるという報告もあり[4]，各術者が再発リスクを抑えるため，最適な手法を選定し手術を行っている．

6. 手術のデザイン（図7）

先端から約2 mmの位置で翼状片を切除する．注意点として翼状片を大きく切除してしまうと，瞼球癒着を生じ眼球運動障害の合併症をきたすリスクがある．

コツとポイント

手術終了時に，ステロイドの結膜下注射を行う．術後は角膜上皮欠損があるため，上皮化が得られるまで治療用ソフトコンタクトレンズを装用してもよい．術後点眼は抗菌薬と

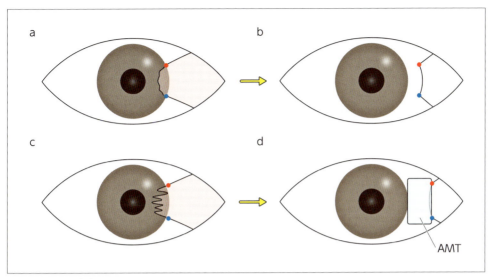

図7 手術のデザイン
a：初発翼状片
b：頭部を切除し，結膜下組織に縫合する．赤，青の点は同箇所
c：再発翼状片
d：頭部を切除し，結膜下組織に縫合する．強膜露出部には羊膜を移植する．赤，青の点は同箇所
AMT：羊膜移植

ステロイド点眼を処方する．術後1〜3カ月間はベタメタゾンリン酸エステルナトリウム点眼液（リンデロン®点眼液0.1％）を1日2〜4回，その後はフルオロメトロン点眼液（フルメトロン®点眼液0.1％）を1日4回から開始し，漸減する．高度な炎症が予測される場合はプレドニゾロン錠（プレドニン®錠5 mg）やリンデロン®錠を1 mg，1週間程度内服することもある．再発以外の合併症には肉芽形成，ステロイド緑内障，頻度は低いが感染症などがある．必要に応じて治療を行う．

　翼状片手術は，外眼部手術でありアプローチしやすい反面，術後の再発が多い手術である．手術のポイントは，①翼状片体部の切除は最小限にする，②術後の消炎を十分に行う，③できる限りBareな上皮を残さないことである．

（冨岡靖史，外園千恵）

文献

1) Hirst LW, et al. Pterygium recurrence time. Ophthalmology 1994；101（4）：755-758.
2) Frucht-Pery J, et al. Intraoperative application of topical mitomycin C for pterygium surgery. Ophthalmology 1996；103（4）：674-677.
3) Nakamura T, et al. Novel clinical application of sterilized, freeze-dried amniotic membrane to treat patients with pterygium. Acta Ophthalmol Scand 2006；84（3）：401-405.
4) Hara T, et al.：Pterygium surgery using the principle of contact inhibition：results of 13 years' experience. Graefes Arch Clin Exp Ophthalmol 2017；255（3）：583-590.

第2章 結膜・ドライアイ

2.1 涙点プラグ挿入術

はじめに

涙点プラグ挿入術は涙点プラグによって涙点閉鎖し，涙液を貯留させる治療法である．眼表面の水分量を増加させることで，ドライアイによる涙液安定性低下，摩擦亢進を改善することができ，以前よりその効果が示されている[1~3]．

点眼では改善しない主に重症の涙液分泌減少型ドライアイに対して，涙点プラグ挿入術は非常に有効であり，外来で簡便に行うことができる治療法である．涙点プラグの脱落は起こりうることではあるが，挿入時に注意を払い，後の合併症について適切に対処していくことで，継続して長期に効果を得ることが可能になる．

手術の適応

重症の涙液減少型ドライアイが本手術の適応となる．涙液減少型ドライアイは，眼表面の知覚神経の刺激によって反射性の涙液分泌を行うReflex loop-涙腺システムのいずれかに障害が生じ，涙液分泌が低下している状態である．重症であれば，シェーグレン症候群（Sjögren syndrome：SS）や移植片対宿主病（graft-versus host disease：GVHD）などの疾患による涙腺障害，スティーブンス・ジョンソン症候群（Stevens-Johnson syndrome：SJS）や眼類天疱瘡（ocular cicatricial pemphigoid：OCP）などの炎症性眼表面疾患による涙腺導管閉塞などの背景疾患を考慮する必要がある．

まず症状や全身疾患，既往を確認し，細隙灯検査で涙液メニスカスの高さを変えないようにフルオレセイン染色を行い，涙液メニスカスが低いことを確認する．次にブレイクアップ分類を行う[4,5]．瞬目を促し，開瞼時にフルオレセインが全く動かないarea break，フルオレセインの上方移動が角膜上方に届かず途中で止まるpartial area breakがみられる症例は重症の涙液減少型ドライアイと診断できる（図1）．点眼では治療効果が得られないため，涙点閉鎖が必要となり，基本的には上下涙点を閉鎖しなければ効果は得られない．

他のドライアイ関連疾患であっても点眼で効果が得られない場合には本治療が選択肢となりうるが，涙液量が保たれている場合には，流涙のため継続が難しい場合がある．

手技の実際

涙点サイズと涙点プラグの大きさがあっていなければ，挿入時に迷入する可能性が高くなる．また，きちんと涙点が閉塞されないため十分な効果が得られないことがありうる．そのため涙点サイズの計測と，涙点プラグの選択に注意が必要である．

2.1 涙点プラグ挿入術

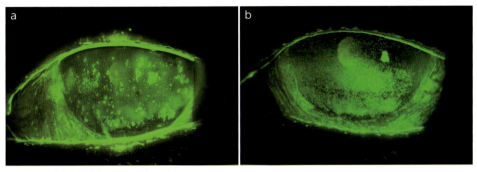

図1　重症涙液減少型ドライアイ
a：Partial area break．フルオレセインの動きが角膜上方に届かず途中で止まる．
b：Area break．フルオレセインが全く動かない．

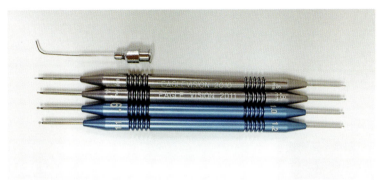

図2　涙管洗浄針2段針と涙点ゲージ
涙点サイズの測定で2段針は0.4 mm，涙点ゲージ（Eagle Vision社）で0.5〜1.2mmまで測定できる．

1. 涙点サイズの計測

　涙点ゲージ（Eagle Vision社）が0.5〜1.2 mmまであり，涙管洗浄針の2段針を0.4 mmとして使用し計測することができる（図2）．オキシブプロカイン塩酸塩点眼液（ベノキシール®点眼液0.4％）による点眼麻酔を施行後，涙点に小さいサイズから涙点ゲージを挿入し，無理なく挿入可能な，いちばん大きなサイズを涙点サイズとする．

2. 涙点プラグの選択

1）涙点プラグの種類の選択

　京都府立医科大学ドライアイ外来では，スーパーイーグルプラグ™，パンクタルプラグ®，パンクタルプラグ®F，スーパーフレックスプラグ™を備えている．後に述べるように，合併症としては脱落，脱落後の涙点拡大，肉芽形成などがあげられる．涙点プラグの形状により合併症の頻度に違いがあるため，それらに応じて涙点プラグを選択する．
　例えば恒久的な涙点閉鎖を必要としている場合は肉芽形成されることがあるが，涙点閉

51

第2章　結膜・ドライアイ

表1　涙点サイズと各涙点プラグの対応

涙点サイズ (mm)	スーパーイーグル プラグ™	パンクタルプラグ®	パンクタルプラグ®F	スーパーフレックス プラグ™
0.4	S	SS	○	0.4/0.5
0.5	S	SS	○	0.6
0.6	M	S	○	0.7
0.7	M	S	○	0.8
0.8	L	M	○	0.9
0.9	L	M		1.0
1.0	L	M		1.1
1.1				1.2
1.2				1.3

鎖が高く涙点拡大が少ないスーパーイーグルプラグ™を第一選択としている．また，流涙が危惧される場合は，肉芽形成がされにくいパンクタルプラグ®Fを第一選択としている．

2) 涙点プラグのサイズの選択

　涙点プラグは0.1 mm刻みであれば涙点サイズの1つ上のサイズのプラグを使用する．また，0.1 mm刻みの設定でない涙点プラグの場合，涙点サイズに応じて挿入するプラグのサイズを設定しておく．京都府立医科大学ドライアイ外来では，表1のようにサイズ設定している．パンクタルプラグ®のLはMと同じ大きさで長さが長いため，肉芽がある症例に選択する．

3) 涙点プラグ挿入

　点眼麻酔を十分に行い，涙点が動かないように，上眼瞼を翻転し眼瞼を耳側に張るように固定して，無理な力がかからないように挿入する．
　涙点プラグを装着しているインサーターの形がそれぞれ異なり，先端のシャフトが長く，インサーターとプラグとの間が大きく開いていると，プラグが中まで迷入しやすくなる．その場合はプラグを少し押し出すようにして，インサーターとプラグの間を密着させてから挿入すると迷入を避けることができる[6]（図3）．

コツとポイント

　上記のように適切な涙点プラグを挿入し，脱落後の涙点拡大や肉芽形成については，必要であれば下記のように対処して再挿入を試みる．再挿入が困難で涙点閉鎖が得られない場合は，外科的な涙点閉鎖が必要となる．

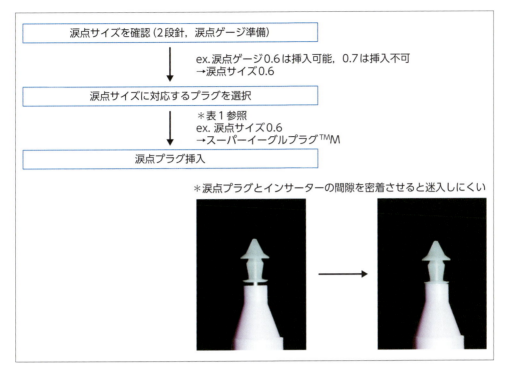

図3 涙点プラグ挿入時の手順

1. 合併症（脱落，涙点拡大，肉芽形成）

　どの涙点プラグであっても脱落を避けることは困難であるが，パンクタルプラグ®，スーパーイーグルプラグ™，パンクタルプラグ®Fが比較的残存日数が長い傾向にある[7~11]．

　また，涙点プラグ脱落後，スーパーイーグルプラグ™以外のパンクタルプラグ®，スーパーフレックスプラグ™，パンクタルプラグ®Fを挿入した症例で有意に涙点サイズの拡大を認めている[7~11]．涙点サイズが1.0 mm以上に拡大した場合，涙点プラグの選択肢は少なくなるが，一定期間の閉塞を得ることは可能である．

　涙点プラグの頭部のつばが涙小管壁を刺激することにより，肉芽が形成されてくると考えられている．頭部が大きいパンクタルプラグ®，スーパーイーグルプラグ™などで肉芽形成しやすく，そうではないスーパーフレックスプラグ™，パンクタルプラグ®Fなどは肉芽形成しにくいプラグであることが示されている[7~11]．

　肉芽形成によって，涙点プラグの突出や脱落がみられる．突出した場合は周りに細菌のバイオフィルムである白色塊形成がみられることがある（図4）．

2. 脱落後の再挿入

　涙点プラグが脱落している場合には，メニスカスの高さを観察する．メニスカスが高く，涙点に2段針が挿入できない場合には，肉芽によって涙点が完全閉鎖していると考え

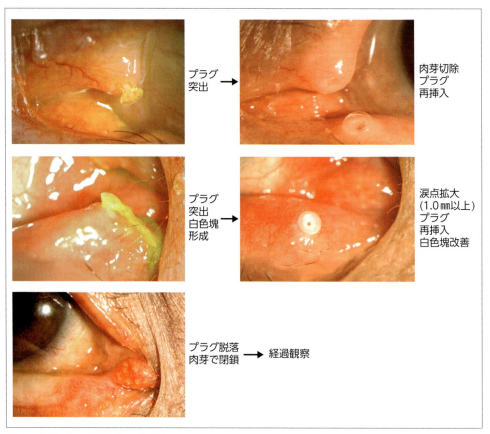

図4 涙点プラグ挿入後の合併症

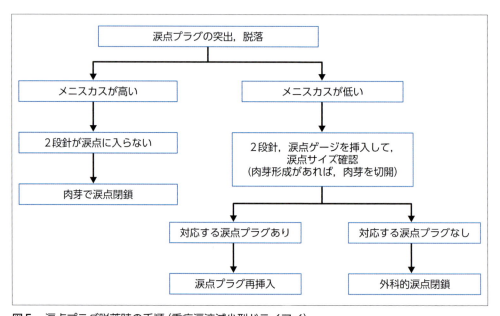

図5 涙点プラグ脱落時の手順（重症涙液減少型ドライアイ）

られるため，経過観察でよい．

　メニスカスが低く，2段針が挿入可能であれば，続けて涙点ゲージで涙点サイズを測定する．涙点ゲージを挿入して引き出すときに涙小管内で肉芽が引っかかるような場合は，そのまま肉芽を引っかけて引き出し，肉芽を切開するようにする．涙点ゲージがスムーズに出し入れできる最大の大きさを涙点サイズとし，その涙点サイズに応じた涙点プラグを挿入することができる（図4，5）．

（薗村有紀子）

文献

1) Freeman JM. The punctum plug：evaluation of a new treatment for the dry eye. Trans Sect Opthalmol Am Acad Ophthalmol Otolaryngol 1975；79（6）：874-879.
2) Willis RM, et al. The treatment of aqueous-deficient dry eye with removable punctal plugs. A clinical and impression-cytologic study. Ophthalmology 1987；94（5）：514-518.
3) Murube J, et al. Treatment of dry eye by blocking the lacrimal canaliculi. Surv Ophthalmol 1996；40（6）：463-480.
4) Yokoi N, et al. Classification of Fluorescein Breakup Patterns：A Novel Method of Differential Diagnosis for Dry Eye. Am J Ophthalmol 2017；180：72-85.
5) Yokoi N, et al. Tear-Film-Oriented Diagnosis and Tear Film-Oriented Therapy for Dry Eye Based on Tear Film Dynamics. Invest Ophthalmol Vis Sci 2018；59（14）：DES13-DES22.
6) Kaido M, et al. A new punctual plug insertion technique to prevent intracanalicular plug migration. Am J Ophthalmol 2009；147（1）：178-182.
7) 西井正和ほか．涙点プラグの違いによる脱落率の検討．日本眼科学会雑誌 2003；107（6）：322-325.
8) 西井正和ほか．新しい涙点プラグ（フレックスプラグ®）の脱落についての検討．日本眼科学会雑誌 2004；108（3）：139-143.
9) 那須直子ほか．新しい涙点プラグ（スーパーフレックスプラグ®と従来のプラグの脱落率と合併症の検討．日本眼科学会雑誌 2008；112（7）：601-606.
10) 薗村有紀子ほか．スーパーイーグルプラグにおける脱落率と合併症の検討．日本眼科学会雑誌 2013；117（2）：126-131.
11) 木村健一ほか．パンクタルプラグ®Fにおける脱落率と合併症の検討．日本眼科学会雑誌 2014；118（6）：485-489.

2.2 マイボーム腺機能不全に対するマイバム圧出

はじめに

　マイバム圧出は，マイボーム腺機能不全において，診断と治療につながる手技である．分泌されたマイバムの性状と分泌量から診断を行い，うっ滞したマイバムの圧出自体がマイボーム腺機能不全の治療の基本となる．マイボーム腺の構造をイメージしながら奥から手前に圧出していくとよい．

　構造とマイバムについて簡単に説明しておくと，マイボーム腺は，瞼板という眼瞼に存在する比較的硬い結合組織内に存在する脂質を分泌する腺組織である．瞼板内を眼瞼縁に対して垂直に走行する導管と，導管を取り囲むように房状に存在する多数の腺房からなる．導管は眼瞼の縁にある開口部につながっており，開口部は上眼瞼でおよそ30〜40カ所，下眼瞼でおよそ20〜30カ所ある（図1）[1]．

　腺房に存在する脂質に富んだ腺細胞が破裂し，内容物が分泌物として導管内に排出される（全分泌）．このマイボーム腺からの分泌物をマイボーム腺分泌脂（meibum：マイバム）と呼ぶ．導管内に排出されたマイバムが，眼瞼縁のマイボーム腺開口部から排出される．

処置の適応

　マイボーム腺機能不全を疑えば適応がある．具体的にはマイボーム腺開口部の閉塞所見

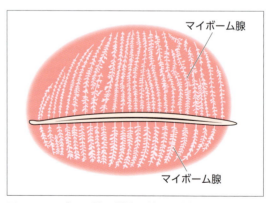

図1　マイボーム腺の構造と位置関係
瞼板内に導管と取り囲む多数の腺房からなり，眼縁の開口部につながっている．
（小幡博人．マイボーム腺の構造と機能．横井則彦・編．専門医のための眼科診療クオリファイ　19　ドライアイ　スペシャリストへの道．中山書店；2013. p.24.[1]をもとに作成）

やマイボーム腺開口部周囲の変化があり，異物感や眼表面の不快感といった自覚症状があれば疑う．

マイボーム腺開口部の閉塞所見には，plugging（個々の開口部に角化物や脂質などが詰まり閉塞），pouting（隣接する開口部に詰まった角化物が口を尖らせたような形状で隆起し閉塞），ridge（複数の開口部を塞ぐ角化物がつながるように存在）などの所見がある．また，マイボーム腺開口部周囲の変化には，眼瞼縁の血管拡張，眼瞼縁の不整，粘膜皮膚移行部（muco-cutaneous junction）の移動などがある．粘膜皮膚移行部の移動というのは，マイボーム腺開口部は，通常であれば粘膜皮膚移行部よりも表皮側に開口しているが，マイボーム腺機能不全を生じると粘膜皮膚移行部よりも結膜側に開口することになり，その変化を示す用語である．

手技の実際

拇指によるマイバム圧出は，マイバムの性状を評価する程度なら行えるが，うっ滞したマイバムを十分に圧出しようとすると鑷子を用いたほうがよいと思われる．

鑷子によるマイバム圧出は，オキシブプロカイン塩酸塩点眼液（ベノキシール®点眼液0.4％）で点眼麻酔をしっかりしたうえで，眼瞼を円蓋部のほうから徐々に鑷子で挟み込んで，適度な圧をかけて行う．一度に絞り切ろうとしなくても，何回かに分けて圧出していけばよい．手技に習熟していないと，どうしても鑷子を奥（円蓋部側）に深く挿入するのを恐れて，眼瞼縁付近（マイボーム腺開口部付近）だけで挟んでしまいがちであるが，比較的奥（円蓋部側）から徐々に押し出すように圧出を行うほうが痛みも少なく，さらに十分な圧出を行うことができて，患者の負担が少ない（動画）．感染による眼瞼の充血を伴うような場合には，点眼麻酔を行っても鑷子での眼瞼圧迫で痛みを生じるため行うべきではない．

マイバム圧出の実際（被験者は正常例）

圧出を行うのと同時にマイボーム腺開口部から分泌されるマイバムの状態を観察する．『マイボーム腺機能不全診療ガイドライン』に記載されている診断基準にも拇指，または鑷子や鉗子による眼瞼の圧迫でのマイバムの圧出の低下または粘稠なマイバムの圧出が含まれており，マイバムの圧出は診断にも必要である．また，マイボーム腺機能不全の治療は眼瞼清拭，温罨法，うっ滞したマイバムの圧出が基本とされており，圧出自体も治療となる．治療効果としてもマイボーム腺機能不全の自覚症状の改善に有用であり，同ガイドラインで推奨されている．

コツとポイント

鑷子によるマイバム圧出のコツは，患者側の痛みに十分配慮することである．手技自体の技術的な難易度は高くない．まず点眼麻酔をしっかりと効かせる．筆者は点眼直後に手技を行うのではなく，十分浸透するのを待ってから，必要に応じて複数回点眼麻酔のあとに行っている．圧出の際には，急激に力を加えるよりも軽い力から開始し，患者の反応とマイバムの圧出の程度を見ながら，徐々に力加減を調整していくようにするのがよい．正

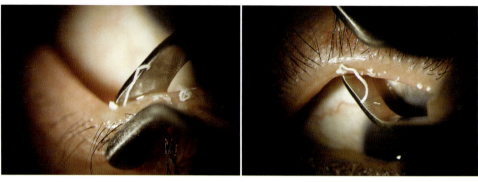

図2　練り歯磨き状のマイバムの圧出像
正常であれば透明なマイバムが出るが，本症例では粘稠かつ混濁したマイバムが圧出される．

常を知るために事前に医師同士でやってみることもお勧めである．

　また，可能であれば5分程度の温罨法を行った後に圧出するとマイバムの分泌が得やすくなる．正常であれば，拇指で眼瞼を軽く押すだけでも，サラダ油のように透明でさらさらとした分泌物が出てくる．マイボーム腺機能不全を生じると，マイバムが透明から白色または黄色に変化してくる．また，マイバムの粘度が増して圧出されにくくなり，ラードや練り歯磨きのような粘稠かつ混濁した油脂に変性する（図2）．これらは角化物による粘度の上昇や構成する脂質の変化による融点の上昇が影響しているといわれている．温罨法を行うことで融点の上がった脂質が融解し圧出されやすくなる．

　さらに，腺房の萎縮が進んだ高度のマイボーム腺機能不全では，マイボーム腺がdrop outしており，眼瞼の圧迫をかなり加えてもマイバムの分泌は得られなくなる．マイバムの評価方法はいくつかあるが統一された基準はない．一例として，拇指で圧迫するときに加えた力とマイバムの質で評価した島﨑らの分類を示す（表1）[2]．定性的な評価方法ではあるが，日常臨床では使いやすく重症度をイメージしやすい．

　大事なポイントとして，マイバムの圧出はその油脂により涙液が汚染されたり，圧迫に伴う充血などで眼表面の所見が修飾されたりするため，もしもドライアイや眼表面の充血，上皮障害の評価を行う場合は先にそれらを行い，マイバムの圧出は最後に行う．

病態

　2023年に改訂された『マイボーム腺機能不全診療ガイドライン』では，マイボーム腺導管内の過角化と腺房の萎縮がマイボーム腺機能不全の病態の主因として考えられている．マイボーム腺の導管上皮の角化により，その角化物がマイバムの中に増加するとマイバムの粘度が増し，マイボーム腺の閉塞やマイバムの分泌低下につながるとされている[3]．腺房の萎縮に関しては過角化による導管内圧の上昇により腺細胞が続発的に萎縮することが以前から考えられていたが，近年は，それとは別に年齢や炎症，ホルモン因子，環境ストレスなどの複数の要因により腺細胞の幹細胞・前駆細胞が障害されて腺房が萎縮するという病態に関する報告がいくつもあり，過角化からの続発的な変化とは異なる病態の関与も

表1 島﨑らの分類

Grade	所見
0	透明なマイバムが容易に圧出される
1	軽い圧迫で混濁したマイバムが圧出される
2	中等度以上の強さの圧迫で混濁したマイバムが圧出される
3	強い圧迫でもマイバムが圧出されない

※圧出時の力とマイバムの質を評価
(Shimazaki J, et al. Meibomian gland dysfunction in patients with Sjögren syndrome. Ophthalmology 1998；105 (8)：1485-1488.[2)] より作成)

考えられている[4)]．腺房が萎縮するとマイボグラフィなどで観察されるマイボーム腺のdrop outという所見につながると考えられている．このように，マイボーム腺機能不全には導管上皮の過角化と腺房の萎縮の2つのコアメカニズムがあると考えられている．

マイバムの主な脂質はワックスエステル，コレステロールエステルであるが，それ以外にも多数の脂質が存在することが報告されている[5)]．それらの組成や構造の変化により，融点は28〜32℃と幅がある．また，白色もしくは黄色に変化したマイバムでは，遊離脂肪酸の比率が増加していると報告されている．遊離脂肪酸は，細胞毒になることが知られており，眼表面の上皮障害や眼瞼縁の炎症に関与すると考えられている．これらの遊離脂肪酸は，脂質を栄養とするアクネ菌や，結膜嚢常在菌(表皮ブドウ球菌，黄色ブドウ球菌，コリネバクテリウムなど)が産生する脂質分解酵素(リパーゼ)が脂質を分解して生じていると考えられている[6)]．マイボーム腺機能不全と細菌の関係においてはいまだに不明な点が多いが，マイボーム腺炎角結膜上皮症は，フリクテン型ではアクネ菌の関与が，非フリクテン型の点状表層角膜症の原因としてブドウ球菌属のリパーゼの関与が報告されており，マイボーム腺機能不全を診察するにあたって細菌の関与は考慮する必要がある[7)]．

（吉川大和）

文献

1) 小幡博人．マイボーム腺の構造と機能．横井則彦・編．専門医のための眼科診療クオリファイ 19 ドライアイ スペシャリストへの道．中山書店；2013．pp.24-29.

2) Shimazaki J, et al. Meibomian gland dysfunction in patients with Sjögren syndrome. Ophthalmology 1998；105 (8)：1485-1488.

3) Knop E, et al. The international workshop on meibomian gland dysfunction：report of the subcommittee on anatomy, physiology, and pathophysiology of the meibomian gland. Invest Ophthalmol Vis Sci 2011：52 (4)：1938-1978.

4) Hwang HS, et al. Meibocyte differentiation and renewal：insights into novel mechanisms of meibomian gland dysfunction (MGD). Exp Eye Res 2017：163：37-45.

5) Butovich IA. Meibomian glands, meibum, and meibogenesis. Exp Eye Res 2017：163：2-16.

6) Dougherty JM, et al. Bacterial lipases and chronic blepharitis. Invest Ophthalmol Vis Sci 1986：27 (4)：486-491.

7) Suzuki T. Inflamed Obstructive Meibomian Gland Dysfunction Causes Ocular Surface Inflammation. Invest Ophthalmol Vis Sci 2018：59 (14)：DES94-DES101.

2.3 結膜弛緩症手術

はじめに

結膜弛緩症とは，高齢者に両眼性にみられる球結膜の非浮腫性，皺襞状の変化を指す（図1）．弛緩結膜がみられる頻度は加齢とともに増加し，30代の眼では70％に，60代以上の眼では98％にみられるとされるものの[1]，弛緩した結膜がみられても，多くの症例で症状はなく，治療を必要としない．しかし一方で，眼不快感や視機能異常のような症状を訴え，何らかの治療を要する症例も存在することから，結膜弛緩症に対する治療は，弛緩した結膜の程度だけを判断材料として行われるべきではなく，患者の眼表面で起きている病態を紐解いたうえで，慎重に行われなければならない．

手術の適応

弛緩した結膜がみられても，全く症状がない場合もあれば，強い眼不快感や視機能異常といった症状を訴える場合もあり，原則として症状がある場合のみが治療の適応となる．結膜弛緩症において，後述する4つの病態生理がそれぞれどの程度，症状に関連しているかは個人によって大きく異なり，患者が訴える症状を説明する病態生理をよく見極めたうえで，テーラーメイドの治療を行う必要がある．

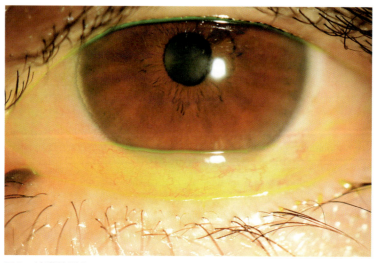

図1　結膜弛緩症
下眼瞼縁上に皺襞状になった眼球結膜を認める．

2.3　結膜弛緩症手術

　結膜弛緩症の評価は，フルオレセイン染色下で下方メニスカスに注目し，瞬目させながら観察することで行う．この時，強く瞬目させるとBell現象によって下方結膜が上方に強く伸展され，眼球が上方視から正面視に戻る際に下眼瞼縁上に折りたたまれる形で弛緩した結膜が出現しやすくなる．また，一般に下方結膜の弛緩が強い場合には，上方結膜の弛緩も強いことが多く，上方結膜の弛緩の有無や程度を評価するには，上方のメニスカスに注目しながら，上眼瞼の上から拇指を使って上方結膜を下に向かって押し下げるようにすると，弛緩した結膜があれば，それが上方メニスカスに現れる様子を観察することができる．

　結膜弛緩症の評価時には，結膜嚢円蓋部の観察も重要であり，結膜弛緩症手術が禁忌となる瞼球癒着や結膜嚢の短縮（すなわち眼類天疱瘡などの重症眼表面疾患の合併）の有無を評価する．また，多くの症例では，上方視時に下眼瞼を下方に牽引しても，角膜輪部から結膜嚢円蓋部までの深さに異常はみられない（この場合を「単純型結膜弛緩症」と呼んでいる）が，頻度は低いものの，同様の観察で，角膜輪部から結膜円蓋部までの深さが浅く，結膜円蓋部が上方に突き出してくる症例（この場合を「円蓋部挙上型結膜弛緩症」と呼んでいる）がみられることがある．

　結膜弛緩症の根治治療は手術であるが，結膜弛緩症の病態生理はドライアイと重複する部分が多いため，まずはドライアイ治療に準じる形で1〜2カ月程度，点眼治療（人工涙液，ジクアホソルナトリウム，レバミピド，低濃度ステロイドなど）を行ってみて，無効例に対して手術を考慮するのがよいと考えられる．

　当院では，弛緩結膜と結膜下組織を切除する手術法を行っており，患者の結膜弛緩症が単純型である場合と，円蓋部挙上型である場合とに分けて説明する[2)〜4)]．

手技の実際

1. 単純型結膜弛緩症に対する手術（図2）

①オキシブプロカイン塩酸塩点眼液（ベノキシール®点眼液0.4％）にて点眼麻酔を行う．

②白内障手術に準じて，洗眼を行い，ドレープをかけ，バネ式開瞼器をかける．

③患者に上方視（術者がいる方向に眼球を動かしてもらう）を指示し，マイクロスポンジを用いて，下方弛緩結膜を円蓋部側に寄せて結膜表面を平坦にした後，カレーシスマーカーエボリューション（M1405-A，株式会社イナミ）を用いてマーキングを行う（角膜輪部から2mmの位置に弧状切開用の目印と，結膜を鼻側・中央・耳側の3ブロックに分ける子午線方向の切開用の目印をつける）（図2a）．

④リドカイン塩酸塩・アドレナリン注射剤（エピレナミン含有キシロカイン®注射液2％）をマーキングした結膜下に注入して，結膜を膨隆させる．

⑤横井氏カレーシス剪刀 エボリューション（M1406-A，株式会社イナミ）を用いて，マーキングに沿って結膜の弧状切開を行う．

⑥切開創から鑷子を用いて結膜下の結合組織を引き出し，可及的に切除する．この時にジ

61

第2章 結膜・ドライアイ

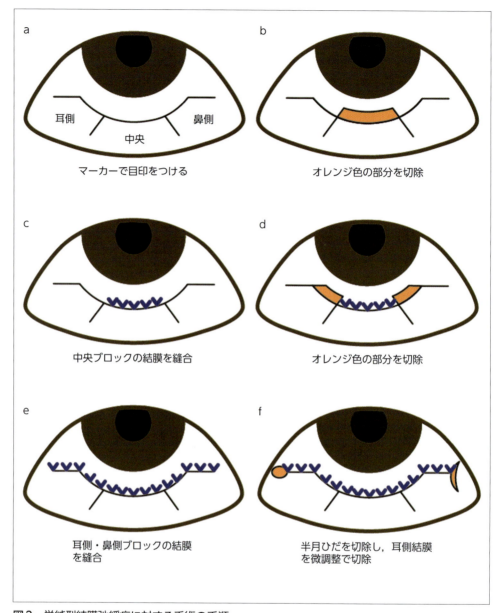

図2 単純型結膜弛緩症に対する手術の手順
(永田 誠・監修,松村美代ほか・編. 眼科マイクロサージェリー第5版. エルゼビア・ジャパン;2005. pp.223-232.[3]より引用改変)

アテルミーを用いて,しっかりと止血を行う.
⑦横井氏カレーシス剪刀 エボリューションを用いて,マーキングに沿って子午線方向の結膜切開を行う.
⑧患者に上方視を維持してもらい,中央のブロックで,弧状切開と子午線方向の切開の線からなるブロックの角を鑷子で把持して,結膜円蓋部が持ち上がらないように注意しな

がら牽引し，輪部側の結膜に重ね，結膜越しに見える弧状切開のラインを頼りに，弛緩の程度に応じて結膜を切除する（図2b）．

⑨輪部側に残された子午線方向のラインの目印を頼りに，切除縁の角を9-0シルク糸で端々縫合する（通常，5本程度の糸を置く）（図2c）．

⑩鼻側，および耳側のブロックでも⑧⑨と同様の結膜切除・縫合を行う（図2d，図2e）

⑪半月ひだが耳側に変位するため，必要に応じて半月ひだを切除する．半月ひだ切除部位に対して縫合は必要ないが，結膜下組織が大きく露出するようなら，9-0シルク糸で端々縫合する．（図2f）

⑫耳側では上下の合わせ目に弛緩した結膜が残らないように，必要に応じて，微調整の結膜切除を行う（図2f）．

⑬患者に眼球を左右に動かしてもらい，創部の縫合糸が眼球運動に十分に耐えうるかを確認して，手術を終了する．

2. 円蓋部挙上型結膜弛緩症に対する手術（図3）

①〜⑥単純型に同じ（図3a，図3b）．

⑦7-0シルク糸を用いて，結膜ポケットの円蓋部側を角膜輪部から6mmの部位で強膜に縫着する（3カ所程度）（図3c）．

⑧結膜ポケットの両側からジッパーを閉じるように，9-0シルク糸にて結膜の端々縫合を行い，鼻側および耳側の結膜弛緩を解消する（図3d）．

⑨単純型に対する手術の⑪〜⑬を行い，手術を終了する．

3. 術後の注意点

　抜糸は術後2週間で行うが，その間の点眼はレボフロキサシン点眼液（クラビット®点眼液0.5%）を1日4回，ベタメタゾンリン酸エステルナトリウム点眼液（リンデロン®点眼液0.1%）を1日6回，点眼する．抜糸後は1週間だけ，抗菌剤点眼はそのままの点眼回数を維持して，リンデロン®点眼液0.1%を1日4回にし，抜糸後2週間以降はフルオロメトロン点眼液（フルメトロン®点眼液0.1%）に変更して漸減し，最終的に術後2カ月程度で2種類とも点眼を終了する．また，結膜縫合に使用した9-0シルク糸は術後2週間で抜糸するが，円蓋部挙上型結膜弛緩症の手術時に結膜を強膜に縫着するのに用いた7-0シルク糸については，術後1週間で抜糸する．

コツとポイント

　これから本手術を始めようと考えている読者には，手術操作が比較的容易な単純型結膜弛緩症に対する手術から始めてみることをお勧めする．結膜や結膜下の状態は症例毎に異なっており，手術件数を重ねて結膜の処理に慣れることが本手術の習熟に重要だと筆者は考えている．

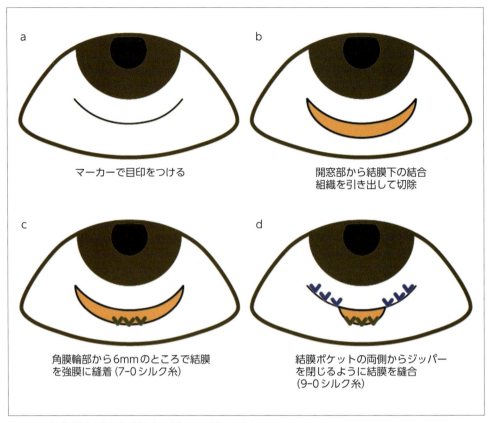

図3 円蓋部挙上型結膜弛緩症に対する手術の手順
(永田　誠・監修, 松村美代ほか・編. 眼科マイクロサージェリー第5版. エルゼビア・ジャパン; 2005. pp.223-232.[3]より引用改変)

病態

　結膜弛緩症の病理組織では, 結膜固有層における線維組織の減少に加えて, 弾性線維の断裂という特徴的な変化がみられることが報告されている[5]. これは皮膚の老化でみられる変化と同様であることから, 加齢によって結膜の線維組織の減少や弾性線維の断裂が生じ, そこに日々繰り返される瞬目・Bell現象・眼球運動などによる機械的影響が加わることで, 結膜が強膜から剥離することが結膜弛緩症の発症メカニズムであると考えられる. また, 瞬目時に結膜に作用する力を増悪させるリスクファクターとして, ドライアイ, コンタクトレンズ装用, 眼瞼疾患(眼瞼下垂など)等があげられ, これらの因子と結膜弛緩症との関連も報告されている.

　結膜弛緩症において, 眼不快感や流涙, 再発性の結膜下出血などの慢性的な眼症状を生じる病態生理としては, 以下の4つが考えられる. これらはいずれもドライアイのコア・メカニズムと密接に重なり合っており, 4つの病態生理のうちいずれか1つではなく, 複数が同時に存在してドライアイを増悪させているケースが多くみられる.

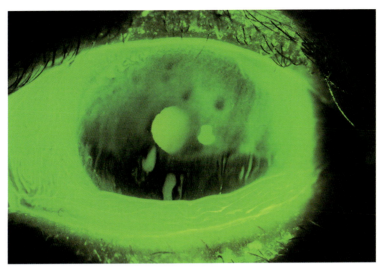

図4　弛緩した結膜による異所性メニスカスの形成
下方涙液メニスカスを占拠した一塊の結膜皺襞の上に，異所性の涙液メニスカスが形成され，隣接する角膜上の涙液層が菲薄化しているのが観察される．

1．涙液層の安定性低下

　角膜に隣接して大きな結膜皺襞が生じると異所性メニスカスが形成され，それに隣接する角膜上の涙液層が菲薄化することで，涙液層の破壊が生じやすくなる（図4）．また，結膜においても，多数の皺襞が存在することで異所性の涙液メニスカスが多数形成され，涙液がトラップされることによって，結膜上においても良好な涙液層が形成されにくくなっていると考えられる．

2．瞬目時の摩擦亢進

　瞬目時に眼球表面と摩擦を生じる眼瞼結膜の部位は lid wiper と呼ばれ，この部位から後方の眼瞼結膜とそれと対面する角結膜との間には，瞬目時に健常眼では摩擦を生じにくい Kessing space と呼ばれる間隙が存在する．結膜弛緩症では弛緩した結膜がこの間隙を占拠するため，瞬目時に眼瞼結膜との間で摩擦を生じる原因となる（図5）[6]．特に涙液減少眼では，瞬目時に潤滑剤となる涙液が不足するため，瞬目時の摩擦の影響は大きくなり，結膜弛緩症はそれをさらに増強する要因となる．

3．下方涙液メニスカスの遮断

　弛緩した結膜が下方の涙液メニスカスを占拠すると，反射性の涙液分泌が生じた際に，涙液の流れが遮断され，流涙症の原因となる．前述した様に結膜弛緩症では涙液層の破壊が起こりやすいため，それが契機となって反射性の涙液分泌が生じると，間歇的な流涙をきたすと考えられる．また，結膜下のリンパ管拡張等によって結膜に大きな起伏がある場

第2章 結膜・ドライアイ

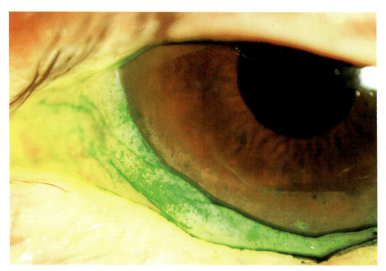

図5 弛緩結膜が原因で瞬目時の摩擦が亢進して生じた上皮障害
リサミングリーン染色下にて，瞬目時の摩擦が亢進することで弛緩結膜と角膜に上皮障害が生じているのがわかる．

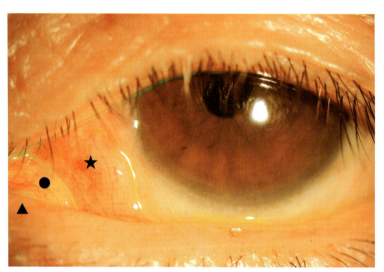

図6 半月ひだ・涙丘の耳側変位による涙点ブロック
半月ひだ（★）と涙丘（●）が耳側に変位することにより下涙点（▲の位置）がブロックされている．

合には，眼表面において涙液が貯留するスペースが減少し，流涙を生じやすくなっていると思われる症例もみられる．下方涙液メニスカスの遮断は弛緩した結膜だけでなく，半月ひだや涙丘が耳側に変位することによっても起こりうる（図6）[7]．

4．閉瞼障害

　角膜輪部近傍の結膜が強膜から解離すると，下方の涙液メニスカスを占拠する一塊の大

きな結膜皺襞が形成される．この皺襞が閉瞼の障害となって瞬目が不完全となり，兎眼と同様の状態を引き起こすことで，皺襞を形成する結膜表面に乾燥ストレスと瞬目時の摩擦が加わり，上皮障害を生じる．

（加藤弘明）

文献

1) Mimura T, et al. Changes of conjunctivochalasis with age in a hospital-based study. Am J Ophthalmol 2009；147（1）：171-177.
2) Yokoi N, et al. Surgery of conjunctiva. Dev Ophthalmol 2008；41：138-158.
3) 永田 誠・監修，松村美代ほか・編．眼科マイクロサージェリー第5版．エルゼビア・ジャパン；2005．pp.223-232.
4) 横井則彦．ドライアイの外科治療．あたらしい眼科 2023；40（3）：321-330.
5) Watanabe A, et al. Clinicopathologic study of conjunctivochalasis. Cornea 2004；23（3）：294-298.
6) 横井則彦．眼表面からみた眼瞼下垂手術の術前・術後対策．あたらしい眼科 2015；32（4）：499-506.
7) 横井則彦．流涙症治療のための涙丘切除術．眼科手術 2009；22（2）：214-216.

2.4 結膜嚢胞摘出術

はじめに

　結膜嚢胞とは，球結膜の隆起性病変として認められる結膜の嚢胞性病変であり，無症候性に見つかることがあれば，眼不快感や充血を訴えて受診することもある．結膜嚢胞にはリンパ嚢胞，封入嚢胞，貯留嚢胞があるが，最もよく経験するのは封入嚢胞である．リンパ管が棍棒状に拡張している場合は「リンパ管拡張症」と呼ぶが，嚢胞状に拡張している場合は「リンパ嚢胞」と呼ぶ．封入嚢胞は，結膜上皮が結膜下で嚢胞を形成したものである．貯留嚢胞は，涙腺の導管の閉塞により嚢胞状に拡張した導管に涙液が貯留したものである．結膜嚢胞は，自覚症状がない場合には経過観察でよいが，異物感や充血などの訴えがある場合は点眼治療で効果がなければ外科的治療の対象となる．封入嚢胞は限局性であり，スリットランプ下での摘出も可能であるが，リンパ嚢胞は結膜下の組織の切除も行うため，手術室での顕微鏡下での切除が必要となる．

手術の適応

　結膜嚢胞（リンパ嚢胞，封入嚢胞，貯留嚢胞）が本手術の適応となる．

手技の実際

1. 結膜封入嚢胞の摘出

1) 結膜嚢胞穿刺法
①オキシブプロカイン塩酸塩点眼液（ベノキシール®点眼液0.4％）による点眼麻酔と0.1％エピネフリン点眼（自家調整）を各4回行う．
②開瞼器を装着
③1 mLのシリンジに20〜23 Gの針を装着し，顕微鏡下で嚢胞内に刺入する．そのまま吸引すると，嚢胞ごと摘出される（図1）．

2) 結膜小切開法[1]
①ベノキシール®点眼液0.4％による点眼麻酔と0.1％エピネフリン点眼（自家調整）を各4回行う．
②開瞼器を装着
③顕微鏡下で，できるだけ嚢胞周囲の結膜の血管のない部位を選択し，結膜をマイクロの

2.4 結膜嚢胞摘出術

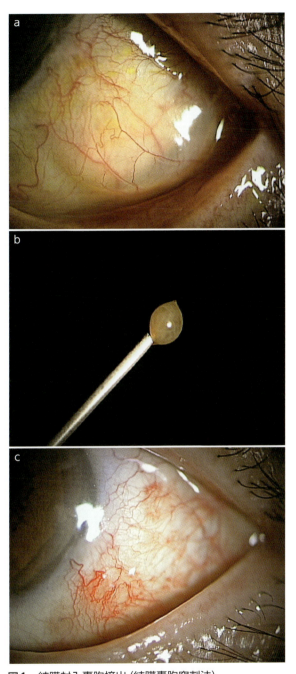

図1　結膜封入嚢胞摘出（結膜嚢胞穿刺法）
a：耳側結膜に半透明かつドーム状の隆起性病変を認める．
b：23 Gの針で穿刺吸引摘出後の嚢胞
c：摘出直後．隆起性病変は消失している．

第 2 章　結膜・ドライアイ

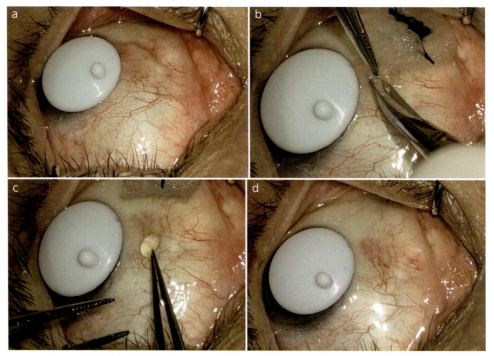

図2　結膜封入嚢胞摘出（結膜小切開法）
a：鼻側に隆起性病変を認める．
b：スプリング剪刀で嚢胞近傍に小切開創を作製
c：嚢胞をマイクロの無鈎鑷子で把持し摘出
d：術後隆起性病変は消失している．

　　有鈎鑷子で持ち上げて把持し，スプリング剪刀もしくは 18 G 針にて結膜に小切開創を作製する．
④切開部位の対側から嚢胞をマイクロスポンジにて圧迫し，創口から嚢胞を押し出すか，創口からマイクロの無鈎鑷子を挿入して，嚢胞の辺縁をつかんで引っぱり出して摘出する（図2）．癒着がみられる場合には，ソープ型結紮鑷子など嚢の破裂を起こしにくい鑷子で嚢胞壁を把持し可能な限り嚢胞壁が残らないように摘出する．

2．結膜リンパ嚢胞の摘出

1）結膜リンパ嚢胞切除（図3，4）
①ベノキシール®点眼液 0.4％による点眼麻酔と 0.1％エピネフリン点眼（自家調整）を各4回行う．
②リンパ嚢胞の範囲を手術用マーカーペンでマーキングする．
③スプリング剪刀で結膜下組織を含めて，リンパ嚢胞を切除
④9-0 シルクで縫合

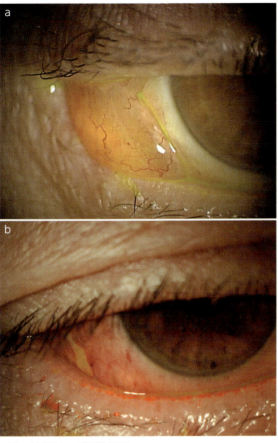

図3 結膜リンパ囊胞切除
a：耳側結膜にリンパ囊胞を認める．
b：切除1週間後．リンパ囊胞は消失している．

2）結膜弛緩症手術

　リンパ囊胞の範囲が広範囲である場合には，結膜弛緩を伴っているため，結膜弛緩症手術を行う．結膜弛緩症の結膜下組織は，リンパ管拡張，弾性線維の断裂，弾性線維や膠原線維の密度の減少などの異常が高率に認められるため[2]，術式は切除法[3]で行い，Tenon囊を含む異常な結膜下組織も摘出する（術式の詳細は第2章 2.3「結膜弛緩症手術」の項を参照）．結膜弛緩症の改善とともにリンパ囊胞も改善する（図5）．

3. 術後管理

　術後に抗菌点眼と消炎のためステロイド点眼を行う．通常，ベタメタゾンリン酸エステルナトリウム点眼液（リンデロン®点眼・点耳・点鼻液0.1％）と抗菌点眼液を1日4回程度点眼し，縫合しない場合は1週間程度，縫合した場合は抜糸までの2週間程度行い，その後フルオロメトロン点眼液（フルメトロン®点眼液0.1％）に変更して充血がとれるまで点眼する．

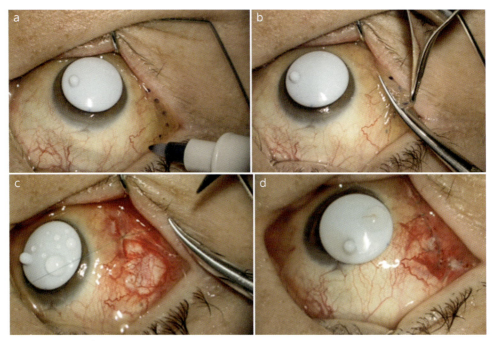

図4　結膜リンパ嚢胞切除術（図3の症例）
a：手術用マーカーペンで嚢胞の位置をマーキング
b：リンパ嚢胞をTenon嚢を含む結膜下の異常な線維組織を含めて切除
c：嚢胞切除直後
d：9-0シルクで縫合後

コツとポイント

　結膜嚢胞は一般外来でよく遭遇する疾患であるが，単純な穿刺ではしばしば再発することを経験する．封入嚢胞を穿刺し内容物を排出する治療は，穿刺部が閉鎖すると再度，液体成分が溜まり再発するため，被膜を残さないように全摘出することが推奨される．また，封入嚢胞を一塊として摘出することが再発防止のポイントであり，癒着のない場合は一般に嚢胞を一塊として摘出でき，穿刺すると癒着が形成される場合があるため[4]，穿刺を行わず最初から摘出することが望ましい．また，結膜リンパ嚢胞では，弛緩結膜とともに異常な結膜下組織を切除することが重要である．

（小室　青）

文献

1) 横井則彦ほか．ワンポイントアドバイス　結膜封入嚢胞の簡便な摘出法．眼科手術　2010；23（2）：246-248.
2) Watanabe A, et al. Clinicopathologic study of conjunctivochalasis. Cornea 2004；23（3）：294-298.
3) Yokoi N, et al. Clinical impact of conjunctivochalasis on the ocular surface. Cornea 2005；24：

2.4 結膜囊胞摘出術

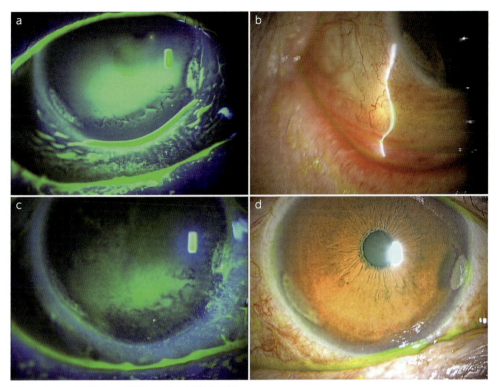

図5 高度の結膜リンパ囊胞を伴う結膜弛緩症
a：角膜下方に高度の結膜弛緩を認める．
b：弛緩部にリンパ囊胞を認める．
c, d：結膜弛緩症術後．メニスカスは良好に再建され，リンパ囊胞も消失している．

S24-S31.
4) 山田桂子ほか．結膜封入囊胞の臨床的特徴と外科的治療についての検討．日本眼科学会雑誌 2014；118(8)：652-657.

3.1 眼瞼の麻酔

はじめに

麻酔は眼瞼手術の最初に行う手技であり，麻酔を十分に効かせることが，その後の手技の容易さに直結する．術中の痛みや緊張で血圧の上昇をきたすと，予想外の出血や腫脹を招き，術後結果に影響を与える可能性がある．解剖学的根拠に基づいた効果的な麻酔を行わなければならない．

手術に必要な知識

1．眼瞼の解剖

眼瞼の感覚神経は上眼瞼と下眼瞼で異なる．三叉神経第1枝から分岐した眼窩上神経，滑車上神経，滑車下神経が上眼瞼の感覚を支配する．三叉神経第2枝から分岐した眼窩下神経，頬骨顔面枝が下眼瞼の感覚を支配する[1]．眼瞼手術の麻酔はこれらの神経がターゲットになる．

術野での三叉神経の走行は図1のようになっている．三叉神経は眼輪筋下，眼窩隔膜上を縦に走行する．

2．麻酔薬の種類

アドレナリン（エピネフリン含有）局所麻酔薬を使用する．アドレナリンの薬効として血管収縮作用がある．この薬効により術中出血を予防し，術中操作を容易にすることがで

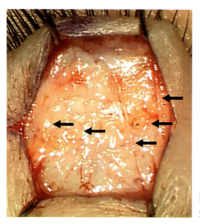

図1　三叉神経の走行　surgeon's view
矢印が三叉神経

きる．また，麻酔薬の拡散による濃度低下を抑制し，持続的な効果が得られる．アドレナリンのα作用による血管収縮効果の出現は約3～5分後である．当院では麻酔薬としてリドカイン塩酸塩・アドレナリン注射剤（エピレナミン含有キシロカイン®注射液0.5％）を用いている．

手技の実際（動画）

眼瞼の麻酔

1. 注射針の穿刺

注射針は27～30 Gの細い針を用いる．デザインした切開ラインに沿って穿刺する．もしデザインが麻酔薬で消えても，穿刺跡を頼りに切開することができるからである．穿刺する部位の皮膚のテンションを十分にかけて，皮膚が硬く厚い場合にはある程度の勢いをつけて目的の層間へ穿刺する．

皮膚にテンションをかけるときには，眼球を圧迫し過ぎないように注意する．穿刺後に針先を動かすと痛みを生じることがあるので，注射器の内筒にあらかじめ母指をかけておく[2]．そのために小さい2.5 mLのロック付きシリンジを用いている．

2. 麻酔薬の注入

ゆっくりとしたスピードで麻酔薬を注入していく．皮膚の浅層への麻酔のため逆血を確認する必要はない．注射針は次に穿刺する部位にも麻酔薬がある程度拡散する角度で行う．これは次に穿刺する部位に麻酔薬が到達し，穿刺するときに痛みを感じにくいようにするためである．両眼瞼手術する際は同じ量の麻酔薬を注入する．

3. 麻酔の効果判定

麻酔後，アドレナリンの血管収縮作用で皮膚の色が白く変わる．麻酔が効いているサインである．メス刃の背で切開部位をまんべんなく触りながら，痛みの有無を確認する．

麻酔薬がすべて吸収されるまで待っていると，麻酔により生じた皮膚の緊張がなくなり切開がしにくくなるので，麻酔の効果が確認できたらすぐに切開を開始する．

4. 麻酔薬の追加投与

術中に患者が痛みを訴えた場合には麻酔薬を追加投与する．痛みを感じる部位のみならず，その部分を支配する神経の中枢側への麻酔薬の投与を行う．ただし，眼瞼下垂症，睫毛内反症の手術ではなるべく麻酔薬の追加投与は避けたい．

上眼瞼の挙筋の一つであるMüller筋は交感神経支配であり，エピネフリン含有の麻酔薬で収縮する．眼瞼下垂症手術で麻酔薬を追加投与すると，左右の眼瞼で麻酔薬の量に差が生まれる．術中定量で瞼縁角膜反射距離（margin reflex distance：MRD）の左右差をなくしても，術後に左右差が出る可能性がある．また，睫毛内反症の手術では睫毛を立たせる際に麻酔薬が入って膨隆した状態で組織を縫合することになり，術後腫れが引いて睫毛

第3章　眼瞼

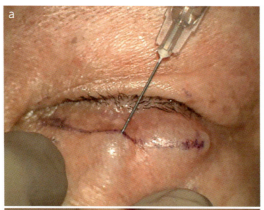
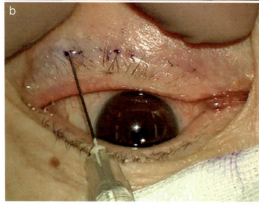

図2　皮下麻酔 surgeon's view
a：右上眼瞼
b：左下眼瞼

の立ち上がりが予想と異なる結果になる可能性がある．

5. 皮下麻酔

　麻酔は眼輪筋と眼窩隔膜の層間に注入する．三叉神経は鼻側に多く分布するため，疼痛の少ない耳側から順に注射する（図2）．眼瞼の手術では切開デザインの両端，真ん中の3カ所から注射針を刺入して麻酔を行う．三叉神経のより中枢側に麻酔薬を注射することで，広い範囲に麻酔を効かせることができる．眼窩上縁付近まで注射針を刺入する．

6. 結膜下麻酔

　眼瞼後葉〜結膜下に手術操作が及ぶ場合は，結膜下麻酔も行う．開瞼させて，注射針から数滴麻酔薬を垂らし，表面麻酔を効かせたあとに眼瞼を翻転する．瞼板の幅が狭い鼻側から，耳側に向けて結膜-Müller筋の層間をdelamination（層間剥離）していくイメージで注射する（図3）．結膜やMüller筋は血管が豊富に存在するため，注射針を深く刺入し過ぎないように注意する．刺入直前から麻酔薬が注射針から出るように内筒を押すと，結膜下に入った瞬間に結膜の膨隆が始まるので，その深さを維持したまま麻酔薬を注入する．結膜から出血があった場合には必ず止血する．止血しないと眼瞼の内側へ出血が広がり，組織が赤く染まり膨隆し，形を変化させる．そうなると手術は非常に困難になる．

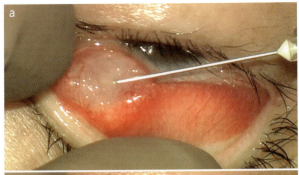
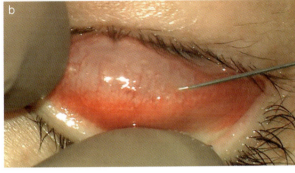

図3 右上眼瞼 結膜下麻酔
　　 surgeon's view
a：鼻側の眼瞼から麻酔する．
b：麻酔薬が眼瞼の中腹まで広がったら，再度注射針を刺入して麻酔薬を注射する．

7. 全身麻酔下での局所麻酔

　全身麻酔下であっても局所麻酔は使用する．術中の出血予防や術中の局所における知覚神経の興奮抑制をすることにより，術後の疼痛抑制が容易になる．また，局所麻酔を皮下に注入することで皮膚が適度に緊張し，切開が容易になる．そのため全身麻酔時にも局所麻酔は併用すべきである[3]．

コツとポイント

①麻酔をする際にはなるべく31Gなどの細い針を用いて，麻酔薬をゆっくり，眼瞼の耳側から順に三叉神経の走行に沿って注入する．
②麻酔薬は筋層からの出血を予防するために，皮下から眼輪筋浅層に注入する．
③眼瞼後葉から結膜下に手術操作が及ぶ場合には結膜下麻酔も行う．
④全身麻酔下でも局所麻酔を併用して手術を行う．

（清水英幸）

文献

1) Tyers AGほか．野田実香翻訳・編集．眼形成手術カラーアトラス．エルゼビア・ジャパン；2008．pp.23-25．
2) 松村理世．野田実香編・著．外来処置・小手術で求められる手技のコツとこだわり．メディカ出版；2023．pp.102-106．
3) 倉員敏明．点眼麻酔，浸潤麻酔，伝達麻酔．江口秀一郎編集．眼科外来処置・小手術クローズアップ．メジカルビュー社；2014．pp.56-61．

3.2 睫毛内反症手術（Hotz変法）

はじめに

睫毛内反症に対するHotz変法は，瞼板と皮下組織を縫合し瘢痕化させることにより睫毛を外反させる術式で，症例によって余剰皮膚や眼輪筋切除を併用する．

Lower eyelid retractors（以下，LER）の瞼板からの剥離を併用することで下眼瞼後葉が挙上し，再発防止に有効である．

手術の適応

睫毛内反症は，LERの皮膚穿通枝の未発達により生じるとされている．内反した睫毛が角膜に接触することにより充血，流涙や角結膜障害，それによる疼痛や異物感など様々な症状が生じる．重症の場合は角膜不正乱視の要因となる場合がある．特に小児の視力発達障害を認める場合に疑うべき疾患の一つであり，放置するとそのまま弱視になる症例もある．

埋没法は通糸で皺を作ることにより睫毛を外反させる術式である．通常，埋没法は切開法と比較し術後の腫脹や瘢痕が少ないが再発率が高い．好発年齢が小児期である睫毛内反症は全身麻酔での手術が多く，なるべく再発率の少ない術式を選択する必要があることから，切開法のほうが望ましい．切開法では術直後の皺や創部瘢痕が目立ち，見た目が気になるデメリットがあるが，創部瘢痕は術後数カ月で目立たなくなるため，長期的にみると有用な術式である．

内眼角贅皮による内反症を認める症例では，適宜内眼角形成（Z形成，内田法など）を追加する．

手術の実際 〔動画〕

睫毛内反症手術（Hotz変法）

睫毛下2, 3 mm下方に切開デザインをする．メスで皮膚切開を行った後，スプリング剪刀で皮膚，眼輪筋まで切開する．尾側の皮膚，眼輪筋を釣針鈎にて牽引する．さらに剥離を進めて，瞼板下縁を露出する．このときにLERを瞼板より切離すると，後葉を下方に下げる力が少なくなり再発が減る．切開線下の眼輪筋および線維性脂肪組織のボリュームが多い場合は適宜トリミングを行う．

瞼板と皮下組織を7-0モノフィラメント糸で縫縮する．縫縮後，皮膚が前方に乗り上げ，睫毛が眼球側に傾く場合は余剰皮膚を切除する．皮膚縫合は7-0モノフィラメント糸で行うが，抜糸困難な小児の症例では吸収糸を用いる．

1. 切開デザインと局所麻酔

睫毛下2,3 mmくらいの位置に皮膚切開線をデザインする．局所麻酔のリドカイン塩酸塩・アドレナリン注射剤（エピレナミン含有キシロカイン®注射液2%）は30 G針を用いて行う（図1）．

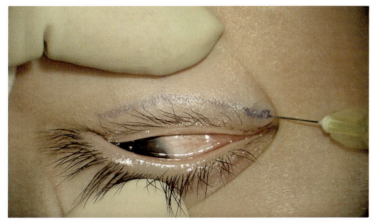

図1　切開デザインと局所麻酔

2. 切開

15番メスで皮膚切開を行う．切開ラインが見えるように，かつテンションをかけながら切開していく（図2a）．

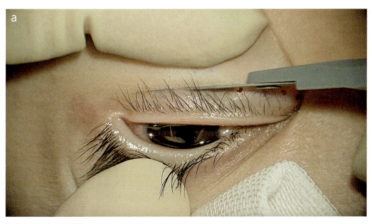

図2a　皮膚切開

切開ラインからメスが離れないように注意する（図2b）．

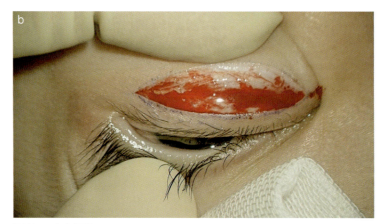

図2b　皮膚切開

3．釣針鉤で牽引

下眼瞼の皮膚，眼輪筋を釣針鉤で牽引し，術野を確保する（図3）．

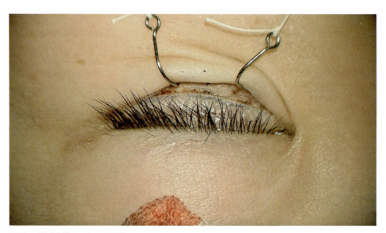

図3　釣針鉤による牽引

4．睫毛側への剥離

睫毛側へ眼輪筋下を剥離し，瞼板を露出する（図4a）．瞼板上には血管があり，必ず凝固してから剥離を行う．その後，瞼板を露出する（図4b）．

5．LERの切離（図5）

LERを瞼板より切離する．LERの切離を行うことで術後再発予防となる．

3.2 睫毛内反症手術（Hotz変法）

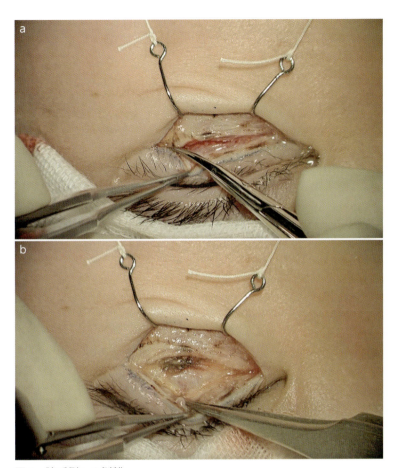

図4 睫毛側への剥離

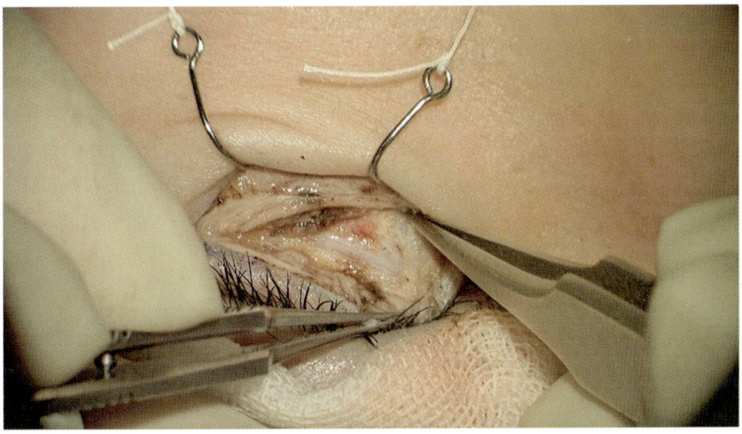

図5 LERの切離

6. 瞼板，皮下組織へ通糸を行う

7-0モノフィラメント糸にて瞼板と皮下組織に通糸を行う（図6a）．このとき，瞼結膜を貫通しない程度にしっかり瞼板に通糸を行う（図6b）．

81

第3章 眼瞼

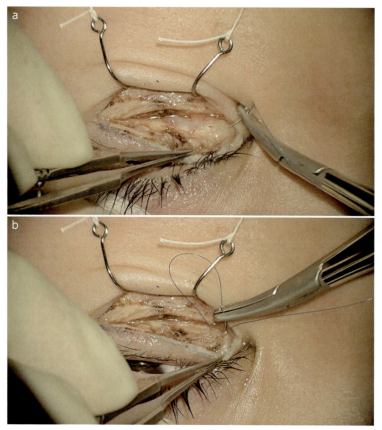

図6 瞼板,皮下組織への通糸

7. 睫毛を外反させる

　外反の程度をみながら5,6針程度縫合する(図7).術後の戻りを考慮し,やや外反する程度が理想である.

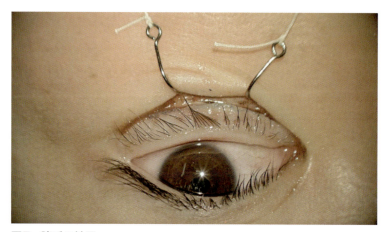

図7 睫毛の外反

8. 皮膚縫合

　抜糸が困難な小児であれば7-0吸収糸，それ以外は7-0モノフィラメント糸で皮膚縫合を行う．このとき，瞼板上組織を拾いながら皮膚縫合を行うと（図8a）皮膚の乗り上げ防止および深い溝を形成することができる（図8b）．

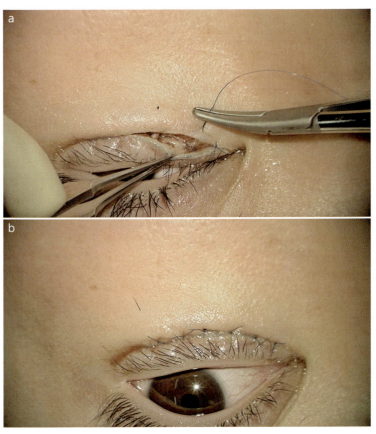

図8　皮膚縫合

コツとポイント

　Hotz変法を併用することで再発防止になる手技として，以下の3つが挙げられる．
①LERの瞼板からの剥離
②切開ラインから下（足側）の皮膚・眼輪筋切除
③切開ラインから上（頭側）の皮下眼輪筋・線維性脂肪組織の切除

　いずれも併用するか，このうち1つ，2つを併用するかは症例の睫毛内反の程度によって決定するとよい．

（奥　拓明）

3.3 眼瞼内反症手術（Jones変法）

はじめに

Jones変法は，眼瞼内反症に対してlower eyelid retractors（LER）を結膜側および眼窩隔膜側両面から剝離，露出し前転する術式である．

手術の適応

眼瞼内反症は下眼瞼縁が瞼板ごと眼球側に回旋し，睫毛も眼表面側へ向いている状態である（図1）．そのため睫毛の角結膜への接触が生じ，視力障害，羞明，異物感，流涙などの症状を生じる．下眼瞼を用手的に下方に牽引すると眼瞼内反は改善するが，瞬目で容易に再発するため症状改善には手術が必要である．

眼瞼内反症の原因の大半は加齢である．LERが瞼板を下方へ牽引する力が弱まることで垂直方向の弛緩が生じる（図2）[1]．また，同時に瞼板を水平方向に牽引していた皮膚，瞼板，内眥靱帯や外眥靱帯の弛緩が同時に生じている症例も認める[2]．

眼瞼内反の鑑別診断としては以下の2つが挙げられる．

①睫毛内反症：若年に多い．余剰な眼瞼前葉や内眼角贅皮により眼球側へ押し出された睫毛が眼表面に接している状態[3]．
②睫毛乱生：眼瞼の回旋や余剰皮膚による睫毛偏位もないが睫毛の生える向きが眼表面側に向かっているため眼表面に接触している状態．

上記疾患では手術方法が異なるため，正確な鑑別が必要になる．

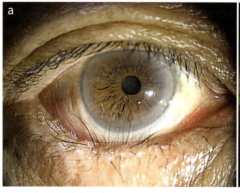 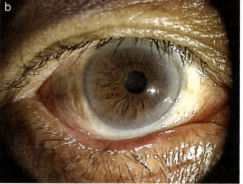

図1　右下眼瞼内反症
a：術前．下眼瞼瞼板が眼球側に回旋している．
b：術後3カ月．下眼瞼は回旋せず，睫毛は外を向いている．

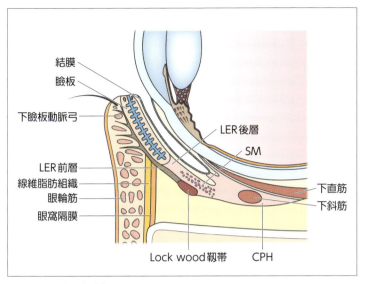

図2　下眼瞼の解剖
(渡辺彰英．眼科領域のアンチエイジング最前線．形成外科 2018；61(3)：267-279[1]．より引用)

手術の実際（動画）

1. マーキング

下眼瞼を軽く下方に引き，瞼板を正確な位置に戻す．睫毛下から3mm程度下でマーキングする（図3a）．

眼瞼内反症手術（Jones変法）

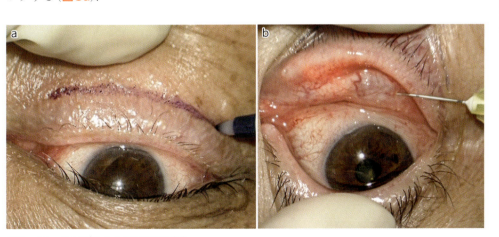

図3　マーキング(a)と局所麻酔(b)

2. 局所麻酔

局所麻酔は下眼瞼翻転して結膜円蓋部と皮膚側より眼輪筋下に投与する（図3b）．

3. 皮膚切開

痛みがないことを確認して，メスでマーキングに沿って皮膚を切開する（図4）．
＊右利きの場合は左手で創を上下かつ左に引き，右手のメスを持っていない第4～5指で右に引くと全方向に皮膚にテンションがかかり，きれいに切開できる．

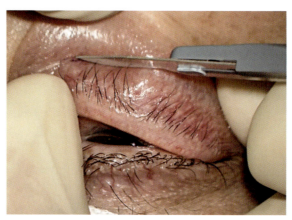

図4　皮膚の切開

4. 瞼板露出

切開部位にガーゼを当て，ずらして出血点を見つけながらバイポーラで止血する（図5a）．
皮下の眼輪筋は出血しやすいのでバイポーラで止血してから切開して瞼板の露出を目指す．瞼板が露出したら皮膚切開した幅まで露出を進める．
創が見えにくい場合は釣り針で皮膚を牽引すると操作が容易になる（図5b）．

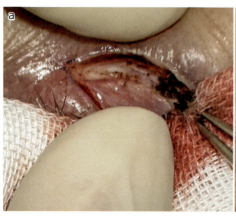 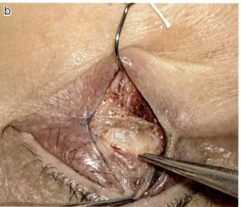

図5　瞼板露出
a：バイポーラで止血
b：釣り針で牽引

5. LERと結膜の剥離

鑷子でLERを持ち上げ，スプリング剪刀で結膜からLERを鈍的に剥離していく．この時，剪刀の刃先を少し広げて削ぐように剥離すると出血しにくい（図6a）．

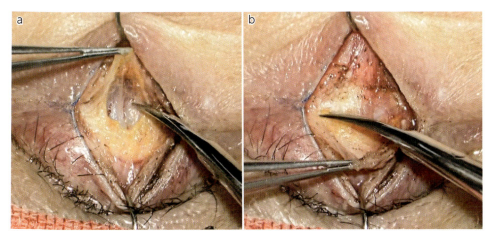

図6 LERの剥離
a：LERと結膜の剥離
b：LER前層の露出

6. LER前層の露出

LERの先端を持ち上げ，術者側に牽引する．
眼窩隔膜を皮膚切開と平行に切開し，LER前層を露出させる（図6b）．

7. 瞼板とLERの固定

LERのみとなったら前転して瞼板に6-0ナイロン糸で瞳孔ライン上に1カ所固定する（図7a）．

固定後，瞼板が正常な位置に戻り，瞬目でも内反しないことを確認できたら内側と外側の2カ所も固定する．

＊固定後外反していないか確認をする．特に鼻側で外反しやすいため注意する．

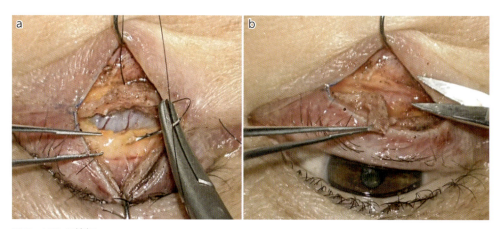

図7 LERの前転
a：瞼板とLERの固定
b：LERが余った場合の焼灼後切除

前転後LERが余っている場合はバイポーラで焼灼後切除する（図7b）.
LERの先端と瞼縁側の眼輪筋を7-0アスフレックスで縫合する.

8. 皮膚縫合

7-0アスフレックスで皮膚同士縫合する（図8）.

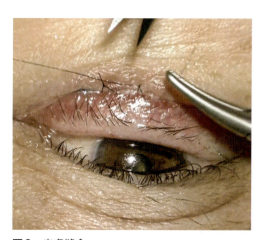

図8 皮膚縫合

コツとポイント

Jones変法において，LERをどの程度前転するかが再発防止に重要であり，下眼瞼下垂や外反を生じないギリギリの前転量が望ましい.

強い下眼瞼弛緩があれば再発や術後外反を生じやすいため，外眥固定やLateral Tarsal Strip（LTS）を追加する.

（城野美保）

文献

1) 渡辺彰英. 眼科領域のアンチエイジング最前線. 形成外科 2018；61（3）：267-279.
2) 豊野哲也. 高齢者の内反症—退行性下眼瞼内反症の診断と治療. あたらしい眼科 2022；39（10）：1311-1316.
3) 木下 茂・監修，渡辺彰英ほか・編. 眼瞼内反症手術（Jones変法：Kakizaki法）. 顕微鏡下眼形成手術. メジカルビュー社；2013. pp.48-55.

3.4 眼瞼挙筋群短縮術

はじめに

眼瞼下垂症に対し挙筋腱膜とMüller筋の両者を前転して眼瞼を挙上させる，挙筋腱膜＋Müller筋前転術（以下，挙筋群短縮術）では，結膜からMüller筋を剥離する操作を，出血をおさえてスムーズに行えることが重要なポイントとなる．

手術の適応

一般的に眼瞼下垂は加齢やハードコンタクトレンズの長期使用などにより生じる場合が多いが，これらの眼瞼下垂では眼瞼挙筋の働き自体は保たれているにもかかわらず，挙筋群に変性・線維化・萎縮などを生じ，挙筋腱膜が本来付着している瞼板から離れ，後方に偏位している．

眼瞼下垂症に対する手術には様々な術式があり，上眼瞼挙筋腱膜単独での前転術やMüller筋を瞼板にタッキングするMüller筋タッキング，さらに挙筋腱膜とMüller筋の両者を前転する挙筋群短縮術などがある．どのような患者にどの術式を適応するかは術者によって幅があり，いまだ議論の尽きないテーマであるが，挙筋群短縮術は他の術式と比較して最も適応の幅が広く，高度の眼瞼下垂や挙筋機能の比較的弱い患者にも対応できるため，眼瞼下垂手術を行うすべての術者が習得しておくべき術式といえる（図1）．

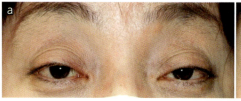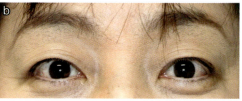

図1　眼瞼下垂症に対し挙筋群短縮術を施行した症例
a：術前
b：術後1カ月

眼瞼挙筋群短縮術

手術の実際（動画）

1. 予定切開線のデザイン

予定切開線は，眼瞼中央において瞼縁から7〜8 mm程度の高さを基準にデザインすることが多いが，余剰皮膚やもともとある重瞼の高さなども考慮して決める．皮膚のたわみ

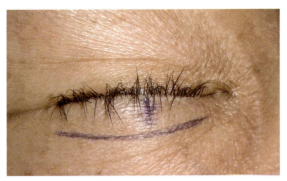

図2　予定切開線のデザイン (surgeon's view)

を軽く伸ばした状態で皮下の眼輪筋の走行をイメージしながらデザインする．予定切開線の高さにより術後の重瞼幅が変わるため，重瞼幅については事前に患者と十分に相談しておく．

　また，筆者は開瞼時の第一眼位における瞳孔直上にも印を付けておくことで，瞼板へ挙筋群を固定する際に瞳孔中心の位置を確認できるようにしている（図2）．

2. 麻酔

　挙筋群短縮術の際は，麻酔はリドカイン塩酸塩・アドレナリン注射剤（エピレナミン含有キシロカイン®注射液0.5％）を用いて，結膜側と皮膚側の両方に行う．

　結膜下麻酔は上眼瞼を翻転して行うが，患者に下方視を促すと翻転しやすくなる．麻酔薬は瞼板の幅が狭い鼻側から順に結膜直下へ数カ所刺入する．ここで結膜とMüller筋の間に麻酔薬を注入し層間分離を十分に行っておくと，のちに結膜からMüller筋を剥離する操作が容易になる．このとき結膜下に出血を生じると，Müller筋と結膜間の剥離操作が困難になるため，できるだけ血管を避けて刺入する．

　皮膚側の麻酔は耳側から行い，刺入する深さは眼輪筋と眼窩隔膜の間を意識して，予定切開線から頭側に向けて刺入する（詳細は第3章3.1「眼瞼の麻酔」の項を参照）．

3. 皮膚切開

　皮膚切開の際は，まず予定切開線の周囲を水平方向および垂直方向に，指をうまく用いて均等にテンションをかけた状態で固定する（図3a）．不均等なテンションは，切開線がデザインからずれたり弁状創（削ぎ切り）の原因となるため，切開線に対して均一にテンションをかけることが重要である．固定の方法は術者によって様々であるが，筆者は示指と中指で予定切開線を挟むように押さえ，また，メスを持つほうの薬指で耳側にテンションをかけながら切開を行っている．創部の上下での固定は，創部に対する駆血効果も同時に得られるため，皮膚切開後の出血をある程度コントロールできるという利点もある（図3b）．

　眼瞼皮膚は薄く，その下の眼輪筋の厚さにも個人差があるため，切開時に深く切り込む

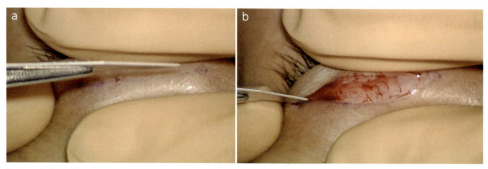

図3 皮膚切開
a：切開する前に予定切開線の周囲へ均等にテンションをかけて固定する．
b：メスの腹で引き切りをする．

と瞼板まで到達する場合がある．そのため眼瞼手術に慣れていない術者は，一回で深く切り込もうとせずに創部の深さを確認しながら数回に分けて切開を進めるほうがより安全といえる．メスによる切開では，眼輪筋の下で縦方向に走行する三叉神経が見える深さまで切開を進める．

4. 皮膚切開後の止血操作

皮膚切開後，瞼板を露出するまでの操作において出血しやすい部位は，①皮膚切開後の眼輪筋，②三叉神経の伴走血管，③瞼板上縁を走行する辺縁動脈弓（peripheral arcade）である．皮膚切開後には必ず眼輪筋からの出血があり，また，眼窩隔膜上まで切開が進むと三叉神経の伴走血管が現れるので，必要に応じてこれらの血管を焼灼し，出血を止めながら展開を進める．瞼板に近づくにつれて瞼板上縁に横向きに走行する辺縁動脈弓が現れる．辺縁動脈弓は瞼板上縁付近のメルクマールとなるが，切ると出血の勢いも大きく，また，眼瞼への栄養を司る主要な血管であるため，なるべく傷つけないように注意する．

これらの出血に対する止血操作のポイントは，出血部を押さえたガーゼを創部の端から少しずつずらしながら出血点を確認すること，そして，見つけた出血点をピンポイントで止血することである（図4）．出血点を同定せず，やみくもに止血すると，結果的に必要以上に組織を焼灼してしまうため，組織本来の色調がわかりづらくなり解剖の把握が困難になる．また，明らかに血管が走行している部位を切開する場合には，あらかじめ血管を処理してから切開・剥離を進めることも重要である．

5. 瞼板の露出

瞼板まで展開を進める際には，前述の止血操作に加えて，鑷子や指で組織に牽引をかけて術野を広く保つことにより，効率よく展開を進めることができる（図5a）．瞼板の深さに到達し，瞼板前面を露出できた段階で，中村氏釣針型開創鈎（以下，釣針）を用いて術野を4方向にかける（図5b）．釣針は2個で上下に広げる方法もあるが，眼瞼手術に習熟するまでは横方向にも十分に術野を広げ，組織の解剖学的位置を把握した状態で手術を進

3.4 眼瞼挙筋群短縮術

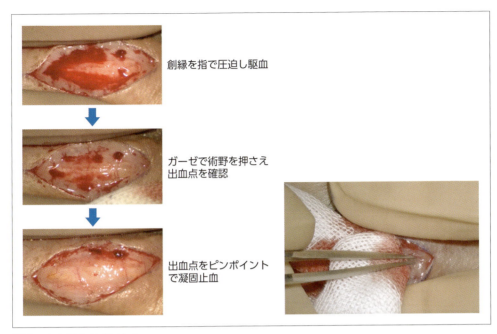

図4 止血操作のポイント

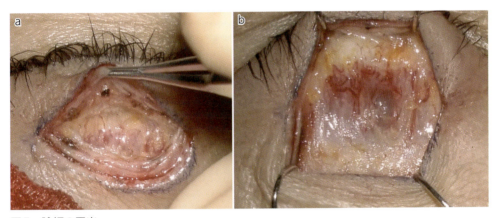

図5 瞼板の露出
a：鑷子を持つ手の薬指で術野頭側の皮膚を頭側へ牽引し，術野を広く保つ．
b：瞼板が露出できたら，術野に釣針をかける．

めることができるという点で，4方向に釣針をかけることをお勧めしている．

6. 挙筋群の剝離

1) 結膜とMüller筋間の剝離

結膜からMüller筋を剝離する操作は，実際には瞼板上縁で水平方向にMüller筋を切離する操作と，瞼板上縁から頭側に向けてMüller筋を剝離する操作に分かれる．瞼板上縁付近には辺縁動脈弓が水平方向に走行しているため，この血管に注意しながらMüller筋

93

第3章 眼瞼

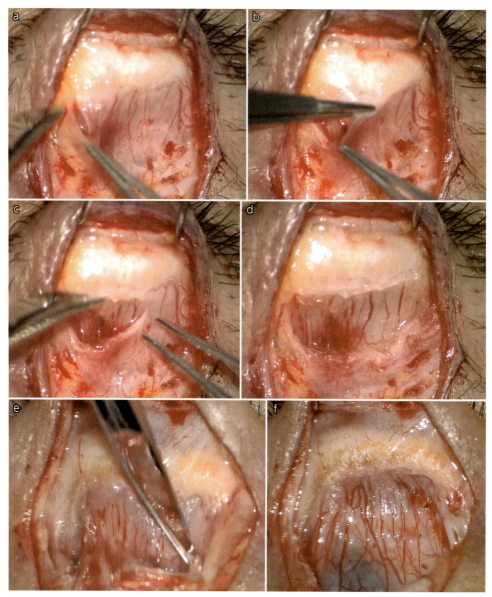

図6　結膜とMüller筋間の剝離

を1カ所小さく切開し（図6a），スプリング剪刀の先端で鈍的に結膜層まで剝離を進め，結膜層に到達後そこから水平方向にもスプリング剪刀での鈍的剝離とMüller筋の焼灼および切離を繰り返していく（図6b, c）．瞼板上縁でMüller筋が切離できたら（図6d），Müller筋を手前（頭側方向）に牽引し，結膜との間に突っ張った組織にスプリング剪刀を少し開いた状態で軽く押し当て，Müller筋を削ぐように頭側方向へ剝離していく（図6e, f）．この操作の際はあらかじめ挙筋腱膜とMüller筋に制御糸をかけて牽引すると，操作がより容易になる．

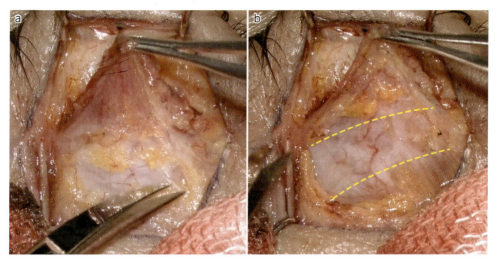

図7 挙筋腱膜前面の剥離
眼窩隔膜を切開して挙筋腱膜を露出していくと(a), 挙筋腱膜の前面にホワイトラインが確認できる(黄色点線部分, b).

2) 挙筋腱膜前面の剥離

結膜からMüller筋が十分頭側まで剥離できたら, 次に挙筋腱膜前面を露出する操作に移る.

挙筋腱膜前面を露出する際には, それまで頭側に牽引していた挙筋腱膜を尾側に牽引し, 表面の眼窩隔膜に対して切開を進めていく(図7a). 切開を進めると表面が滑らかで光沢のある挙筋腱膜の前面が現れる(図7b).

7. 挙筋群の前転

挙筋腱膜の前面がしっかりと剥離できた状態になると, 「ホワイトライン」と呼ばれる白い帯状の組織が前面に確認できる. ホワイトラインは眼窩隔膜と挙筋腱膜との合流部であり, 正常解剖において瞼板上縁付近に位置する組織である. 眼瞼下垂を生じている眼瞼では, 挙筋群の後退に伴いホワイトラインも頭側へ偏位した状態となる. このことから, 後退した挙筋群を前転する際には, ホワイトラインの位置を解剖学的に正常な位置へ戻すことを基準として前転を行う. 具体的にはホワイトラインが瞼板上縁付近に位置するよう, ホワイトラインの下端あたりで挙筋腱膜とMüller筋の両者を通糸し, 瞼板前面に固定する(図8a〜c). 固定する糸は6-0の非吸収糸を用いる. 固定の数は術者や症例によって異なるが, 1点や2点など数が少なくなるほど瞼縁のカーブが急峻になりやすいため, 眼瞼手術に習熟するまでは基本的に3点で行うことをお勧めしている.

固定後に開瞼状態を確認し, 十分な開瞼や自然な瞼縁のカーブが得られていない場合, もしくは左右差がある場合には, 固定位置を調整する. 解剖学的に正しい位置に前転しても, 挙筋群の組織自体に変性や線維化を生じている場合は十分な開瞼を得られないことがあり, その場合はホワイトラインの中腹や上端に固定し直す場合もある. ただし, ホワイ

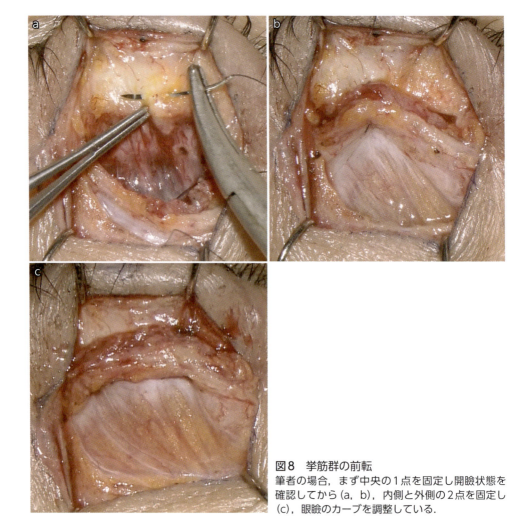

図8 挙筋群の前転
筆者の場合，まず中央の1点を固定し開瞼状態を確認してから（a，b），内側と外側の2点を固定し（c），眼瞼のカーブを調整している．

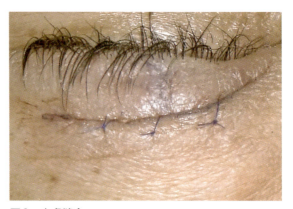

図9 皮膚縫合

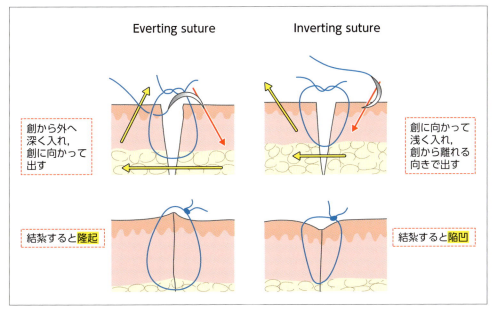

図10 Everting suture と Inverting suture

トラインを越えて固定位置を頭側に調整するほど，兎眼が生じる危険性も高まるため，挙筋機能が悪い症例では無理に大量前転せず，前頭筋吊り上げ術への変更も検討する．

8. 重瞼作成

挙筋腱膜の断端組織と瞼縁側創部の皮下組織を通糸し，縫合して重瞼を作成する．重瞼作成の縫合は結紮の強さにより睫毛の立ち具合が変わるため，睫毛の立ち具合を見ながら鼻側・中央・耳側の3針で行う．糸は皮膚縫合と同様7-0の非吸収糸を用いる．

9. 皮膚縫合

皮膚縫合は創縁が軽く合わさる程度で行う．縫合部が術後の重瞼となるように，創部が凹となる inverting suture を行う（図9）．図10に皮膚縫合の種類を示す．

コツとポイント

挙筋群短縮術では，結膜とMüller筋間の剥離をスムーズに行うことが最も重要なポイントである．

釣針フックや制御糸などで創を展開し，組織のテンションをかけることで，結膜とMüller筋の剥離をしやすくするとよい．

（米田亜規子）

第3章　眼瞼

3.5　眼瞼挙筋腱膜前転術

はじめに

　眼瞼挙筋腱膜前転術（以下，挙筋腱膜前転術）は，Müller筋と結膜間の剝離を行わず，挙筋腱膜（aponeurosis）とMüller筋の間を剝離する術式である．挙筋機能が良好で，初回手術であれば比較的本手術を施行しやすいが，挙筋機能の弱い症例や，Müller筋と挙筋腱膜間の脂肪変性が強い症例では十分な開瞼が得られないことがありうる．術中に挙筋腱膜の前転では挙上が不十分な場合に，結膜とMüller筋間を剝離する挙筋群短縮術へコンバートできる技量を身に付けていることが求められる．

手術の適応

　眼瞼下垂手術には多くの術式があるが，術式は挙筋機能がどの程度あるかどうかで適応が異なる．加齢やコンタクトレンズ長期装用，内眼手術が原因である後天性の眼瞼下垂で挙筋機能が良好であれば，挙筋腱膜前転術が選択されることが多く，挙筋機能が弱い場合や挙筋腱膜のみでは十分な前転が得られない場合は挙筋群短縮術（挙筋腱膜＋Müller筋の短縮）が選択されることが多い．

　挙筋腱膜前転術は，挙筋機能が比較的良好な眼瞼下垂に適応されるが，挙筋機能が悪い症例では挙筋腱膜の前転量が多くなり，兎眼，閉瞼不全やそれらによる角膜上皮障害の原因となるため，術前の挙筋機能が8 mm以上の症例に適応するのがよい．挙筋機能が6〜7 mm程度，またはそれ以下の眼瞼下垂に対しては，挙筋群短縮術のほうが確実であるが，挙筋腱膜前転術を適応した場合でも，術中の挙筋の伸縮が十分であれば良好な結果が得られるが，術中に挙上が不十分な場合はMüller筋と結膜間を剝離して，挙筋群短縮術にコンバートできるようにしておかなくてはならない．また，再手術症例の場合は，挙筋腱膜とMüller筋の同時前転でなければ過去の手術による瘢痕を外して挙筋群を露出することが難しいことも多く，挙筋腱膜前転術の適応とはなりにくい．

手術の実際

1.　使用器具

　眼瞼の手術ではNo.15 Cのメスが小ぶりで最も使いやすい．局所麻酔は30 Gの針を用いて2.5 mLのシリンジを使用する．鑷子および剪刀類は，スプリング剪刀，カストロヴィエホ氏縫合鑷子などの有鈎鑷子類，カストロヴィエホ氏持針器を用いている．創の展開の際

表1　挙筋腱膜前転術の流れ

- デザイン，局所麻酔
- 皮膚切開，止血
- 瞼板の露出
- 挙筋腱膜とMüller筋間の剝離
- 眼窩隔膜切開
- 挙筋腱膜の前転，瞼板への固定
- 術中定量
- 余剰の挙筋腱膜切除，重瞼形成
- 皮膚縫合

にあると便利なのは中村式釣り針フックで，シルク糸を釣り針につけてモスキート鉗子などシーツに固定し，創を愛護的に展開できる．バイポーラは必ず鑷子型バイポーラを用いる．

2. 挙筋腱膜前転術の実際（動画1）

動画1
眼瞼挙筋腱膜前転術

挙筋腱膜前転術の流れを表1に示す．

重瞼線に沿ったデザイン，結膜下注射，皮膚側からの眼輪筋下麻酔を行う．結膜側に注入するリドカイン塩酸塩（キシロカイン®）は，エピネフリン無添加のものが望ましい．エピネフリン入りではMüller筋を収縮させ，術中定量が術後低矯正となる可能性がある．

15Cの円刃刀を用いて皮膚切開をする．左右の指を用いて皮膚のテンションをかけて切開することがポイントである．止血の際には，左手の指を使ってうまく創を上下で開きながら，傍らにガーゼを置いて出血点から少しずつずらしながら止血するとよい．バイポーラの先は少し開いたままで出血点の上に置くようにすると止血しやすい（図1）．

瞼板の露出は，有鉤鑷子で瞼縁側の眼輪筋を把持し，天井方向へ引き上げ，左手の薬指で創の頭側を引くようにテンションをかけて，スプリング剪刀を用いて，瞼板方向に切開するのがポイントである（図2）．また，瞼板鼻側は瞼板上に脂肪沈着が多く，血管も豊富であるため，露出するのがやや難しい症例もあるが，瞼板の中央部から瞼板表面に沿って，血管を含む組織をバイポーラを用いて焼灼しては切開するという動作を繰り返し，瞼板鼻側もきちんと露出することがポイントである．

次に釣り針フックを用いて創を上下に展開し，瞼板やや頭側の挙筋腱膜を天井方向かつ手前に引きながら挙筋腱膜とMüller筋の間のpost aponeurotic spaceを作り，挙筋腱膜の裏面とMüller筋の間を切開する（図3）．挙筋腱膜裏面は白くつるっとした色であり，Müller筋はピンク色であり，色の違いからも組織を見極めることができるが，しばしば挙筋腱膜の裏面とMüller筋間に脂肪沈着が多く，挙筋腱膜の表面の白い線維性のしっかりした組織が破綻しているような症例がある．このような場合は，挙筋腱膜のみを剝離することができないため，Müller筋と結膜間を剝離し，挙筋腱膜とMüller筋の両方を短縮する術式にコンバートする必要がある．

裏面の剝離の後，挙筋腱膜の先端を下方へ引き，光沢のある挙筋腱膜表面が出てくるまで眼窩隔膜を横方向へ切開する（図4）．

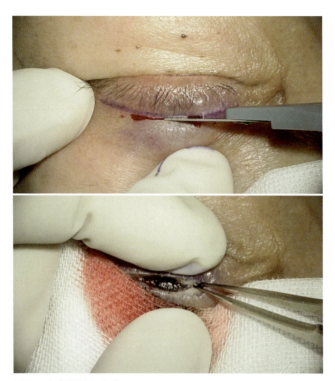

図1 皮膚切開と止血

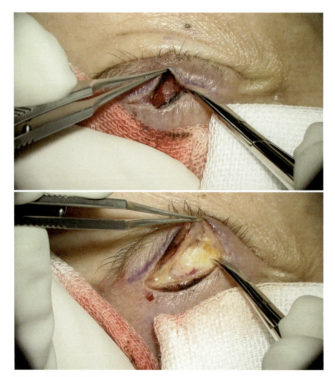

図2 瞼板の露出

3.5 眼瞼挙筋腱膜前転術

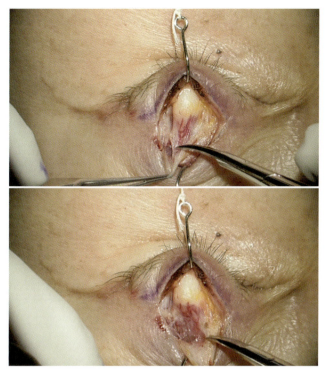

図3 挙筋腱膜とMüller筋間の剥離

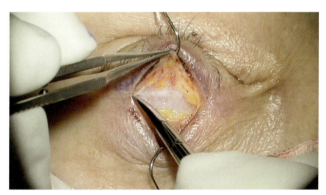

図4 眼窩隔膜の切開

101

第3章　眼瞼

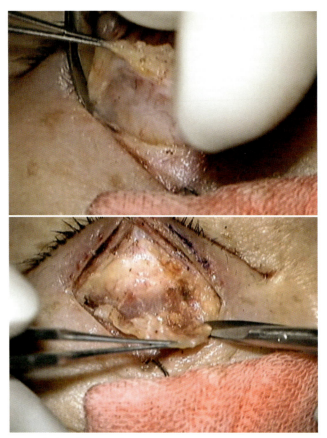

図5　挙筋腱膜の縦方向の減張切開

　ここから挙筋腱膜の前転固定を行うが，腱膜上にある横方向や斜め方向に走っている線維性の組織やLPTL（lower-positioned transverse ligament）が挙筋腱膜を眼球方向へ押しつけているような場合は，挙筋腱膜の伸展の妨げになるため切離しておく．また，適切な開瞼を得るために挙筋腱膜前転量がある程度見込まれる場合は，挙筋腱膜の耳側もしくは耳側と鼻側を縦方向に減張切開し，挙筋腱膜の伸展を良くするとともに，挙筋腱膜前転に伴い眼瞼が眼球を圧迫するようなタイトな眼瞼になることを予防する（図5，動画2）．筆者はほとんどの症例で耳側挙筋腱膜（lateral horn）の縦方向の減張切開を行っている．

動画2
挙筋腱膜減張
切開

　眼窩隔膜が翻転する部位から上流の白いエリアに6-0ナイロン糸を通し，挙筋腱膜を瞳孔上の瞼板上1/3の部位に留める（図6）．両側同時手術の場合は両側に1糸ずつ固定してから挙上の程度を比較する（図7）．術中定量は，瞳孔上縁より上，角膜輪部より1～2 mm下が基本であるが，片側の状態や患者の希望に応じて挙上量はあらかじめ決めておく．挙上が足りなければ前転量を増やし，過剰であれば減らす．瞼縁の形，カーブがよければ鼻側，耳側にも通糸し，3点固定とする（図8）．3点固定の後，挙上量，瞼縁のカーブを確認する．過不足や変形があれば瞼板の固定位置を適宜変更する．

3.5 眼瞼挙筋腱膜前転術

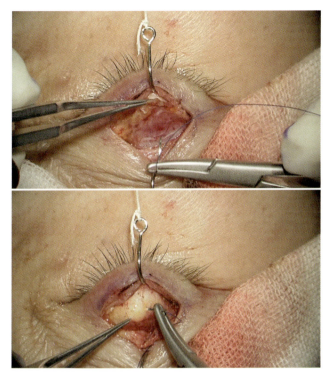

図6 挙筋腱膜の瞼板への前転固定

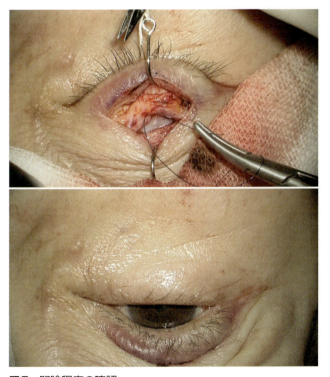

図7 開瞼程度の確認

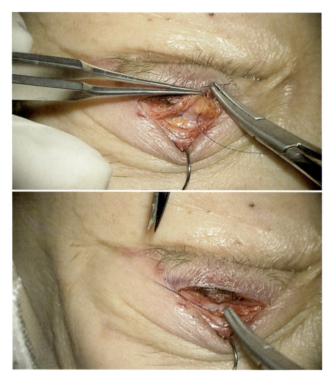

図8 鼻側,耳側の瞼板にも固定

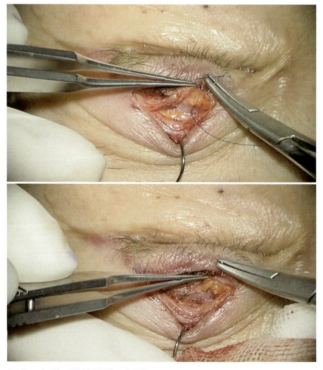

図9 余剰の挙筋腱膜の切除

3.5 眼瞼挙筋腱膜前転術

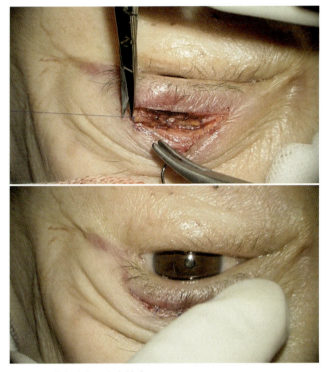

図10　重瞼形成と皮膚縫合

　両側手術の術中定量で重要なことは，必ず1糸ずつまたは3糸ずつ，両側とも同じ固定数にしたうえで開瞼程度を比較することである．

　定量が決定したら余剰の挙筋腱膜を切除する（図9）．重瞼形成のため，挙筋腱膜の先端と眼輪筋を7-0ナイロン糸で3〜4点通糸固定する．

　皮膚を7-0ナイロン糸で縫合し手術を終了する（図10）．

コツとポイント

　挙筋腱膜前転術では，挙筋腱膜の線維性組織である，白いwhite areaがどれくらいしっかりと存在しているのか，挙筋機能が十分にあるのかが術後の開瞼程度を左右するため，術前の手術適応の判断と，術中に挙筋群短縮術にコンバートできる技量も必要である．

　挙筋腱膜の縦方向の減張切開（特に耳側）は，タイトな眼瞼になることを予防するのに有効である．

　両側手術例では，必ず左右とも同じ糸の固定数で術中の開瞼程度を評価することが重要である．

〔渡辺彰英〕

3.6 余剰皮膚切除　睫毛上皮膚切除術

はじめに

開瞼は良好であるが，瞼縁を越えて下垂した皮膚が原因で視野狭窄をきたすのが上眼瞼皮膚弛緩症であり，余剰皮膚切除術が適応になる．眼瞼下垂の程度分類に用いる，角膜反射（瞳孔中央）と上眼瞼縁の距離であるMRD（Margin Reflex Distance）-1が低く，さらに皮膚弛緩を認める場合は挙筋（群）前転術と余剰皮膚切除術を同時に行う場合もある．

手術の適応

余剰皮膚切除術には睫毛上皮膚切除と眉毛下皮膚切除の2つのアプローチ方法がある．睫毛上皮膚切除術は，皮膚切開の高さにより重瞼線の位置をある程度調整できるが，基本的に術後二重瞼になる．そのため，術後の整容面での変化などを術前に説明しておく必要がある．

一方，次項で述べる眉毛下皮膚切除術は眼瞼に厚みのある症例，または重瞼線を変更したくない症例に良い適応である．いずれの術式でも皮膚切除の幅が大きすぎると兎眼のリスクが高まるため，過剰な皮膚切除は控えるほうがよい．

術式の実際

切開線のデザイン後，局所麻酔を行う．その後デザインに沿って15番メスで皮膚切開を行う．皮膚，眼輪筋を切除後，止血を行う．眼窩脂肪除去を併用する場合は，眼窩隔膜を切開後，central fat pad，medial fat padいずれかまたは両方の余剰眼窩脂肪を必要に応じて切除する．止血を確認できたら重瞼形成を行うが，眼窩隔膜を切開しaponeurosisの先端を重瞼下の眼輪筋と縫合する，または重瞼下の組織（眼窩隔膜またはaponeurosis）を拾いながら皮膚縫合をすることで重瞼形成する．重瞼形成は，眼瞼の幅に沿った範囲のみで形成する．スティーブンス・ジョンソン症候群（Stevens-Johnson syndrome：SJS）など重篤な内反症に対しては，瞼板前面まで露出し，皮下組織と縫合を行う重瞼形成や，lid splittingを併用する．

1. 通常の余剰皮膚切除術（動画）

1) 皮膚切開線のデザイン（図1）

重瞼幅は患者の術後の整容的希望を確認し位置を決める．一般的に男性は3〜8 mm，女性では6〜10 mmの位置で重瞼ラインとすることが多い．切除量は弛緩している量に応

余剰皮膚切除
睫毛上皮膚切除術

3.6 余剰皮膚切除　睫毛上皮膚切除術

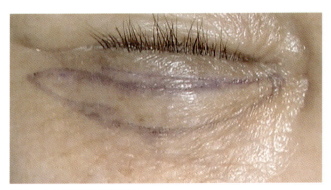

図1　皮膚切開線のデザイン
（以下，写真はsurgeon's view）

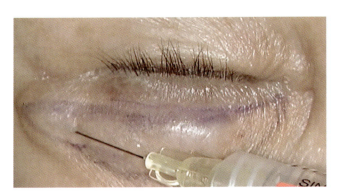

図2　局所麻酔

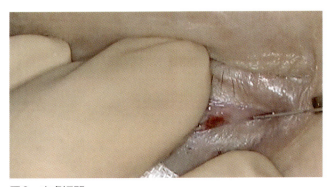

図3　皮膚切開

じて決定する．切除幅は通常pinch techniqueを用い，余剰皮膚をつまみ，睫毛，眉毛が動かずに測定できる最大幅に対し半分から2/3程度を切除する[1]．

2) 局所麻酔（図2）

30 G針で注射をする．切除予定の眼輪筋層まで広範囲にリドカイン塩酸塩・アドレナリン注射剤（エピレナミン含有キシロカイン®注射液2%）で麻酔する．

第3章　眼瞼

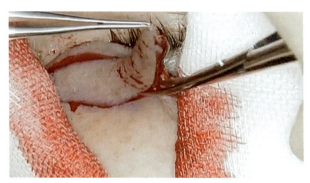

図4　皮膚，眼輪筋の切除

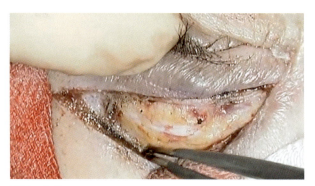

図5　止血

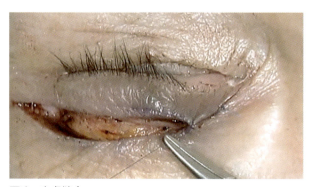

図6　皮膚縫合

3) 皮膚切開（図3）

15番メスで皮膚切開を行う．切開線にテンションをしっかりかけて切開ラインからずれないように注意する．出血して固定する指が滑る場合はガーゼ越しにテンションをかける．

4) 皮膚，眼輪筋の切除（図4）

有鈎鑷子で皮膚を把持し，眼輪筋層を確認しながら切除していく．出血が多いため，ガーゼで術野を確認しながら切除するとよい．

3.6 余剰皮膚切除　睫毛上皮膚切除術

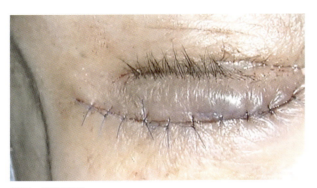

図7　術終了時

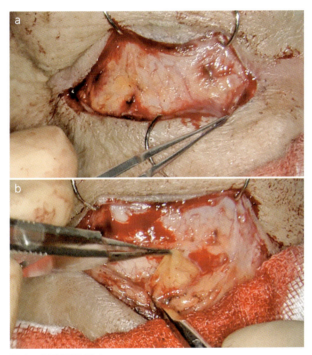

図8　眼窩脂肪除去
a：眼窩隔膜の切開
b：眼窩脂肪の除去

5) 止血（図5）

出血点を確認しながらバイポーラで止血する．

6) 皮膚縫合（図6）

7-0モノフィラメント糸で縫合する．重瞼作成のため，重瞼下組織を一部拾いながら縫合する．

7) 術終了時（図7）

術後創が離開しないように間隔を短く縫う．

109

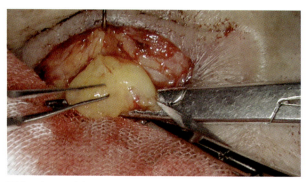

図9 Central fat padの切除

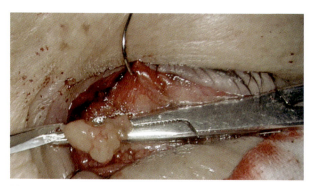

図10 Medial fat padの切除

2. 眼窩脂肪除去を併用する場合

1) 眼窩脂肪除去時の眼窩隔膜切開

眼窩脂肪が多い場合は眼窩隔膜を切開後（図8a），眼窩脂肪を除去する（図8b）．眼窩脂肪が多い場合は，眼窩隔膜を切開すると眼窩脂肪が溢れ出てくる．

2) central fat padからの眼窩脂肪の切除（図9）

Central fat padはやや黄色味のある脂肪である．眼窩内で出血することを防ぐため，鉗子でしっかり把持し，止血しながら切除する．

3) medial fat padからの眼窩脂肪の切除（図10）

Medial fat padはやや白色がかった色調の脂肪である．Central fat padと同様，鉗子でしっかり把持し，止血しながら切除する．

コツとポイント

重瞼切開からの余剰皮膚切除の際の重瞼形成には以下の3つの方法がある．
①眼窩隔膜の切開を行わずに皮膚縫合時に重瞼下組織（眼窩隔膜やaponeurosisの先端）を拾って縫合する．
②眼窩隔膜を切開し，aponeurosisの先端部と皮下眼輪筋を縫合して重瞼形成（最も深い重

瞼を作成できる）

③眼窩隔膜を切開し，aponeurosis の先端部を皮膚縫合時に拾って重瞼形成

　余剰皮膚切除と眼窩脂肪除去を併用する際には，眼窩隔膜の切開を伴うため，②または③の方法で重瞼形成を行う．

（奥　拓明）

文献
1）柿崎裕彦．眼形成外科―虎の巻―．メディカル葵出版；2009．p.122.

3.7 眉毛下皮膚切除術

はじめに

上眼瞼皮膚弛緩症に対する余剰皮膚切除術として，眉毛下で皮膚を切除する眉毛下皮膚切除術がある．術前診察時において，眉毛下あるいは瞼縁いずれからの皮膚切除がより良い適応かを適切に判断し，症例に応じた切除範囲のデザインを習得することが重要である．

手術の適応

眉毛下皮膚切除術では，眉毛下で厚みのある皮膚を切除し上眼瞼の皮膚を全体的に引き上げるため，目もとを比較的自然な印象にすることが可能である．もともと重瞼線がある症例では，同手術を行うことで術前の皮膚弛緩により隠されていた本来の重瞼が露出するため，自然な二重となる（図1）．また，重瞼線のない一重の症例で一重のまま皮膚切除を希望される場合も，本術式の適応となる（図2）．特に上眼瞼皮膚が分厚い症例では，予定

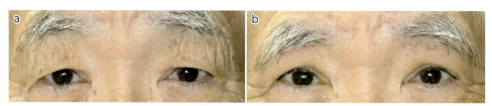

図1　術前から重瞼がある症例
a：術前
b：眉毛下皮膚切除術後
術前は皮膚弛緩により重瞼が隠されていたが，術後は眉毛代償も改善され，重瞼が見えるようになった．

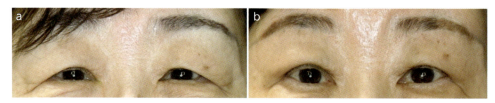

図2　重瞼幅の狭い症例
a：術前
b：眉毛下皮膚切除術後
重瞼幅は狭いが，皮膚切除に伴う重瞼作成は希望されない症例．外側で目立っていた皮膚弛緩が改善され，自然にリフトアップされた印象となる．

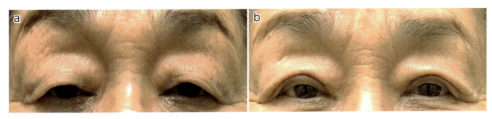

図3　一重で皮膚が比較的薄い症例
a：術前
b：瞼縁皮膚切除術後
瞼縁皮膚切除術により重瞼作成され二重瞼になった．皮膚が薄い症例でも，重瞼直上にやや厚めの皮膚が乗ることで少し腫れぼったい印象が残りやすい．

表1　眉毛下皮膚切除術と瞼縁皮膚切除術の比較

	瞼縁皮膚切除	眉毛下皮膚切除
重瞼	重瞼作成を併施したい症例	重瞼を新たに作りたくない症例 一重のままを希望する症例 （＝目元の印象をあまり変えたくない症例）
皮膚弛緩のパターン	問わない	外側の弛緩が目立つタイプはよい適応
皮膚の厚み	薄い症例	厚い・硬い症例
眼瞼下垂（MRD-1の低下）	挙筋短縮術などと併施できる	併施できない
眼窩脂肪の張り出し	眼窩脂肪の減量も併施できる	眼窩脂肪は減量できない
創部	重瞼に隠れる	眉毛下に露出
眉毛の濃さ	―	濃い場合は創部が目立ちにくい

　重瞼線から切開して皮膚切除を行う上眼瞼形成術（瞼縁皮膚切除術）を行うと，分厚い皮膚が重瞼直上に来てしまうため，術後腫脹が引いても瞼縁に腫れぼったい印象が残ることがある．このような症例では眉毛下で皮膚切除を行うと，より自然な仕上がりが期待できる．一方，本術式では眼窩脂肪の減量や重瞼作成，挙筋前転などは同一創から併施できないため，これらを併施したい症例では瞼縁皮膚切除を選択する（図3，表1）．
　眉毛下皮膚切除術の手術手技自体は比較的簡便だが，術前に行う切除範囲のデザインで結果がほぼ決まるため，デザインが非常に重要となる．また，術創は瞼縁皮膚切除のように重瞼に隠れることはなく眉毛下に露出するので，術後瘢痕が目立たないよう縫合にも注意を要する．

術式の実際

1．切除範囲のデザイン

　切除範囲は上辺から先にデザインする．上辺は眉毛の密生している高さの下縁あたりに沿ってデザインし，外側下方の眉毛が薄くまばらな部位も切除範囲に含むように，デザイ

第3章　眼瞼

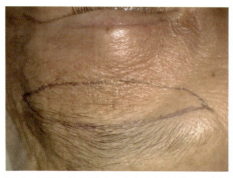

図4　耳側から鼻側まで皮膚弛緩を認める症例
眼瞼の内側から外側までまんべんなく皮膚弛緩を認めるタイプでは，このように内側から外側まで比較的幅広いデザインとなる．

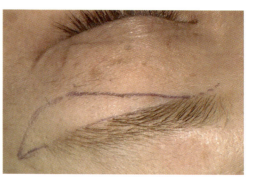

図5　耳側に皮膚弛緩が目立つ症例
眼瞼の外側で弛緩が目立つタイプでは，外側が幅広くなるデザインとなる．

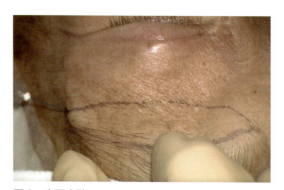

図6　皮下麻酔

ンする（図4，5）．内側は眉頭の内側まで切り込むと瘢痕が残りやすいため，皮膚弛緩が外側メインの症例では眉頭の手前（毛流れが横向きに変わるあたり）までとしている（図5）．

　次に上辺を基点として必要な切除幅をプロットしていき，プロットした点をつなげるように下辺を作成する．必要な切除幅は，マーカーペンの位置をデザイン上辺に固定し，そこから皮膚を上方に引っ張って，余剰皮膚がなくなり睫毛が立つ程度の高さでプロットする．

　あらかじめ眉毛高や重瞼幅に左右差がなければ，デザイン下辺から瞼縁までの残存皮膚幅を左右で揃えることで，術後の左右差が出ないようにすることができる．また，過剰な皮膚切除を避けるために，筆者は瞳孔中央における残存皮膚幅が22 mm以上あることも確認するようにしている．

2. 麻酔

　リドカイン塩酸塩・アドレナリン注射剤（エピレナミン含有キシロカイン®注射液2％）を用いて，デザインした切除範囲の外側から内側方向に，片方側あたり約2〜3 mL皮下注入する（図6）．特に眉頭付近は皮下組織が厚く麻酔が効きにくいため，手術開始前に麻酔

3.7 眉毛下皮膚切除術

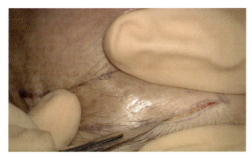

図7 皮膚切開

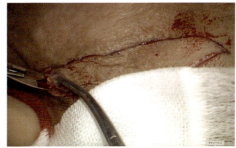

図8 皮膚切除

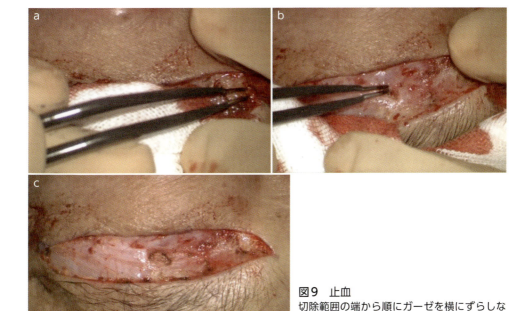

図9 止血
切除範囲の端から順にガーゼを横にずらしながら出血部位をピンポイントで止血する（a→b→c）.

が効いていることを十分に確認する.

3. 皮膚切開・切除（動画）

メスで切除範囲のデザインに沿って皮膚を切開し（図7），切除範囲の断端を鑷子あるいはモスキート鉗子などで把持し，スプリング剪刀で切除範囲の皮膚を切除していく（図8）．眼輪筋まで切除が及ぶと出血が多くなりやすいため，眼輪筋は傷つけず残すようにする．また，切除範囲の両端では皮下組織が残存しやすいため，端まで均一な層で切除できていることを確認する．

4. 止血

切除範囲全体をガーゼで押さえ，ガーゼを端から順に少しずつずらしながら，出血部を

眉毛下皮膚切除術（左側）

115

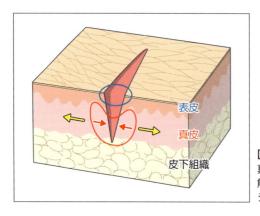

図10 真皮縫合と皮膚縫合の役割
真皮縫合を行うことで創部にかかるテンションを解消し,皮膚表層の縫合は表面を合わせるイメージで行う.

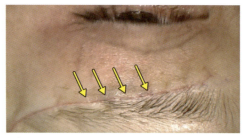

図11 真皮縫合

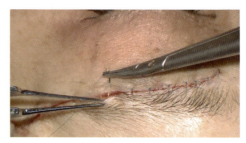

図12 皮膚表層の縫合

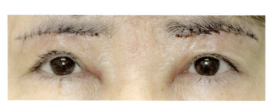

図13 眉毛下皮膚切除術翌日の外眼部所見
創部周囲に加え,瞼縁の内眼角あたりにも皮下出血を認める.

ピンポイントで止血していく(図9).切除範囲の上辺からの出血は,バイポーラで組織を焼灼し過ぎると付近の毛根を損傷する危険性があるため,必要以上に組織を焼灼しないよう心掛ける.

5. 縫合

まず真皮縫合で組織同士をしっかり寄せ,創部にテンションがかからない状態にしたうえで皮膚表層の縫合を行う(図10).真皮縫合は6-0の非吸収糸で切除範囲下辺の皮膚を直上ではなくやや内上方に引き上げるようにして上辺に合わせる(図11黄色矢印).真皮縫合は創部がやや隆起するように意識して行う.皮膚表層の縫合は内側から7-0の非吸収糸で行う.眉毛下部の皮膚は頭側にいくほど厚く隆起しており,皮膚表層の縫合では尾側を頭側よりわずかに浅めに拾うことで,頭側ほど隆起していく皮膚の傾斜を作るよう意識する(図12).

3.7 眉毛下皮膚切除術

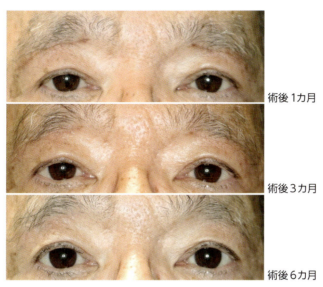

術後1カ月

術後3カ月

術後6カ月

図14 創部の術後瘢痕の経過
術後瘢痕は術後6カ月程度でほぼ目立たなくなる．

6. 術後管理

　術後は創部に軟膏を塗布し，ガーゼの上から粘着性伸縮包帯で圧迫固定する．翌日（図13）以降はガーゼを外して生活し，術後2～3日は患部を冷却し安静に過ごしてもらう．皮下出血や腫脹は重力に伴い下方に移動し上眼瞼の瞼縁，場合によっては下眼瞼に至ることもあるため，事前に患者に説明しておく．抜糸は約1～2週間後に行う．創部の術後瘢痕は約6カ月程度で目立たなくなることが多いが（図14），内側の眉毛の毛流が上向きになっている部位では術後瘢痕が陥凹し目立ちやすいため，特に切除範囲が内側まで及ぶ症例では，縫合時に意識して創部を隆起させることが望ましい．

コツとポイント

　眉毛下皮膚切除術で重要なポイントとコツをまとめる．

①眉毛下あるいは瞼縁いずれからの皮膚切除が良いのか，手術適応を適切に判断すること
②症例に応じた切除範囲のデザインを行うこと
　（上辺は眉毛の密生している高さの下縁に沿ってデザインし，外側下方の眉毛が薄くまばらな部位も切除範囲に含むように，デザインの上辺は外側ほど上方に流れるようデザインする）
③傷が目立たない縫合を行うこと
　（真皮縫合は切除範囲下辺の皮膚を直上ではなく，やや内上方に引き上げるようにして上辺に合わせ，創部を盛り上げるような皮膚縫合を行う）

（米田亜規子）

3.8 睫毛乱生（睫毛列切除術）

はじめに

部分的な睫毛乱生に対して毛根を含めて睫毛列を切除する手術である．

手術の適応

睫毛乱生とは，本来外向きに生えている睫毛が内向きに生えていることで眼表面に接触して異物感や流涙をきたしている状態である（図1）．眼瞼縁の炎症がわずかに内反症を引き起こす marginal entropion のほか，熱傷や化学外傷（図2）による眼瞼の瘢痕やスティー

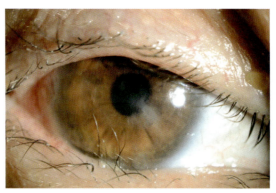

図1 睫毛乱生
下眼瞼中央に眼表面側に向かって生えている睫毛を認める．

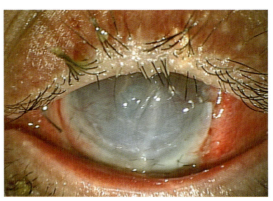

図2 化学外傷
上眼瞼中央に睫毛乱生が生じている．

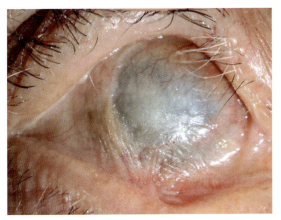

図3 Stevens–Johnson症候群
瞼球癒着，上眼瞼鼻側に睫毛乱生が生じている．

スティーブンス・ジョンソン（Stevens–Johnson）症候群（図3）でも生じうる[1]．睫毛周囲の結合組織は固く，その中に毛根があることで生える向きが一定になっているが，睫毛周囲の炎症で結合組織が乱れると睫毛の生える向きが乱れて一定でなくなることで睫毛乱生が生じる．

手術の実際（図4a〜e）

1. 局所麻酔（図4a）

睫毛乱生部位を顕微鏡下で同定し，同部位に局所麻酔を十分に行う．

2. 切開（図4b）

睫毛乱生部位に尖刃で切開していく．
毛根は瞼板に埋まっていることが多く，瞼板まで届くように意識する．
乱生睫毛のマイボーム腺側と瞼縁側に刃を入れてその幅が広くならないようにする．
＊眼瞼縁に切開が及ぶと，瞼縁不整で術後の異物感や内反症の原因になるため注意する．

3. 切除（図4c）

切開した間の皮膚を鑷子で把持し持ち上げ，スプリング剪刀で毛根ごとに短冊状に切除する．

4. 止血（図4d）

出血点からバイポーラで止血をする．
皮膚を過剰に凝固すると組織が収縮して内反傾向になる[2]．

第3章 眼瞼

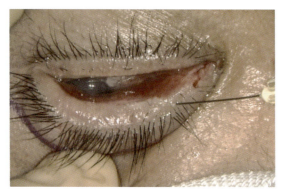

図4a 局所麻酔

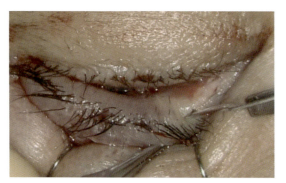

図4b 切開

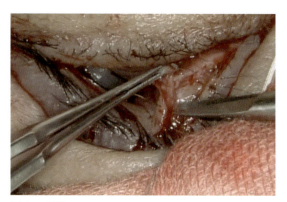

図4c 切除

3.8 睫毛乱生（睫毛列切除術）

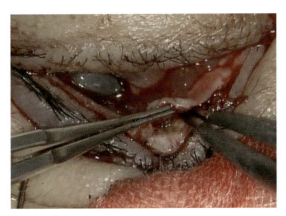

図4d　止血

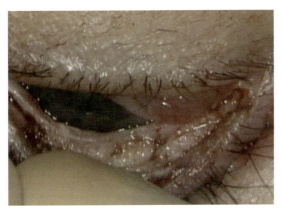

図4e　開放創で終了

5. 終了（図4e）

最後は開放創で終了する．

コツとポイント

・睫毛列切除により睫毛内反をきたすような場合はHotz変法を併用するとよい．
・睫毛乱生の範囲が広い場合はlid splittingのほうがよい適応となる．

（城野美保）

文献
1）野田美香・編．眼手術学　2．眼瞼．大鹿哲郎・監．文光堂；2013．pp.418-425．
2）木下　茂・監，渡辺彰英ほか・編著．顕微鏡下眼形成手術．メジカルビュー社；2013．pp.48-55．

121

3.9 眼窩脂肪ヘルニア切除術

はじめに

眼窩脂肪ヘルニア切除においては，眼窩脂肪の切除と止血，弛緩したテノン嚢の縫縮による再発予防が重要である．

手術の適応

眼窩脂肪ヘルニアとは眼窩脂肪が球結膜下に境界明瞭な黄色軟性腫瘤として脱出している状態である（図1）．多くの場合は自然発症し，65～72歳の肥満男性に多いとされる[1]．好発部位は上耳側結膜下であるが，鼻上側，鼻下側に出現することもある[2]．綿棒などの圧迫で容易に結膜下を移動することも特徴である．眼球運動制限などを生じることはないが，異物感や違和感などの症状や整容的な改善を目的に手術を施行する．鑑別診断として，dermolipoma（皮様脂肪腫，脂肪類皮腫），結膜アミロイドーシス，結膜リンパ腫（特にMALTリンパ腫や反応性リンパ過形成）などが挙げられる．

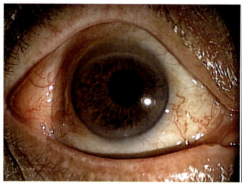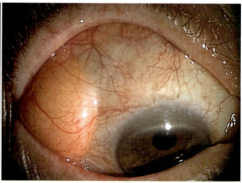

図1　右眼窩脂肪ヘルニア

3.9 眼窩脂肪ヘルニア切除術

手術の実際（動画）

眼窩脂肪ヘルニア切除術

1. 結膜下麻酔

術眼に点眼麻酔を行い，開瞼器をかける．

脱出した脂肪上の結膜下にも麻酔を行う（図2）．

脱出した脂肪と反対方向の固視を指示すると操作が行いやすい．

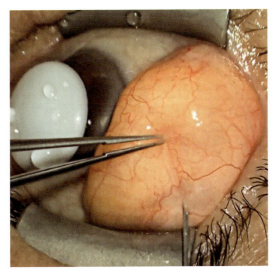

図2　結膜下注射

123

2. 結膜・テノン嚢切開

有鈎鑷子で脂肪上の結膜を把持し，スプリング剪刀で結膜切開を行う．
その直下のテノン嚢も結膜切開より小さめに切開し，脂肪を露出させる(図3)．
切開部位から出血するため，適宜バイポーラで止血を行う．

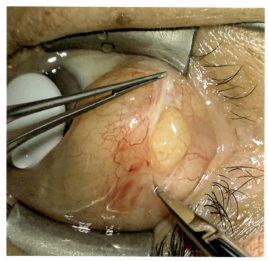

図3　結膜，テノン嚢切開

3. 脂肪牽引・結膜外脱出

ちぎれないように有鈎鑷子で脂肪を結膜上に牽引する．
牽引する脂肪量は結膜隆起がなくなる程度で十分であり，それ以上脱出させる必要はない(図4)．

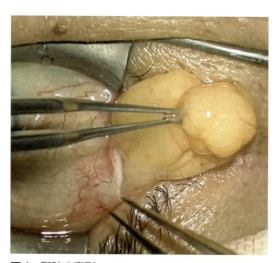

図4　脂肪の牽引

4. 脂肪切除

牽引した脂肪を鉗子でクランプする(図5a). 痛みがある場合は脂肪に麻酔を追加する.
牽引した脂肪側を鉗子に沿ってバイポーラで焼灼し, スプリング剪刀で脂肪を切除する(図5b).
脂肪除去後も鉗子で脂肪の端を把持したまま, 切除部位を焼灼する(図5c).

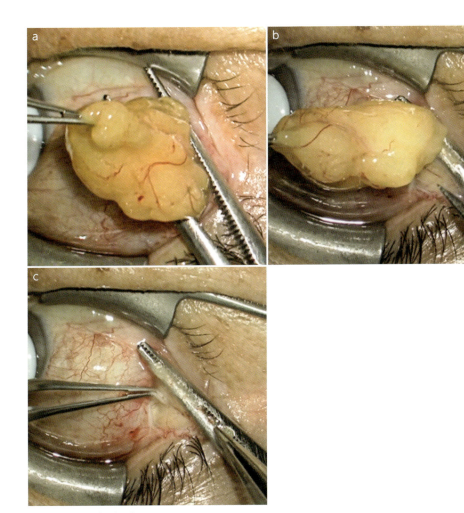

図5 眼窩脂肪の切除

5. 脂肪の牽引解除

牽引している脂肪を鉗子より結膜側を鑷子で把持し，脂肪端をバイポーラで止血する．確実に止血したことを確認して脂肪の牽引を解除する（図6）．

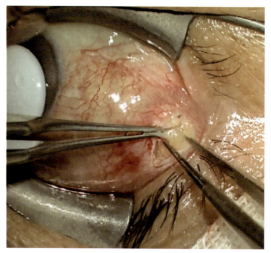

図6　脂肪断端の止血

6. テノン嚢縫合，切除

結膜下でテノン嚢を縫縮するように8-0バイクリルで2～3針U字縫合する．余ったテノン嚢は切除する（図7）．その後，結膜断端も同様に縫合する．

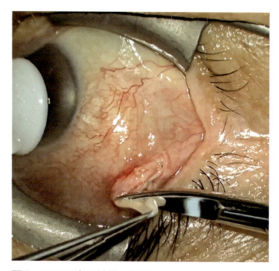

図7　テノン嚢の縫縮・切除

コツとポイント

眼窩脂肪は一度離すと眼窩内へ収縮し，露出が困難になる．止血が不十分な場合，眼窩内で出血し続け，眼窩内出血，失明などの原因となるため確実に止血してから脂肪の牽引を解除することが最も重要である．

（城野美保）

文献

1）Secondi R, et al. Subconjunctival Orbital Fat Prolapse：An Update on Diagnosis and Management. Semin Ophthalmol 2019；34（2）：69-73.

2）小林　瞳ほか．非典型的な部位に発生した眼窩脂肪ヘルニア．あたらしい眼科 2020；37（5）：589-590.

第3章　眼瞼

3.10 霰粒腫摘出術（経結膜法，経皮膚法）

はじめに

霰粒腫の治療法としては抗炎症治療などの保存療法や外科的な治療が行われる．外科的治療には経結膜アプローチと経皮膚アプローチがある．

重要なことは，霰粒腫と誤診して脂腺癌を見逃さないこと，手術をしたら病理検査に提出して悪性腫瘍でないことを確認することである．

手術の適応

霰粒腫はマイボーム腺の貯留嚢胞に続発した慢性炎症性肉芽腫である．病態としては，何らかの原因でマイボーム腺開口部の閉塞が起こり，脂質が導管内に貯留した状態で，その脂質に対して肉芽反応が生じ，肉芽腫となったものが霰粒腫である．

炎症の浸潤様式には，瞼板の前方に進展，前葉を破壊して皮膚側へ浸潤する場合と，瞼板後面から結膜側へ浸潤してポリープを形成する場合がある．

霰粒腫の手術適応は，保存加療で改善せず患者が外科的治療を希望する場合である．実際の臨床としては，長期間腫瘤や発赤が残存する場合に，整容的な改善を目的に手術を行うことが多い．

小児の場合は（図1），霰粒腫の治療の過程で再発を繰り返すことはあるが，ほとんどの症例は経過観察のみで軽快，治癒することが多く，皮膚側に炎症が出現して自潰する形で内容物（肉芽組織）が出たとしても，実際には醜状瘢痕どころか瘢痕そのものを呈する児は少ない．しかし，家族の整容的な改善の強い希望がある場合や前葉への炎症波及や瘢痕化による眼瞼の変形等が予想される場合は，全身麻酔下に摘出術を施行する．

腫瘍を疑う所見がある症例では積極的に手術加療および病理検査が必要である[1]．図2〜4は霰粒腫と診断されていたが，実際は脂腺癌であった症例である．睫毛脱落もなく，正面からの鑑別は困難であるため，上眼瞼を翻転して霰粒腫と異なる所見であることに気づくことが重要である．

手術の実際（動画）

霰粒腫の治療のポイントは，炎症を惹起する内容物（肉芽）の除去である．手術方法には，切開のアプローチの仕方により経結膜法と経皮膚法があるが，病態に応じて手術方法を選択をする．

瞼板内に限局するもの，もしくは瞼結膜にポリープを形成する場合，眼瞼を翻転して肉

経皮的霰粒腫摘出術

3.10 霰粒腫摘出術（経結膜法，経皮膚法）

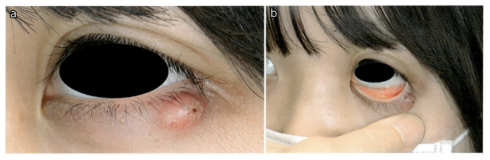

図1　小児の霰粒腫
a：下眼瞼に発赤を伴う皮下の硬結を認める．
b：下眼瞼結膜にわずかに隆起を伴う．

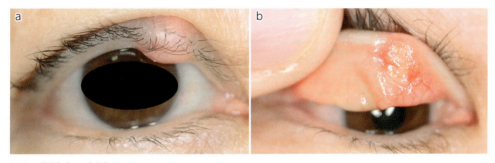

図2　脂腺癌の症例1
a：上眼瞼縁に生じた結節性腫瘤
b：翻転すると拡張した不規則な走行を示す血管と黄色調を呈している．

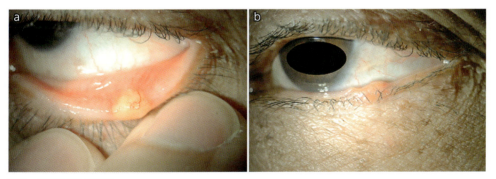

図3　脂腺癌の症例2
a：下眼瞼に生じた不整形の黄色い腫瘤
b：睫毛は脱落していないが，不規則な方向に生えている．

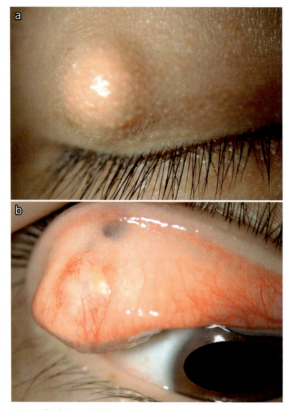

図4 脂腺癌の症例3
a：上眼瞼皮下に生じた固い硬結を触知する．
b：翻転すると拡張した不規則な走行を示す血管と黄色調を呈している．

芽組織を確認できる場合は経結膜法を，炎症が前葉に波及し皮膚の発赤や菲薄化などを認める場合には経皮膚法を選択する．

1. 経結膜的霰粒腫摘出術（挟瞼器使用）

1）消毒，マーキング

結膜側の切開位置は瞼結膜の充血や瞼板の菲薄化などが目印になるが，麻酔をしてから眼瞼を翻転すると腫瘤の位置が分かりにくいことがあるため，霰粒腫の位置や範囲を皮膚と結膜側両方から確認し，局所麻酔の前に瞼縁にマーキングしておく．

2）麻酔

点眼麻酔をしてから挟瞼器で挟む部位全体に対して皮下と円蓋部に麻酔する．

点眼麻酔はオキシブプロカイン塩酸塩点眼液（ベノキシール®点眼液0.4％）を使用する．

皮下と円蓋部麻酔はリドカイン塩酸塩・アドレナリン注射剤（エピレナミン含有キシロカイン®注射液1％または2％）を30 G針＋2.5 mLシリンジを用いて注入する．

3.10 霰粒腫摘出術（経結膜法，経皮膚法）

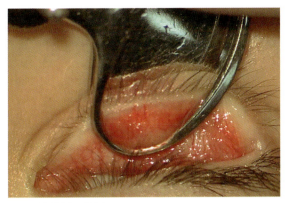

図5　挟瞼器の使用

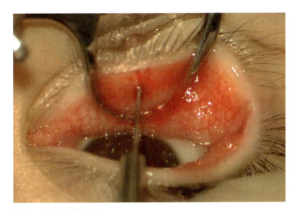

図6　瞼結膜切開

3）挟瞼器で挟む
　止血効果や圧迫による切開部と肉芽組織の距離の短縮，眼球の保護など，挟瞼器を使用するメリットは大きい（図5）．

4）瞼結膜切開
　11番メスでマーキングした部位に必要最低限の範囲で縦切開を行う（図6）．
　マーキングを指標に結膜下に透見される霰粒腫の中心をマイボーム腺の走行に沿って縦に切開する．このときに深く切り込みすぎて，瞼板の上下に走行する瞼板動脈弓を損傷しないように注意する．

5）鋭匙による内容物の掻爬
　取り残しがないように色々な角度から鋭匙を挿入して掻爬する（図7）．鋭匙をガーゼで包みながら内容部を掻き出すと絡め取りやすい．

6）挟瞼器を緩め，眼軟膏塗布のうえガーゼにて圧迫止血を行う
　出血がある場合は，数分間眼瞼を把持して圧迫すればたいていの場合は止血可能である．

131

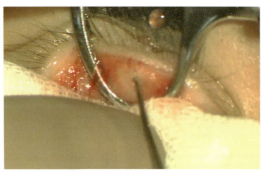
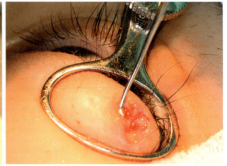

図7　鋭匙による掻爬（結膜側から）　　図8　鋭匙の挿入と掻爬（皮膚側から）

2. 経皮的霰粒腫摘出術

1) マーキング
マーキングは腫瘤直上に皮膚の皺に沿ってデザインする．

2) 麻酔（経結膜法と同様）

3) 挟瞼器で挟む（経結膜法と同様）

4) 皮膚切開
腫瘤の中央で，瞼縁と平行に切開する．皮膚の皺に直交する切開は瘢痕形成をしやすく創が目立つので避ける．切開の深さは瞼板を意識して行う．炎症が前葉に及んでいる場合は，切開するとすぐに皮下から内容物が出てくる．

5) 鋭匙による内容物の掻爬
病変部と周囲の正常組織の間に鋭匙を挿入し，内容物を掻爬する（図8）．また，ガーゼを用いて内容物を擦り取ると，比較的きれいに取れる．

6) 皮膚の縫合
切開創が1cm未満の小さい場合，縫合は不要であるが，切開創が大きい場合は皮膚縫合を追加する．縫合する場合は，7-0ナイロンなどの非吸収糸を用いる．抜糸は1週間後に行う．

7) 手術終了
オフロキサシン眼軟膏（タリビッド®眼軟膏0.3％）を塗布し，圧迫眼帯をして術終了とする．

3. 術後管理
翌日に眼帯を除去し，経結膜法では抗生剤点眼とステロイドの点眼を1日3～4回，炎症が落ち着くまで行う．経皮膚法では抜糸までの約1週間は創部に眼軟膏を1日3～4回塗布して創部を湿潤に保つよう指導しておく．

コツとポイント

経結膜アプローチでも経皮膚アプローチでも，挟瞼器を使用せずとも手術は十分可能であり，むしろ挟瞼器は使わずにバイポーラで止血を行いながら手術するほうがやりやすいという術者もいる．

重要なことは，手術の時点で貯留している肉芽組織をすべて郭清することである．

霰粒腫と脂腺癌の鑑別には特に注意が必要であり，とりわけ高齢者にみられる霰粒腫様の病変では，積極的に病理検査を行うべきである．

(宮下翔平)

文献

1) 後藤　浩．霰粒腫―日常診療で遭遇する疾患と病理．臨床眼科 2011；65(1)：7-10.

3.11 眼瞼腫瘍切除術（open treatment）

はじめに

眼瞼縁や瞼縁周囲の良性腫瘍に対して腫瘍のみの切除を行い，縫合が不要な術式である．

手術の適応

瞼縁や瞼縁の周囲に限局する表層の良性腫瘍が適応となる．大半の良性腫瘍は瞼板や結膜など後葉まで及ばないため，腫瘍のみを切除して縫合を行う必要がない．腫瘍径が約10 mm程度までのものが適応となる．

眼瞼に発生する良性腫瘍は母斑（nevus，図1）と脂漏性角化症（seborrheic keratosis，図2）の頻度が高い．その他，表皮嚢腫（epidermal cyst，図3，4），脂腺腺腫（sebaceous adenoma），稗粒腫（milium），乳頭腫（papilloma）などがある．

症例1　母斑（図1）

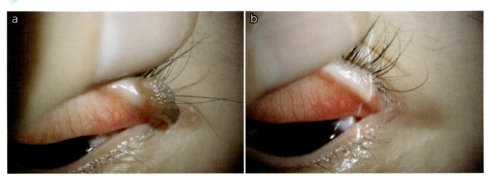

図1　母斑
a：上眼瞼縁に生じた小結節状の突起を有する茶褐色の腫瘤
b：術後2週間

3.11 眼瞼腫瘍切除術（open treatment）

症例2　脂漏性角化症（図2）

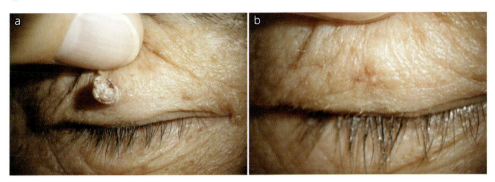

図2　脂漏性角化症
a：上眼瞼に生じた角化組織を伴った腫瘤
b：術後2カ月

症例3　表皮嚢腫（図3, 4）

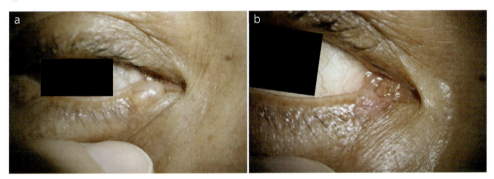

図3　表皮嚢腫
a：下眼瞼の腫瘤．内部には漿液性の内容物が貯留していた．
b：術後2週間

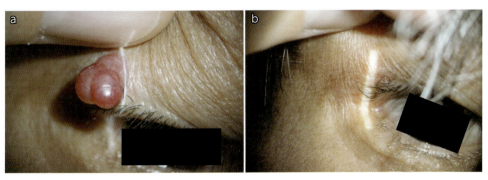

図4　化膿性肉芽腫
a：上眼瞼縁に生じた赤色の腫瘤
b：術後2週間

第3章　眼瞼

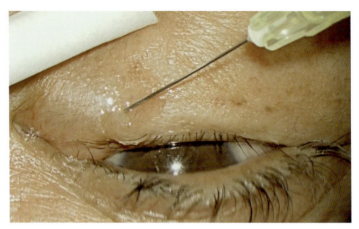

図5　局所麻酔

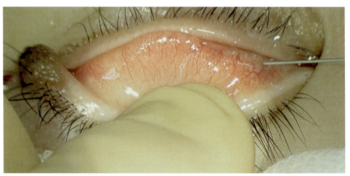

図6　結膜下麻酔
翻転した瞼板の頂点の少し裏側の結膜に刺入すると眼球穿孔のおそれはない．
慣れない場合は角板を用いると安全に行うことができる．

眼瞼腫瘍切除術（open treatment）

手術の実際（動画）

1. 局所麻酔（図5）

リドカイン塩酸塩・アドレナリン注射剤（エピレナミン含有キシロカイン®注射液2％）を使用する．注射針は27Gあるいは30G針を用いる．挟瞼器は用いても，用いなくてもよい．用いる場合は，結膜下麻酔も必要となる（図6）．

2. 腫瘍切除

尖刃（11番メス）で腫瘍の輪郭を切開し切除する．メスを使用せずにスプリング剪刀でそのまま切除してもよい（図7a）．

あとでトリミングをするので，深くえぐり取らずに瞼縁の形に合わせて削ぎ取るように切除する．スプリング剪刀を使用する場合は，瞼縁に沿って腫瘍を根元から切除する（図7b）．

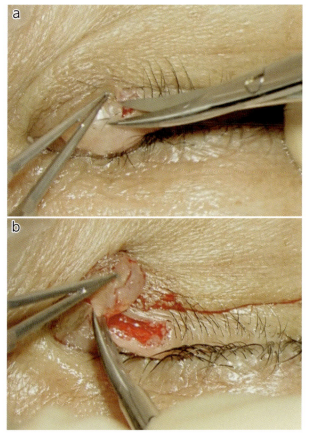

図7 腫瘍の切除

3. 残存腫瘍の切除

周囲の形状に合わせて，メスやスプリング剪刀でトリミングを行う．良性腫瘍であるため，若干の腫瘍残存はほとんど問題とならない．瞼縁の形が不整にならないように切除することが望ましい（図8）．必要以上に睫毛の毛根を損傷しないこと．

4. バイポーラによる止血

出血点を確認し止血，凝固する（図9）．

5. 手術終了

縫合せずに手術を終了する（図10）．

第3章　眼瞼

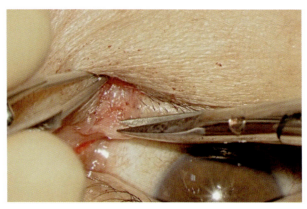

図8　残存腫瘍の切除

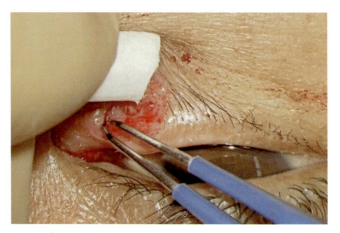

図9　バイポーラによる止血

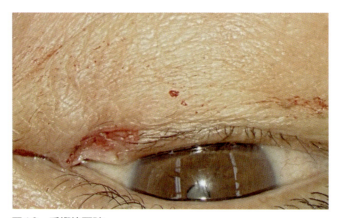

図10　手術終了時

6. 術後処方

腫瘍切除部に抗菌薬のオフロキサシン眼軟膏（タリビッド®眼軟膏0.3％）を塗布する.
その後，数週間かけて徐々に周囲の皮膚が伸展し，皮膚欠損部を覆ってくる.創傷治癒効
果を高めるため，1日数回の眼軟膏塗布を指示し，創を湿潤環境にしておく.

コツとポイント

瞼縁の母斑などの腫瘍は，腫瘍を若干取り残しても瞼縁のマージンをできるだけ損なわ
ないように，瞼縁から盛り上がった部分だけ切除する.

切除した腫瘍は必ず病理診断を行い，組織像を確認することが重要である.

（喜多遼太）

3.12 眼瞼けいれんに対する ボツリヌス毒素注射

はじめに

眼瞼けいれんに対するボツリヌス毒素注射は，特に眉間や眉毛上部の皺が寄っている部位（鼻根部，眉間部，眉毛上部）および上眼瞼耳側，下眼瞼に注射するのが効果的である．

ボツリヌス毒素注射の適応

1. 眼瞼けいれんとは

眼瞼けいれんは眼輪筋の間欠性あるいは持続性の過度の収縮により不随意的な閉瞼が生じる疾患で，局所ジストニアの一種である[1]．大脳基底核を含む運動制御システムに機能障害をきたすことで生じる．症状は，羞明感，眼瞼下垂，目の乾燥感，目の不快感，眼痛，流涙，頭痛等があり，ドライアイに類似したものが多い[2]．「目を開けていられない」「電柱や木にぶつかりそうになる」といった訴えは眼瞼けいれんに特徴的である．鼻根部や眉間部に皺が寄り，眉毛が下がった顔貌を呈する（図1）．

眼瞼けいれんは，原因が明らかでない本態性，パーキンソン病（Parkinson's disease）などの疾患に合併する症候性，抗精神薬や抗不安薬などによる薬剤性に分類される．薬剤性が疑われる場合は，他科の処方医に相談し，薬剤の変更，減量などを行う．

2. ボツリヌス毒素注射

眼瞼けいれんに対して保険適用となっている治療はボツリヌス毒素注射のみであり，『眼瞼けいれん診療ガイドライン』[1]でも第一選択とされている．使用するA型ボツリヌス

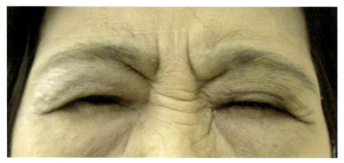

図1　眼瞼けいれんの症例
鼻根部と眉間部に皺が寄っており，眉毛が下がっている．

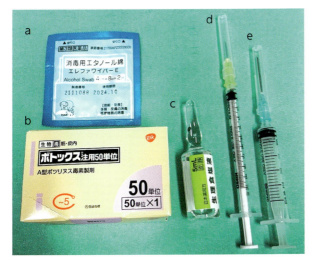

図2
ボツリヌス毒素注射に使用する物品
a：消毒用エタノール綿
b：ボトックス®注用50単位
c：生理食塩液5 mL
d：注射用の1 mLシリンジと30 G針
e：溶解用の2.5 mLシリンジと23 G針

毒素製剤（商品名：ボトックス®）は，ボツリヌス菌が産生する神経毒素で，神経筋接合部でのアセチルコリン放出を阻害し，眼輪筋等の収縮力を弱めることで眼瞼の不随意運動を抑制する効果がある．薬理効果は2～3日で出現し，約3～4カ月持続するとされており，治療効果を維持するためには定期的な反復注射を要する．再投与時の投与間隔は8週以上と規定されている．ボツリヌス毒素は劇薬指定であり，使用前には厳重に保管し，使用後は失活処理を行う．

①**投与禁忌**[3]
・全身性の神経筋接合部の障害をもつ患者（重症筋無力症，ランバート・イートン症候群，筋萎縮性側索硬化症等）
・妊婦又は妊娠している可能性のある女性及び授乳婦

②**慎重投与**[3]
・慢性の呼吸器障害のある患者
・重篤な筋力低下あるいは萎縮がある患者
・閉塞隅角緑内障のある患者又はその素因（狭隅角等）のある患者
・神経学的障害のある患者

3. ボツリヌス毒素注射の実施資格

ボツリヌス毒素注射の実施資格を得るには規定の講習・実技セミナーの受講が必要である．現在は，Web上で受講することができる．ボトックスは，事前にボトックス患者登録票に必要事項を記入のうえ，Faxでグラクソ・スミスクライン株式会社ボトックス専用窓口へ送り，薬剤を取り寄せておく．

ボツリヌス毒素注射の実際

必要な物品は，ボトックス注用50または100単位，生理食塩液5 mL，溶解用の2.5 mL

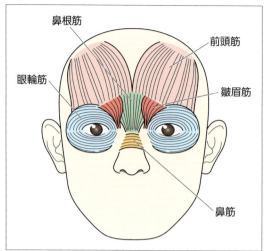

図3　眼周囲の筋の走行

シリンジと針（23 G），注射用の1 mLシリンジと針（30 Gまたは32 G）である（図2）．そのほかに失活用として，0.5％次亜塩素酸ナトリウム溶液を用意しておく．

眼瞼けいれんに対するボツリヌス毒素注射

1．投与方法（動画）

ボトックスは調製まで5℃以下の冷所で保存し，投与直前に生理食塩液で溶解する．投与単位に応じて1～2 mLの生理食塩液で希釈をする．ボトックス注用50単位を1 mLで溶解すると0.1 mLが5単位，2 mLで溶解すると0.1 mLが2.5単位となる．ボトックスの溶解時は，激しく撹拌せず，ゆっくり遠心して溶解する．希釈後は1 mLのシリンジで吸い上げ，30 Gまたは32 G針を付ける．注射前に眼周囲のクーリングや貼付用局所麻酔剤のリドカインテープの貼付などを行うと，注射時の疼痛が緩和される．患者を仰臥位とし，投与予定部位を消毒後，上眼瞼挙筋と涙点は避けて，眼輪筋，鼻根筋，皺眉筋，前頭筋（図3）にボトックスを投与する．

添付文書では初回1.25～2.5単位/部位を，1眼あたり眼輪筋6部位の筋肉内に注射し，症状が再発した場合は初回投与量の2倍まで，1カ月間に累積で最大45単位の用量を再投与することが可能であると記載されている．当院では眉間や眉毛上部の皺が寄っている部位に対する注射が効果的と考え，鼻根部，眉間部，眉毛上部を含め，2.5～5単位/部位×20カ所の注射を基本としている（図4）．眼瞼部は浅めに，鼻根部，眉間部，眉毛上部は深めに針を刺入して投与する．片側顔面痙攣に対しては，50単位を1 mLの生理食塩水で溶解し，0.1 mLずつ10カ所（1カ所あたり5単位）の部位に注射する．

2．ボツリヌス毒素の失活

薬液に触れた器具およびバイアルは，0.5％次亜塩素酸ナトリウム溶液を用いて失活させたのちに密閉し，医療廃棄物として廃棄する．

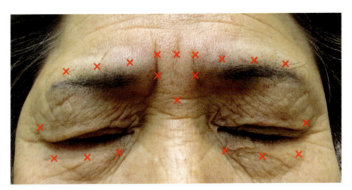

図4　注射部位
眼輪筋,鼻根筋,皺眉筋,前頭筋に20カ所投与する(×印).

3. 副作用と対処法

　全身性副作用はごく稀であるが,アナフィラキシーショックや呼吸障害の報告がある[3].
　局所性副作用として,皮下出血,眼瞼下垂や兎眼,顔のこわばりなどが出ることがある.いずれもボツリヌス毒素の効果消失とともに改善するため,可逆性の副作用である.副作用が現れた際には,再投与時の用量を適宜減量する.
　上眼瞼への注射はできるだけ外方で行い,上眼瞼挙筋のある中央を避けることで眼瞼下垂の副作用を予防できる.また,眼輪筋への効果が強すぎた場合に兎眼を呈することがある.その際は角膜障害を避けるため,精製ヒアルロン酸ナトリウム点眼液などを使用する.

● コツとポイント

　添付文書通りにボツリヌス毒素注射を施行しても眉間部や眉毛上の強い眼輪筋の収縮には効果がない.
　眼瞼けいれんによって眼輪筋が強く収縮している部位に注射することが重要であり,特に鼻根部,眉間部,眉毛上部,上眼瞼外側,下眼瞼への注射が効果的である.

(長野広実)

文献
1) 日本神経眼科学会,眼瞼けいれん診療ガイドライン改定委員会(企画・監修).眼瞼けいれん診療ガイドライン 第2版(2022).日本神経眼科学会,2022.
2) Wakakura M, et al. Blepharospasm in Japan: A Clinical Observational Study From a Large Referral Hospital in Tokyo. Neuroophthalmology 2018;42(5):275-283.
3) A型ボツリヌス毒素製剤 ボトックス注用50単位/ボトックス注用100単位 添付文書.グラクソ・スミスクライン株式会社.2022年11月改訂(第2版).

4.1 通水検査

はじめに

日常の涙道診察において通水検査は基本となる検査であり，手先感覚だけに頼らない正しい方法を習得すべきである．正しい方法で行わないと患者に痛みを与えたり，仮道を作ってしまうリスクがあり，注意が必要である．

検査の適応

1. 涙道の解剖

涙道は涙点→涙小管（垂直部，水平部）→総涙小管→内総涙点→涙囊→鼻涙管→鼻腔（下鼻道）へとつながっており，通水検査ではこの涙道の解剖を理解することが重要である（図1）．特に総涙小管が内眥靱帯で固定されていることは，通水を行ううえで，閉塞部位を把握するために非常に重要なポイントである．

涙道に狭窄や閉塞などの通過障害が生じると，流涙や眼脂などの症状を呈する．通水検査を行うことで，通過障害の有無やおおよその閉塞部位の診断が可能になる．

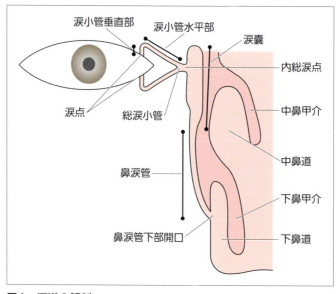

図1　涙道の解剖

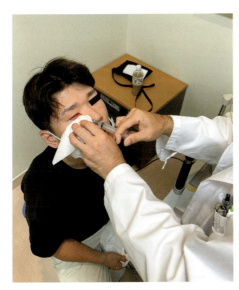

図2 通水検査（坐位）

2. 問診と視診

まず問診を行う．流涙症状の発症時期，症状（主訴が流涙か眼脂か，その程度についても），既往歴（流行性角結膜炎，ヘルペス性角膜炎，抗緑内障薬点眼などの長期間の点眼使用，顔面への放射線照射，ドセタキセルやティーエスワン®（TS-1）など抗がん剤の投与歴，骨髄移植，サルコイドーシス，シェーグレン症候群，副鼻腔炎や鼻内手術，涙点プラグ挿入術，涙道手術）などについて聴取する[1]．

次に視診を行う．涙液メニスカスの高さ，涙点閉鎖，涙点の噴火口様発赤腫脹，結膜弛緩，結膜炎などの有無について観察する．

最後に触診を行う．涙囊部を圧迫して粘液が流出してきたら，鼻涙管閉塞による涙囊炎が疑われる．また，涙点の噴火口様発赤腫脹があれば涙小管炎が疑われ，涙小管を綿棒などで涙点側に挟み込むように圧迫すると，涙点より膿や菌塊の流出があれば涙小管炎である．さらに内眼角靱帯より頭側に涙囊腫脹を認める場合は涙囊部腫瘍を疑う必要があり，MRIなどの画像診断で精査を行う．

検査の実際（動画）

通水検査は基本的にベッドやリクライニングチェアに仰臥位になって行うことが多い．慣れてくれば坐位のままでも通水検査は可能である（図2）．症状や疑われる疾患に応じて，下涙点または上涙点，もしくは両涙点から施行する．

通水検査の前には表面麻酔剤オキシブプロカイン塩酸塩点眼液（ベノキシール®点眼液0.4％）を点眼する．

通水検査には2.5 mLまたは5 mLのディスポーザブルのシリンジに先曲がりの1段針（涙点が狭い場合は2段針でも可）の涙洗針をつけて生理食塩水を用いる（図3）．涙点が小さ

通水検査

第4章　涙道

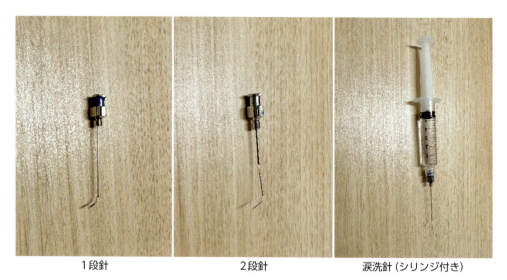

|1段針|2段針|涙洗針（シリンジ付き）|

図3　涙洗針

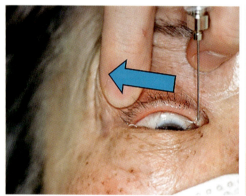 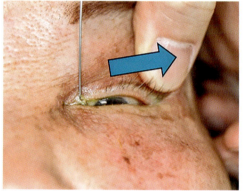

図4　右上涙点からの通水検査　　　　**図5**　左上涙点からの通水検査
　　　（矢印は牽引する方向）　　　　　　　　（矢印は牽引する方向）

く涙洗針が入らない場合は涙点鼻側を裂いたり，仮道を作らないように気を付けながら愛護的に涙管拡張針で涙点を拡張する．また，膜用の涙点閉鎖などがある場合は11番メスで涙点に耳側切開を加えて，涙管拡張針で涙点を拡張してから通水検査を行う．

　正しく通水検査を行うためには，涙洗針を持った手と反対の手を用いて図4〜7のように眼瞼を涙洗針の進行方向の対側に常に牽引をかけて涙小管がたわまずに真っすぐになるようにして，針先をその方向に沿わせるように涙点から涙小管内へ挿入してから通水を行う．被験者の眼球の向きも重要で，涙洗針を入れる涙点とは反対方向に眼球を向けるよう指示し（上涙点なら眼球を下方に向けてもらう），瞼裂を広げ，術野を確保すると操作しやすい．

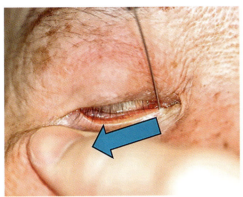 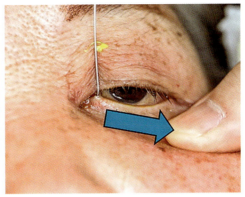

図6 右下涙点からの通水検査 　　　　図7 左下涙点からの通水検査
　　　（矢印は牽引する方向）　　　　　　　　（矢印は牽引する方向）

　涙嚢内で通水を行いたい場合は，涙小管水平部から総涙小管に針先が通過すると，総涙小管が内眥靱帯で固定されているため涙洗針が固定され，さらに針先を奥に進めると硬い骨に当たる．ここが涙嚢の内側壁にあたり，ここから少し引いて涙洗針を涙嚢内に注入することがポイントである．

コツとポイント

　通水検査を正しく行ううえで大事なのが，シリンジを持たないほうの手の動きである．反対の手でカウンターアクションをかけて涙小管を直線化することで涙洗針が挿入しやすくなる．
　通水検査ではすべての通過障害をスクリーニングできるとは限らず，診断の確定には，涙道内視鏡検査を用いて涙道内を直接観察することや，MRIなどの画像診断が必要な場合があることに留意する．

（宮下翔平）

文献

1) Esmaeli B, et al. Canalicular and nasolacrimal duct blockage：an ocular side effect associated with the antineoplastic drug S-1. Am J Ophthalmol 2005；140(2)：325-327.

4.2 涙嚢穿刺

はじめに

急性涙嚢炎では，涙道が閉塞した状態で涙嚢に細菌感染が生じており，涙嚢内腔の圧力が増加することで強い疼痛が生じている（図1）．

涙嚢穿刺の目的は貯留した膿を排出することで感染の鎮静化を促進し，涙嚢内を減圧させて疼痛を軽減することである．

涙嚢穿刺，切開の適応

急性涙嚢炎の治療は抗菌薬の全身投与が基本である．穿刺は可能であれば全例で施行を推奨する．涙嚢腫脹や痛みが強い症例，急性涙嚢炎が眼窩蜂窩織炎や眼窩内膿瘍に進行するおそれがある症例は特によい適応である．

抗菌薬投与例

注射用セファゾリンナトリウム（セファメジン®α注射用1g）1g　1日3回＋セフェム系抗生物質製剤注射用セフタジジム（モダシン静注用1g）1g　1日2回

ただし，眼脂や切開で得られた膿は培養し，結果次第で適宜抗菌薬を変更する．

ある程度症状が落ち着けば内服薬に変更する．

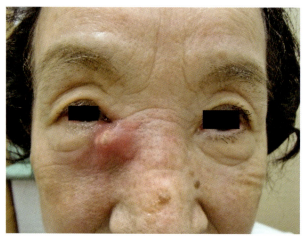

図1　急性涙嚢炎の1例
涙嚢部の発赤，腫脹，疼痛が認められる．

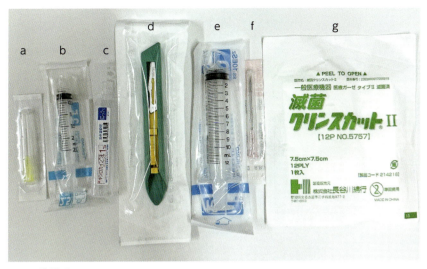

図2　準備するもの
a：30 G針（1/2）などの細い針（麻酔用）
b：2.5 mLシリンジ
c：キシロカイン®注ポリアンプ1％
d：11番メス（切開の場合）
e：10 mLシリンジもしくは5 mLシリンジ
f：18 G針（穿刺の場合）
g：滅菌ガーゼ

涙囊穿刺の実際

1. 準備するもの（図2）

- 30 G針（1/2）などの細い針（麻酔用）
- 2.5 mLシリンジ
- リドカイン塩酸塩水和物注射剤（キシロカイン®注ポリアンプ1％）
- 11番メス（切開の場合）
- 10 mLシリンジもしくは5 mLシリンジ
- 18 G針（穿刺の場合）
- 滅菌ガーゼ

2. 方法

局所麻酔

　30 G＋2.5 mLシリンジで浸潤麻酔を行う．ただし，麻酔は効きにくいことが多く，疼痛を完全にコントロールすることは難しい．涙囊穿刺のみでは局所麻酔を行わずに施行することが多い．

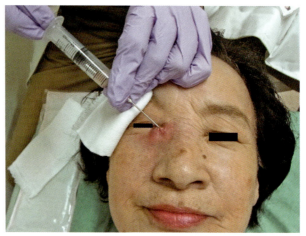

図3　穿刺
膨隆部の頂点から穿刺する．穿刺後はシリンジの内腔を引き，膿の吸引を確認しながら進める．

3. 手技

1) 穿刺

穿刺は吸引用シリンジをつけた18 G針で行う．2.5 mLシリンジでは陰圧が大きくかからないため，5 mLまたは10 mLのシリンジで行う．膨隆部の頂点から穿刺し，穿刺後はシリンジの内腔を引き，膿の吸引を確認しながら進める（図3）．眼球穿孔を避けるため，眼球の方向ではなく，鼻側に針を進める．ベベルが完全に皮膚に隠れてから，さらに5 mm以上奥へ進めると膿を引けることが多い．

2) 切開

切開する場合は皮下麻酔後に11番メスで大きめに行う．涙囊切開術の場所は内眼角腱（medial canthal tendon：MCT）より下方で，上顎骨前涙囊稜より耳側で行う．前涙囊稜が張り出していることがあるので，やや斜めからアプローチする．吸引した内容物は白色，粘稠であることが多い．内容物は必ず培養検査に提出し，必要であれば抗菌薬を変更する．出血した場合には圧迫止血を行う（図4）．術後は軟膏を頻繁に塗布し，さらなる排膿を促す．

3. 合併症

1) 瘻孔形成

5.1%で瘻孔形成を生じるという報告があり[1]，術前の説明が必要である．

2) 軟部組織感染，菌血症

涙囊切開周囲の感染拡大防止のため，抗菌薬の全身投与を行う．

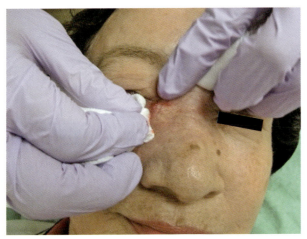
図4 圧迫止血
出血した場合には圧迫止血を行う．術後はさらなる排膿を促す．

コツとポイント

・涙嚢穿刺は陰圧をかけるため大きめのシリンジをつけた18 G針で行う．
・吸引した膿を細菌培養へ提出し，感受性の高い抗生剤を選択する．

（山本雄士）

文献

1）Barrett RV, et al. ASOPRS Acquired Lacrimal Fistula Study Group. Acquired lacrimal sac fistula after incision and drainage for dacryocystitis：a multicenter study. Ophthalmic Plast Reconstr Surg 2009；25（6）：455-457.

第4章　涙道

4.3　涙小管炎の菌石除去術

はじめに

　涙小管炎の治療には，涙点からの菌石圧出・掻爬，涙小管切開による菌石摘出，涙道内視鏡による鼻腔側への菌石排出がある．可能な限り少ない処置回数で治癒させるためには，目視下で菌石除去が可能な涙道内視鏡が有用である．

手技の適応

1.　涙小管炎とは

　涙小管炎は中高年の女性に多く，涙道疾患の約2〜4％未満と比較的稀な疾患であるが，「最も高頻度に誤診される疾患」と考えられており，難治性の結膜炎として治療されていることが多い．涙小管炎の多くは感染性であり，原因菌としては，放線菌などのアクチノマイセス属（Actinomyces），ブドウ球菌属（Staphylococcus），レンサ球菌属（Streptococcus）が多く，その他にはエイケネラ属（Eikenella），ヘモフィルス属（Haemophilus），シュードモナス属（Pseudomonas），真菌などが検出される．涙小管炎は原発性と続発性に分類され，続発性は涙点プラグの涙小管内への迷入により引き起こされる．

2.　涙小管炎の病態

　発生機序は不明であるが，何らかの原因で涙小管粘膜が破綻し，細菌感染が成立し，慢性的な炎症持続の結果，菌石（菌塊）が形成され，これが原因で涙小管炎を生じる．菌石は菌が構成成分の主体であり，周囲の共生細菌を取り込んで塊となり，そこにカルシウムが沈着して硬くなったものもある．色調は淡緑色や淡黄色など症例により異なる．菌石の量は様々であるが，拡張した涙小管内に想像以上に多く菌石が存在することがある．また，多くの場合，涙小管内に肉芽組織を認め，憩室が存在することがある．

　臨床症状は流涙，涙点の発赤，涙点の突出，片眼の再発性結膜炎，粘液膿性の分泌物，内眼角部の疼痛や肥厚と発赤，眼表面の刺激症状である．涙小管水平部を綿棒で圧迫した際に膿や菌石が圧出されることがあり，診断において重要な所見となる．また，迷入した涙点プラグにより続発的に涙小管炎が起こることがあり，その場合は涙道内視鏡を用いて涙小管内に迷入した涙点プラグを確認することができる[1]．

4.3 涙小管炎の菌石除去術

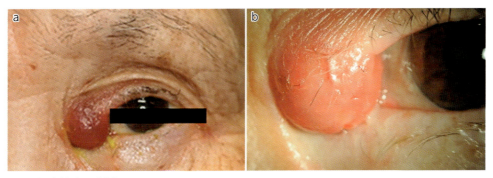

図1　涙小管炎の症例1
a, b：涙点付近の涙小管に沿った発赤を伴う隆起を認める．
b：aの拡大図

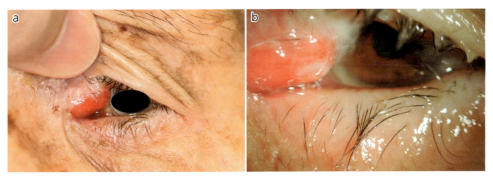

図2　涙小管炎の症例2
a, b：涙点付近の発赤，腫脹および粘液膿性の分泌物を認める．
b：aの拡大図

3. 検査方法

1）視診

　涙点近くの発赤を伴う隆起は軟性で，圧迫にて大量の膿とともに菌石を認めることがある（図1，2）．

2）通水検査

　基本的には涙道内に閉塞はないので，通水検査にて通過が認められる．

　時に菌石の逆流が認められ，診断に至る場合がある．

　涙洗針の挿入時に痛みを訴える症例が多い．涙小管の粘膜に炎症が生じているので，通水針を挿入すると出血や涙に血が混じることもある．また，通水すると患側の涙点・涙小管から炎症性のポリープが脱出してくる症例もある．

手技の実際（動画）

　涙小管炎の治療は保存的加療と外科的加療に分類されるが，特に菌石を認める症例においては，保存的加療はほぼ無効である．可能な限り早期に外科的に涙小管内の菌石を除去

涙小管炎の菌石除去術

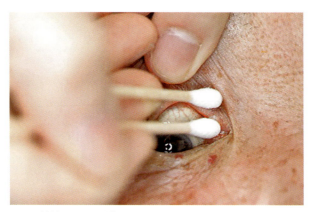

図3　綿棒による圧迫

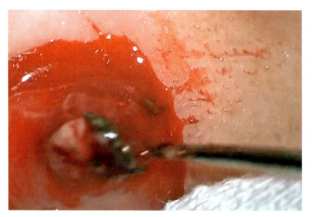

図4　鋭匙による搔爬

する．外科的加療は以下の方法があげられる．

1. 綿棒による圧出

　局所麻酔はリドカイン塩酸塩（キシロカイン®液4%）を涙点から鼻側の眼瞼部に施行し，さらに涙道内麻酔も施行する．涙点拡張針を用いて涙点を拡張するか，涙点を鼻側方向に拡張切開してから涙小管より涙点方向に向かって菌石を絞り出すように圧迫する（図3）．

2. 鋭匙による搔爬

　綿棒による圧迫でも菌石が排出されない場合は，菌石や肉芽組織が残存している可能性があり，鋭匙を用いて涙小管全体を搔爬する（図4）．

3. 涙小管切開

　1，2の方法を用いても改善を認めない場合は，涙小管水平部を涙点から鼻側へ大きく開いて，菌石や肉芽組織を可能な限り除去する．切開範囲が広い場合は，縫合を追加する

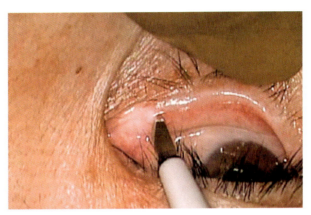

図5　涙小管切開

場合もある（図5）．

4. 涙道内視鏡による鼻腔内への菌石の排出

　涙道内視鏡が使用可能な施設では，菌石または肉芽組織の取り残しがないか目視下に確認する．菌石および肉芽組織の完全除去が治療の成功につながる．菌石を鼻腔側へ排出する際に，涙小管の粘膜を傷つけずに菌石を押し出すことが重要である．涙小管上皮が障害されると，涙小管同士が癒着し，涙小管が閉塞する可能性があり，これを予防するために涙管チューブを挿入する場合もある．

コツとポイント

　涙小管炎は菌石が「完全に」排出されないと症状は改善しない．菌石が完全に排出された場合は，翌日から眼脂は著明に減少し，涙点・涙小管の炎症も改善する．症状が改善しない場合は菌石の取り残しを疑い，再度菌石の排出を試みる必要がある．

（宮下翔平）

文献

1) Takahashi Y, et al. Dacryoendoscopic findings of intracanalicular punctal plug migration with or without canaliculitis. Ophthalmic Plast Reconstr Surg 2013 ; 29 (5) : e128-e130.

第4章　涙道

4.4　涙道内視鏡併用涙管チューブ挿入術

はじめに

　涙管チューブ挿入術は涙道狭窄・閉塞症に対して行われる．涙道内視鏡を用いると涙道の内腔を直接観察することができる．そのため狭窄・閉塞部の開放，チューブ留置をモニターで確認しながら行うことが可能である．

手術の適応

1. 疾患の概要

　涙管チューブ挿入術の適応疾患は涙道狭窄・閉塞である．涙道を構成する涙点，涙小管，涙嚢，鼻涙管いずれかが狭窄・閉塞している状態であり，先天性と後天性に分けられる．後天性の原因は炎症，腫瘍，薬剤，外用，外的要因など様々であるが，原因不明な場合も多い（表1）．

　涙道狭窄・閉塞があると流涙や眼脂といった症状を引き起こし，日常生活に支障をきたす．また，眼表面の涙液量が過剰となり，高次収差が増加するために視機能が低下することもある．涙道が狭窄・閉塞している状態を放置すると涙嚢内に細菌が増殖して，急性涙嚢炎を引き起こすリスクがある[1]．

表1　後天性涙道狭窄・閉塞の原因

炎症	感染：細菌，ウイルス（アデノウイルス，ヘルペスウイルス） 非感染：アレルギー，サルコイドーシス，Sjögren（シェーグレン）症候群
腫瘍	悪性：悪性リンパ腫，未分化がん 良性：乳頭腫，多発血管炎性肉芽腫症
薬剤	抗がん剤 テガフール・ギメラシル・オテラシルカリウム（TS-1®） ドセタキセル，パクリタキセル，フルオロウラシル
外用	レバミピド（ムコスタ®）点眼
外的要因	手術，外傷，涙点プラグ， 盲目的涙道プロービング，化粧品，異物

（宮崎千歌．涙管チューブ挿入術（内視鏡を使用するもの）．谷戸正樹・編．眼科レジデントのためのベーシック手術．日本医事新報社；2021．pp.97-106.[1]より引用）

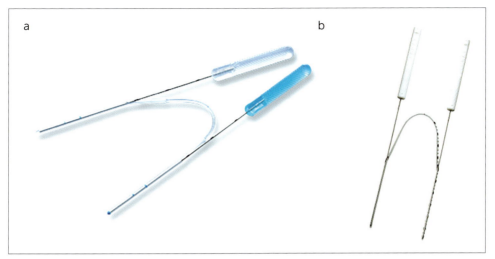

図1　涙管チューブ　　　　　　　　　　　　　　　　　　　　　　（各社HPより）
a：ラクリファースト（LACRIFAST）（ロート製薬株式会社）
b：PFカテーテル（東レ株式会社）

2. 治療の概要

　世界における涙道閉塞症に対する治療法の王道は涙嚢鼻腔吻合術（dacryocystorhinostomy：DCR）である．ただし，骨の削開を行うため侵襲が大きく，大がかりな麻酔が必要である．また，涙嚢と鼻腔粘膜を吻合するバイパス手術のため，手術により涙道内の陰圧がなくなって，涙道の生理的な導涙機能がなくなる．

　その一方で，涙管チューブ挿入術は，低侵襲で生理的な涙液排出を再建する理想的な治療法と考えられているが，治療成績はDCRに及んでいない．涙管チューブの挿入に涙道内視鏡を用いると，閉塞部の開放，チューブ留置をモニターで確認しながら行うことが可能になる．涙道内視鏡を用いた涙管チューブ挿入術は盲目的な手技がないため，治療奏効率は71.4～86.2％といまだDCRに及んでいないものの，治療成績が向上してきている[2),3)]．

　本邦ではヌンチャク型シリコーンチューブ（NST）が1994年に開発された．従来の金属ガイドを引き出して留置するものではなく，シリコーンチューブ内に装着された金属ブジーを押してシリコーンチューブを留置するステントである．本邦では3社から涙管チューブが販売されている．当院では涙管チューブが柔らかく涙道内の傷が付きにくくて操作性の良いラクリファースト，チューブにある程度コシがあり，位置表示マークが付いているPFカテーテルの2種類を用いている（図1）．

　涙道閉塞の治療目的は，流涙や眼脂，霧視といった涙道閉塞に伴う症状を改善すること，角結膜炎や涙嚢炎といった感染症を予防することである．そのため当該症状を有する患者，感染症のリスクをもち治療を希望する患者が適応となる．

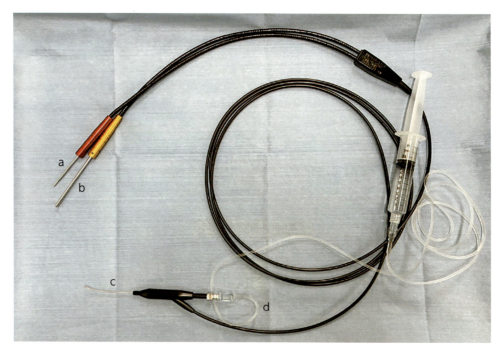

図2 涙道内視鏡（ファイバーテック株式会社）
a：観察用ファイバー
b：照明用ファイバー
c：プローブ
d：灌流チャネル

内眼手術予定の患者も，術後眼内炎の予防目的で治療することが望ましい．

手技の実際（動画）

涙道内視鏡併用涙管チューブ挿入術

　涙道内視鏡で涙道を観察しながら，涙道の閉塞部位を解除し正確にステントを挿入する．ここでは涙道内視鏡観察下に内視鏡で直接閉塞部位を穿破する内視鏡直接穿破法（direct endoscopic probing：DEP），シースガイドにチューブを挿入するシース誘導チューブ挿入術（sheath guided intubation：SGI）を紹介する．本邦の涙道内視鏡は数社から販売されている．いずれも基本的な形状は似ている．ハンドピース先端のプローブは0.7～0.9 mm径で，プローブが無理なく涙道内に挿入できるように細く設計されている．その中に観察用レンズと灌流口，照明口を搭載し，そこから灌流チャネルと照明用・観察用ファイバーが通るラインがある．そのため，涙道内を灌流液で拡張し，照明で照らしながら観察することが可能である（図2）．

　涙道内視鏡は硬性内視鏡であるため，軟性内視鏡のように自由にプローブの先端を動かして進めることができない．一方，涙道の構造は真っすぐな管腔構造ではなく，涙小管膨大部，総涙小管-涙囊，涙囊-鼻涙管，鼻涙管開口部の4カ所の屈曲点が存在する．また，

涙道内の形状や屈曲点の角度は個人差がある．そのため，先端部分に角度のついたベントタイプを頻用する．ストレートタイプでは屈曲部位を越えるのにプローブに無理が生じて，涙道に粘膜裂孔を形成するリスクが高くなる．涙道粘膜を損傷させずに涙道内視鏡を進めるのは難しい．そのため，ベントタイプの曲がりを利用して生理的屈曲部位をスムーズに越えることが望ましい．いわゆる顔の彫りが深く，前額部が前に出ていて，鼻の高い顔の患者の場合，通常のベントタイプでは涙道の走行に涙道内視鏡を合わせようとすると前額部が邪魔することがある．その場合は，より角度の大きいツインベントタイプのプローブを使用するとよい．

1. 麻酔：DEP，SGI共通

麻酔は鼻粘膜麻酔，滑車下神経麻酔，涙道内麻酔の3つを行う．

まず鼻粘膜浸潤麻酔を行う．アドレナリン0.1％とリドカイン塩酸塩0.4％等量で混合した溶液に浸した綿棒やガーゼを下鼻道に挿入する．手術用顕微鏡で鼻腔内を照らすか，鼻内視鏡を用いると確実に下鼻道に挿入することができる．

オキシブプロカイン塩酸塩点眼液（ベノキシール®点眼液0.4％）を点眼して点眼麻酔を行ったのち，リドカイン塩酸塩を涙管洗浄針を用いて涙点から涙道内に注入して涙道内の表面麻酔を行う．滑車下神経麻酔はアドレナリンを含有しないリドカイン塩酸塩2％を用いる．アドレナリン含有のものは，眼窩内に薬液が広がると眼動脈の閉塞を引き起こす可能性があるためである．

使用する針は26 Gが一般的である．重要なことは針長の短いものを用いることである．針長が長いものを用いると，前篩骨孔に到達して前篩骨動脈を損傷し，球後出血を起こすリスクがあるためである．26 Gは針長が13 mmのため針を全長刺入しても前篩骨孔に到達することはなく，安全に使用することができる．刺入位置は上顎骨の耳側，内眼角腱（medial canthal tendon：MCT）のやや頭側である．MCTを手で触診して位置を確認しながら，針を垂直に全長刺入し，麻酔薬を2 mL注入する．

局所麻酔での処置に恐怖がある患者や小児は，ためらわず全身麻酔下で処置を行う．涙道内視鏡の操作に慣れない間は涙道を不用意に刺激して痛みを誘発するため，全身麻酔下で処置することが望ましい．その際は全身麻酔と鼻粘膜浸潤麻酔を行う．

2. 涙点の拡張：DEP，SGI共通

次に涙点拡張針で涙点を十分に拡張する．涙道内視鏡手術では，外径0.9 mmの涙道内視鏡プローブに外套シースを装着して手術を行うため，外套シースが挿入可能な大きさまで拡張する必要がある．涙点拡張が不十分であると，涙道内に内視鏡先端が入ってもシースが入らず，それ以上涙小管内に進まない．そのうちに眼瞼が涙で濡れて固定が難しくなる．眼瞼を固定して涙点拡張を始めたら，確実にシースが入る大きさまで涙点を拡張する．

器具を深く挿入すれば，それだけ涙小管壁の損傷リスクが増加することになる．そのた

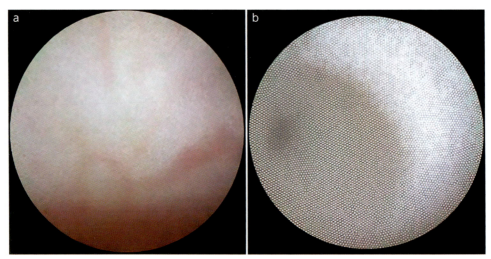

図3 涙道閉塞の涙道内視鏡所見
a：dimpleなし．閉塞部位にdimpleを認めず，白色線維化組織と一部血管を伴う組織がある．
b：dimpleあり．画像の中央向かって左側にdimpleを認める．

め，鋭な拡張針で少し拡張ができたら，鈍の拡張針へ変更して十分に拡張すると安全である．初めから鈍の拡張針が入るなら，鈍の拡張針で拡張する．鋭な拡張針は仮道を作るリスクがあり，涙小管の涙点付近で仮道を作り拡張してしまうと，本来の道が閉じて処置の継続は困難となる．そのときは仮道が閉鎖するのを待って，日を改めて処置を行うのがよい．涙点拡張が十分に行うことができない場合は，拡張針にこだわらず11番メスなどを用いて涙点耳側切開を加えて拡張させる．この際，メスは涙小管垂直部の終わりまで差し込み，垂直部に平行になるようにやさしく引き切りする．

3. 涙道内視鏡の操作：DEP，SGI共通

まず上涙点から涙管チューブ挿入術を試みる．涙嚢に涙道内視鏡が到達後，内視鏡を回転させる．上涙点から挿入するのは，角度が下涙点のときに比べて少なく，涙嚢内を傷つけるリスクが少ないうえ，なおかつ操作がしやすいからである．シースを装着した涙道内視鏡を涙点から垂直に挿入し，プローブを水平にし，上涙点の場合は上眼瞼を上耳側に，下涙点の場合は下耳側に引き，涙小管を直線状にして涙道内視鏡を涙嚢方向に進めていく．患者の頭側に座って処置する場合，涙小管の部分の操作は利き手と同側の涙小管のほうが操作しやすい．対側の操作のときには逆手になるからである．座る位置を容易に変えることのできる状況であれば，涙小管の走行の延長線上に座って操作すると容易にできる．

白い内腔の涙小管から涙道内視鏡を進めると，やや赤色調の涙嚢粘膜が観察される．涙嚢粘膜が確認されれば，涙道内視鏡の方向をプローブの先端が足側になるように回転させ

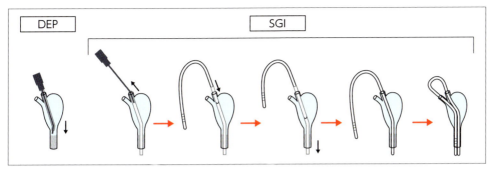

図4 涙道内視鏡下涙管チューブ挿入術の手技
(Kamao T, et al. Outcomes of bicanalicular nasal stent inserted by sheath-guided dacryoendoscope in patients with lacrimal passage obstruction : a retrospective observational study. BMC Ophthalmol 2021；21 (1)：103.[3]より引用)

て垂直にして鼻涙管の下方に進める．内総涙点を通過していないのにプローブを回転させても進まない．そのときは涙道内視鏡に引っ張られる形で眼瞼が同時に動く．そのまま無理に進めると涙道外に涙道内視鏡が迷入して，灌流液で眼瞼浮腫を起こすので注意を要する．いったん眼瞼浮腫を起こすと涙小管が潰れて，本来の涙小管内へ戻るのは非常に困難となる．

灌流は涙囊に入るまでは術者の両手が塞がっているため，助手に行ってもらい，涙囊まで入ったら術者が灌流の量を調整する．灌流するときに感じる抵抗で狭窄具合を評価でき，適切な大きさに涙道を広げることができるからである．

涙道内視鏡が閉塞部位に到着したら，まず十分に観察する．観察するポイントはくぼみ（dimple）があるかどうかである．Dimpleが1つあればそこを目指して内視鏡を進めればよい（図3）．Dimpleがない場合には，白色線維化領域（無血管領域）から穿破を開始する．涙道内視鏡の角度を確認することも参考になる．

穿破時は閉塞部位の固さを評価する．閉塞を少し穿破したあと，内視鏡を少し引いて確認する．穿破した先に正常組織が観察されれば，閉塞を正しく解除できていることになる．閉塞が続いている場合には少しずつ穿破を進める．もし正常組織が見えず黄白色のキラキラ輝く線維性の組織が見えたら，涙道外へ出ている可能性が高い．穿破する方向が間違っていないか，プローブと涙道の位置関係を見直して，再度穿破を行う．

もし涙道内視鏡で穿破できないほど固い閉塞の場合には，ブジーを用いて穿破する．涙道内視鏡は繊細であり，無理に力を加えれば容易に折れて使いものにならなくなる．閉塞部位まで涙道内視鏡を進めて，その状態でシースだけ残して涙道内視鏡を引き抜く．そしてブジーを先ほどまで入っていた涙道内視鏡の角度と同じ角度で挿入し，閉塞部位を穿破する．

4. 涙管チューブの挿入：SGI

涙道内視鏡の先端が鼻腔まで到達すると，鼻粘膜浸潤麻酔の際に下鼻道に挿入していた綿棒やガーゼが観察できる．装着していた外套シースを鼻腔内に出した状態で留置し，涙道内視鏡を涙道内から抜去する．留置した外套シースの涙点側にオフロキサシン眼軟膏（タリビッド®眼軟膏0.3％）を塗布して滑りを良くしたチューブを接続後，鼻内視鏡で下鼻道を観察し，解剖学的に矛盾していない位置からシースが出ていることを確認する．外套シースの鼻腔側を麦粒鉗子で掴み，鼻腔外へ引っ張り出すことで牽引した涙道内に正しくチューブを留置できる．

涙道内のチューブは抜けるのを防ぐために小さいペアンで先端を挟んでおく．新しいシースを涙道内視鏡に装着して下涙点からも同様にシースを鼻腔内に出し，チューブを接続する．そして先ほど挟んだペアンを外して，チューブの真ん中を涙点出口すぐで挟み，固定後シースを引き抜く．こうすることで上下のチューブの長さが均等になる．最後にチューブを咽頭側へ麦粒鉗子で押し込む[4]（図4）．

5. 涙道の解剖

涙道内視鏡は涙道を直視下で見ることのできる便利な道具であるが，涙道の解剖を理解していなければ閉塞部位を認めたときに適切な方向に閉塞を解除することができない．そのため涙道の解剖の理解が必須である．涙点は眼瞼縁の内側にあり，涙小管垂直部へ続く．約2.5mmの垂直部を抜けると，約8mmの水平部となる．涙小管水平部が眼瞼に平行に内眼角に向かい，80％以上の症例で上下涙小管が合流し総涙小管となり，内総涙点から涙嚢に入る．涙嚢は上下方向の長さは12〜15mmであり，長軸は後方へ10°傾く．骨性鼻涙管の上下方向の長さは約12mmで後方へさらに20°傾く．涙道の各部位の角度，長さを念頭におく．ただし，個人差もあるので，術前にCTを撮影する機会があれば参考にするのも一つの方法である[5]．

コツとポイント

涙道内視鏡を用いたチューブ挿入術は，目視下でチューブを挿入できること，閉塞や狭窄の程度がわかることが利点である．また，涙道内視鏡は涙点プラグなどの涙道内異物，涙嚢結石や涙小管炎の菌石除去にも有用である．

（清水英幸）

文献

1）宮崎千歌．涙管チューブ挿入術（内視鏡を使用するもの）．谷戸正樹・編．眼科レジデントのためのベーシック手術．日本医事新報社；2021．pp.97-106.

2）Mimura M, et al. Indications for and effects of Nunchaku-style silicone tube intubation for primary acquired lacrimal drainage obstruction. Jpn J Ophthalmol 2015；59（4）：266-272.

3）Kamao T, et al. Outcomes of bicanalicular nasal stent inserted by sheath-guided dacryoendo-scope in patients with lacrimal passage obstruction：a retrospective observational study. BMC Ophthalmol 2021；21（1）：103.

4）鎌尾知行．涙道内視鏡手術．眼科の処置・小手術・最新の治療 ― 基本手技から緊急時の対応まで．臨床眼科 2023；77（11）：pp.54-59.

5）柿崎裕彦．涙液，涙道の解剖生理．大鹿哲郎・監修．眼手術学3　眼筋・涙器．文光堂；2014．pp.232-245.

第4章 涙道

4.5 涙道内視鏡非併用涙管チューブ挿入術

はじめに

　涙道内視鏡を使用しない涙管チューブ挿入術は，涙道内視鏡を持たない施設であっても行うことができ，慣れれば所要時間は数分である（図1）．
　閉塞部の距離が長い涙小管閉塞を除いては，ほとんどチューブのみで閉塞部を穿破してチューブを挿入することが可能であり，侵襲の少ない手術である．

手術の適応

　涙管チューブ挿入術の適応はあらゆる涙道閉塞である．しかし，ティーエスワン®（TS-1）などの抗がん剤内服などによる涙小管の全閉塞では，仮にチューブを挿入できたとしても再閉塞率は高い．また，慢性涙囊炎を伴う鼻涙管閉塞も一度のチューブ挿入のみで治癒することは難しいことが多いが，複数回のチューブ挿入にて治癒する可能性もある．涙囊鼻腔吻合術（dacryocystorhinostomy：DCR）を拒否する患者や，涙管チューブ挿入術しか治療が難しい患者にとっては，涙管チューブ挿入術を繰り返すしか致し方ないこともある．
　涙管チューブ挿入術の良い適応としては，慢性涙囊炎のない鼻涙管閉塞，総涙小管閉塞，閉塞部位の距離が短い涙小管閉塞である．

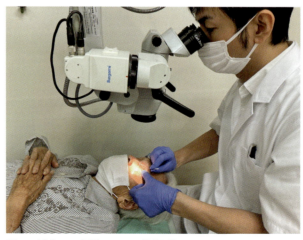

図1　外来での涙管チューブ挿入術

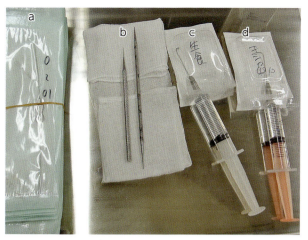

図2 涙管チューブ挿入術に必要な物品
a：ブジー (0405，0607，0809)
b：拡張針各種，1段針
c：生食入りシリンジ
d；麻酔（キシロカイン®液4％）入りシリンジ

涙道内視鏡を使用しない涙管チューブ挿入術の利点として，
・高価な機器は不要
・侵襲は少ない
・チューブのみで挿入可能なら2，3分で終了
・閉塞部の固さや鼻涙管開口部まで正しく挿入できたかどうかは経験を積めば指の感覚でわかる
・初回手術なら充分な術後成績

といった点が挙げられる．涙道内視鏡を持たない施設であっても，積極的に涙管チューブ挿入術を施行することを推奨する．

手技の実際（動画1，動画2）

涙管チューブ挿入術に必要な物品は，1段針をつけた2.5または5 mLのシリンジにリドカイン塩酸塩（キシロカイン®液4％），生理食塩水を入れたもの，先端が細いものから比較的太いものまでの涙点拡張針，チューブで閉塞部を穿破できないときのためのブジー (0405，0607，0809) である（図2）．涙管チューブは当科ではラクリファースト（ロート製薬株式会社），PFカテーテル（東レ株式会社）を用いているが，先端がやや尖っている形状になっているラクリファーストが涙点から挿入しやすく，涙道内視鏡を用いないチューブ挿入には使いやすい．チューブ挿入を行う前には，チューブの先端10 mmから先を15度くらい，少し曲げておくとチューブ挿入，閉塞部の穿破がしやすい（図3）．このときどの方向へ折り曲げたのかわかるように，内筒の後端側のマーク（ラクリファーストなら0）と同じ方向に内筒を折り曲げておくと，チューブ挿入中に先端がどこへ向いているか把握

動画1
涙道内視鏡非併用涙管チューブ挿入術（手術顕微鏡下）

動画2
涙道内視鏡非併用涙管チューブ挿入術（外来）

第4章　涙道

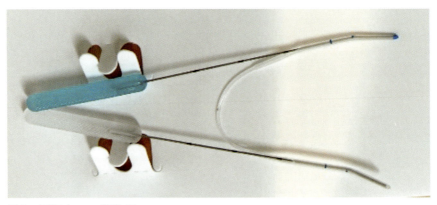

図3　涙管チューブ挿入前
チューブの先端を少し折り曲げる．

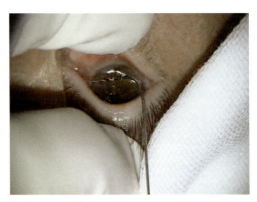

図4　点眼麻酔

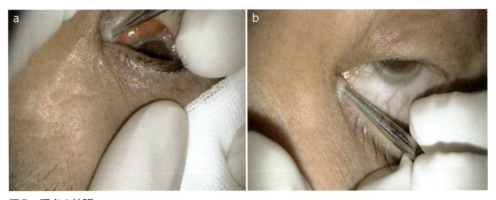

図5　涙点の拡張
a：下涙点
b：上涙点

できる．
　まずリドカイン塩酸塩点眼剤（キシロカイン®点眼液4％）を点眼麻酔する（図4）．次に拡張針を用いて涙点拡張を行う（図5）．涙点の大きさをみて，拡張針の先端の太さを選択

4.5 涙道内視鏡非併用涙管チューブ挿入術

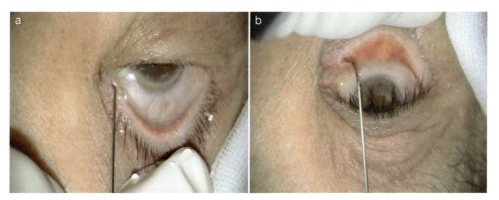

図6 涙点からの麻酔注入
a：上涙点
b：下涙点

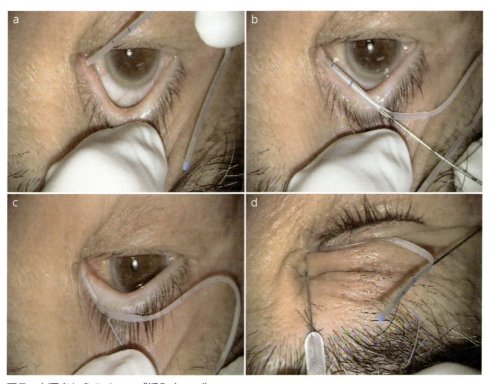

図7 上涙点からのチューブ挿入（a→d）

する．小さな涙点であれば先端の細い拡張針で拡張することが必要であるが，細い部分が長い拡張針では，涙点を十分拡張する前に涙嚢内へ先端が到達してしまうので，適宜先端の太い拡張針も併用しながら拡張を行う．拡張針を一本のみ使うとすれば小児用拡張針が先端も細く，大きく拡張しやすい．涙点拡張の際は，チューブ挿入後のcheese wiringを避けるため，涙点鼻側の粘膜が裂けないように注意する．

涙点拡張後は涙点から再度麻酔薬を注入した後（図6），チューブを挿入する．チューブ

167

第4章　涙道

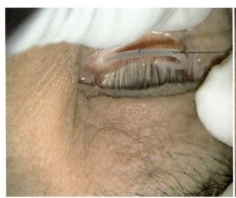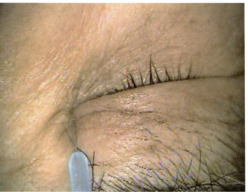

図8　下涙点からのチューブ挿入

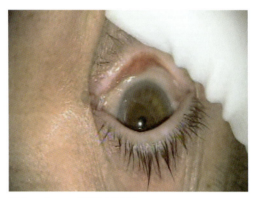

図9　チューブ挿入終了時

の先端を涙点から挿入し，チューブを折り曲げたカーブに沿って挿入を進める（図7，8）．まずはチューブのみで閉塞部を穿破してみる．穿破できればそのまま挿入を進めるが，チューブのみでは閉塞部を穿破できず内筒が突き抜けそうならブジーで穿破する．まずは05か07から開始し，09が入るまで広げ，その後チューブを挿入する．術中に痛みが強ければ滑車下神経ブロックを追加する．チューブを挿入する際には，自分で道を作るのではなく，そこにある道にチューブを置いてくるという感覚でチューブを進める．時々指を離してチューブの後端が鼻涙管の走行角度と同じ方向に向いているのかをチェックする．チューブの先端が眼窩内にあると，チューブの後端はかなりの角度で立つので，チューブの角度で仮道に入っているかがわかる．

　チューブの先端が鼻涙管開口部まで到達したら，総涙小管部分を圧迫しながら内筒を引き抜く．このときチューブまで抜けてしまうことがないように注意するが，どうしても引き抜いてチューブが緩くなってしまう場合は，チューブ挿入前に一度内筒を抜きオフロキサシン眼軟膏（タリビッド®眼軟膏0.3％）をつけて滑りをよくしておくと，チューブを引き抜くことなく内筒を抜きやすい．

チューブ挿入後は上下涙点の間にチューブ中心のマークがあることを確認し終了する（図9）．チューブ挿入直後に通水検査を行っても行わなくてもよいが，通水が得られずとも特に問題はない．

コツとポイント

・涙道内視鏡を用いない涙管チューブ挿入術は，簡便で侵襲が少なく，術後成績も涙道内視鏡併用と同等である．
・涙点をしっかりと拡張すること，涙嚢内にチューブの先端が到達したらそこを支点に鼻涙管に向かってチューブを進めること．
・自分で道を作らない．そこにある道にチューブを進めることを心がけて行う．

（渡辺彰英）

5. YAGレーザー

はじめに

白内障術後に起きる合併症として前囊収縮と後発白内障がある．

前囊収縮は水晶体囊内に残存した水晶体上皮細胞（lens epithelial cells：LEC）が，創傷治癒反応で生じたさまざまなサイトカインの影響を受けて形質転換し上皮間葉移行[1]が起こることで前囊切開窓が収縮する現象である（図1a）．前囊収縮は白内障術後3カ月までの間に進行することが多いとされる[2]．前囊収縮は網膜色素変性症，落屑症候群など，チン小帯脆弱症例や糖尿病などを合併する患者で発症しやすい[3]といわれている．

後発白内障は，線維性混濁，Elschnig真珠，Soemmering輪，液状後発白内障などに分類される[4]（図2）．これらの混濁は，白内障術後に水晶体囊内に残存したLECが分化・増殖することで発生する．術後早期に線維化を伴って生じる症例もあるが，多くの症例では長い時間をかけて増殖し，視機能低下を引き起こす．約30％の患者が手術後5年以内に後

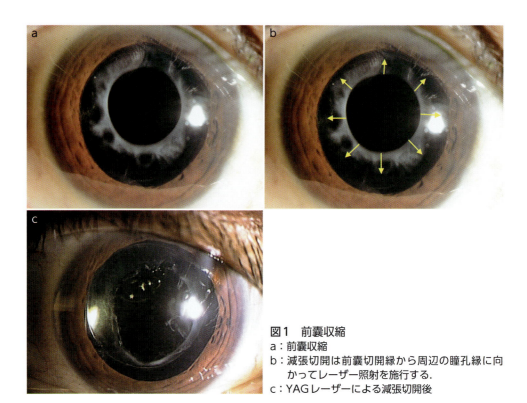

図1 前囊収縮
a：前囊収縮
b：減張切開は前囊切開縁から周辺の瞳孔縁に向かってレーザー照射を施行する．
c：YAGレーザーによる減張切開後

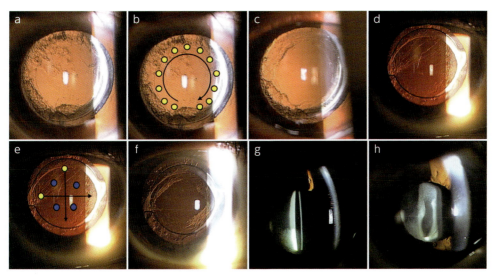

図2　後発白内障
a：眼内レンズ周辺で増殖した細胞が増殖してElschnig真珠と呼ばれる後嚢混濁を形成している．
b：円形切開法を示す．6時方向を残して円周上にレーザー照射を行う．
c：円形切開法による照射後
d：瞳孔領に及ぶ線維性混濁を認める．
e：十字切開法を示す．周辺部からレーザー照射を開始し，十字に切開する．後嚢が倒れない場合は青点で示した部分を照射して後嚢を硝子体腔側に倒す．
f：十字切開法による照射後
g：眼内レンズと後嚢の間に乳白色の液状物質が貯留している（液状後発白内障）．
h：下方にYAGレーザーを照射した直後．貯留液は硝子体腔に移動した．

発白内障を発症する[5]との報告もある．後発白内障の発生リスクを高める要因として，糖尿病，ぶどう膜炎，アトピー性皮膚炎，先天白内障，強度近視などがあげられる．

手術の適応

　前嚢収縮は通常の瞳孔径では観察できないことが多いため，散瞳下にて確認する．無症状かつ前嚢収縮が軽度であれば，経過観察とする．前嚢収縮が進行しており，コントラスト感度低下などの視機能低下を生じている症例では治療適応と考える．
　後発白内障においても散瞳下で後嚢の観察を行う．混濁が瞳孔領に及んだ際には視力低下，霧視，羞明，コントラスト感度低下などの症状がでる．Elschnig真珠は透明なため，軽い混濁だと見落としてしまう可能性があることに注意が必要である．徹照法で瞳孔領に混濁があるかを確認し，混濁が瞳孔領に及ぶ場合は視力低下の原因となっている可能性が高いと判断し，治療適応と考える．液状後発白内障は，瞳孔領が白濁して観察されることからIOL混濁や硝子体混濁と見誤りやすい．スリット光を細くして診察するとIOL断面のうしろ側に乳白色貯留物を確認でき，診断できる（図2g）．

手術の実際

　前嚢収縮，後発白内障ともにNd：YAGレーザー（neodymium：yttrium-aluminum-garnet

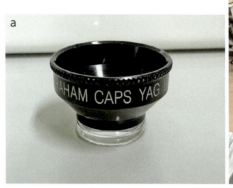
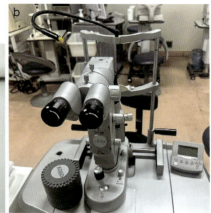

図3 YAGレーザーで用いる器具および機械
a：Abraham Capsulotomy YAG Laser Lens
b：眼科用YAGレーザー手術装置

laser)（図3b）を用いる．散瞳薬にて十分に散瞳後，点眼麻酔を行い，YAGレーザー用コンタクトレンズ（図3a）を接触させてレーザーを照射する．

1. 前囊収縮に対する減張切開

前囊収縮に対しては前囊縁の減張切開を行う（図1b）．レーザーは前囊切開縁から周辺の瞳孔縁に向かって照射する．

YAGレーザー

2. 後発白内障に対する後囊切開 (動画)

後囊切開法には円形切開法や十字切開法がある（図2b, e）．円形切開法は5時もしくは7時方向から開始し，6時の部位は切開せずに残して，切開した後囊が後方に倒れこむようにする．円形切開は光学部中心をレーザー照射しないが，照射回数は多くなる．

一方，十字切開は光学部中央へのレーザー照射時に，眼内レンズに誤照射をすると眼内レンズのクラックが入るため注意が必要である．

コツとポイント

後囊に正確にピントを合わせることが重要であり，必ずレーザー照射前に視度を合わせる．ピントが合わない原因としては，コンタクトレンズが斜めになり，角膜とスリットランプが垂直にあたらないことや，患者の頭が離れていることなどがあげられる．こういった状況を回避するにはレーザー照射前に患者の治療眼の高さを確認して椅子や診察台を適切な高さに合わせることや，頭の固定を行うことが大切である．また，スリット光は，やや角度をつけることで距離感がつかみやすくなる．

1. 前囊収縮に対する減張切開のコツとポイント

1カ所だけでなく数カ所切開することで，収縮した前囊の切開縁を拡大できる．また，

線維化した前嚢は切開しにくいためレーザーパワーを2.0 mJに設定し，切れない場合は徐々にパワーを上げて減張切開を行う．

2. 後発白内障に対する後嚢切開のコツとポイント

十字切開をする際に，光学部中央部の眼内レンズへの誤照射を予防するため，レーザー照射をまずは周辺から照射を開始し，後嚢へピントが正しくあたっているかどうかを確認する．

レーザーの照射エネルギーは，1.0〜1.5 mJから開始し，徐々にパワーを上げていく．線維性混濁の場合は前嚢収縮と同様に線維組織が硬いためレーザーパワーは高くする必要がある．また，照射焦点を100〜200 μm程度後方に設定することで眼内レンズへの誤照射を予防する．

3. 液状後発白内障に対する後嚢切開のコツとポイント

液状後発白内障症例は下方の後嚢をレーザーにて切開すると，重力に伴い液状物質が硝子体腔に移動し，後嚢の透見が可能となり，その後のレーザー照射が容易になる（図2g，h）．症例によっては液状物質が多く，拡散した液状物質により硝子体が混濁してしまい，後嚢が確認しにくくなることがある．その場合は一度治療を中断し，数日後に硝子体混濁が改善してから切開を追加する．

4. 術後合併症の予防のコツとポイント

YAGレーザー切開術後合併症として高眼圧症，虹彩炎，黄斑浮腫，網膜剥離などが報告されている[6]．術前術後にアプラクロニジン塩酸塩点眼液（アイオピジン®UD点眼液1%）を点眼すると眼圧上昇を予防できる．虹彩炎，高眼圧症は一過性のことが多いため，ステロイド点眼や緑内障点眼薬で予防あるいは加療し，黄斑浮腫に対してはトリアムシノロンアセトニド眼注用（マキュエイド®眼注用40 mg）のテノン嚢下注射の施行を検討する．

（宮谷崇史）

文献

1) Nishi O, et al. Effects of the cytokines on the proliferation of and collagen synthesis by human cataract lens epithelial cells. Br J Ophthalmol 1996；80（1）：63-68.
2) Park TK, et al. Changes in the area of the anterior capsule opening after intraocular lens implantation. J Cataract Refract Surg 2002；28（9）：1613-1617.
3) Hayashi K, et al. Anterior capsule contraction and intraocular lens dislocation after implant surgery in eyes with retinitis pigmentosa. Ophthalmology 1998；105（7）：1239-1243.
4) 児玉俊夫．後発白内障の分類とその成因．日本白内障学会誌 2005；17：34-40.
5) Schaumberg DA, et al. A systematic overview of the incidence of posterior capsule opacification. Ophthalmology 1998；105（7）：1213-1221.
6) Dot C, et al. Incidence of Retinal Detachment, Macular Edema, and Ocular Hypertension after Neodymium：Yttrium-Aluminum-Garnet Capsulotomy：A Population-Based Nationwide Study-The French YAG 2 Study. Ophthalmology 2023；130（5）：478-487.

第6章　網膜硝子体

6.1 網膜光凝固術（局所・汎網膜光凝固）

はじめに

　網膜光凝固術は眼科処置の中では数多くされる処置の一つで，なおかつ視機能を保つために行われる重要な処置である．多くの疾患に適応され，疾患ごとに設定を変更する必要があるが，疾患の病態とその目的を理解すれば困ることは少ないと思われる．

　網膜光凝固術は現在大きく2つの目的のために行われている．1つ目は**病的な産生物の抑制**，具体的には血管内皮増殖因子（vascular endothelial growth factor：VEGF）や漏出する液性成分・タンパクなどの産生低下である．2つ目は**物理的に網膜と網膜色素上皮細胞（retinal pigment epithelium：RPE）の接着を強固**させることにある．

処置の適応

　網膜光凝固術の適応疾患は①病的な産生物の抑制と②物理的に網膜と網膜色素上皮細胞（RPE）の接着を強固の目的別にみると，①は糖尿病網膜症や網膜静脈閉塞症などの虚血疾患や，血管瘤，中心性漿液性脈絡網膜症，加齢黄斑変性などの漏出に関わる疾患が対象となり，②は網膜円孔・裂孔などが対象となる．

手技の実際

1. 照射部位によるレンズの選び方

　基本的に周辺部への凝固を目的とする場合は**低倍率接触型倒像型レンズ**を，後極部の凝固を目的とする場合は**拡大型接触型倒像型レンズ**もしくは3面鏡を用いる．

　低倍率接触型倒像型レンズの代表的なものとして，Trans Equator®，Super Quad® 160（VOLK社）やマインスターPRP165レーザーレンズ（Ocular社）などがあげられる．筆者はその中でも比較的倍率の高いTrans Equator®を愛用しており，特につばなしタイプは眼球の軽度圧迫により周辺までの視野確保が可能となる（図1）．注意する点としては，倍率の逆算分レーザースポットが大きくなる（倍率×0.5であればスポットは×2となる）ため，その点を留意する．

　拡大型の接触型倒像型レンズとしてはSuper Macula®（VOLK社）などを用いることで後極部を拡大し，かつ小瞳孔症例にも対応可能となる．

　3面鏡（スリーミラー）は3ミラーゴニオファンダスレーザーレンズ（VOLK社）やスリーミラーユニバーサルレンズ（Ocular社）などが代表的であり，特に中央部分は正像として

6.1 網膜光凝固術（局所・汎網膜光凝固）

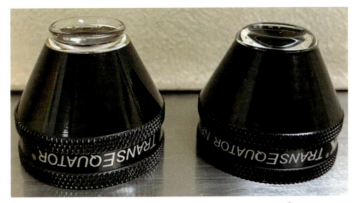

図1　低倍率接触型倒像型レンズであるTrans Equator®（VOLK社）
Standard（つばあり：左）は安定性が高く，眼圧の強い患者などには有用である．No-Flange（つばなし：右）は軽度眼球圧迫によりさらに周辺の視認が可能となり，周辺部への網膜光凝固が必要な場合に有用である．

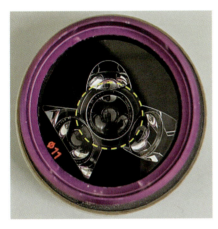

図2　3面鏡（スリーミラー）
中心のレンズ（黄色点線）の部分を使用することで，黄斑部の詳細な正像を得ることが可能となる．

後極部を視認することが可能であり，凝固部位の特定が容易となる（図2）．ただ，観察範囲は狭いため必要に応じて患者に視線移動を指示する．

2. セッティング

　機器の立ち上げに時間を要するため，まず処置前に機器を立ち上げ，レーザー条件を設定する（図3）．患者には散瞳が十分行われているのを確認のうえで点眼麻酔を行い，レーザー機器の前に着席してもらう．最初のうちは処置に時間を要することもあり，また術者はフットスイッチを踏む必要もあることを考慮して患者，術者が共に楽な姿勢をとる．処置中はスリットを上下・左右に動かす必要があるため，上下方向に多少ゆとりがある位置に眼球がくるように顔の高さを合わせる．患者は処置に対して恐怖感があると顔が後ろもしくは横方向にずれていくことが往々にしてあるため，可能であれば固定ベルトで頭を固定する．

175

第6章 網膜硝子体

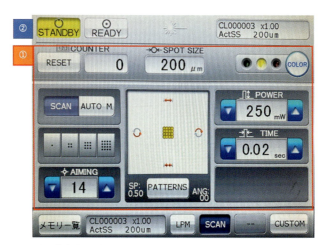

図3　網膜光凝固術の設定画面
①の部分ではスポットサイズ，波長，出力，照射時間，レーザー照射パターンなどを設定・確認できる．設定の確認後，②を「READY」の状態にするとレーザー照射が可能となる．

3．疾患による照射目的と照射条件

1）虚血性疾患に対する網膜光凝固術

　虚血性疾患の代表例は上述したように糖尿病網膜症や網膜静脈閉塞症などである．虚血網膜組織からVEGFが産生されると黄斑浮腫や新生血管などが生じ，視機能低下につながるため，虚血部位に対して網膜光凝固術を行って，VEGFの産生を抑制することを目的とする．

　以前は抗VEGF治療の選択肢がなく，また，硝子体手術も安全性が確保できないため網膜光凝固術で可能な限り治療を行うことが必要であり，低出力で長時間の凝固が望ましいとされていた．現在は他の治療との組み合わせが可能であり，低侵襲の網膜光凝固術を目指し，凝固斑の拡大防止，疼痛抑制のために高出力短時間照射が広く行われるようになってきている．

①従来の凝固

　一般的には，波長はyellowを用いてスポットサイズ，凝固時間，出力を200 μm，150 msec，150 mWの設定とし，網膜が淡く白色変化を生じるように1スポットの間隔をあけて照射する．周辺部は後極部に比較して網膜が薄くレーザーの影響が出やすいため，出力を落とすことが望ましい．中間透光体の混濁により凝固斑が出にくい場合は波長を長くしたredを用い，出力と照射時間を調整し，時間については500 msecを最大として伸ばして行うようにする．

②高出力短時間照射（パターンレーザー）

　波長，スポットサイズは上と同様にyellow，200 μmとし，凝固時間は20～50 msec，出力は250 mW程度を基準として，スポットの出方に応じて徐々に出力を変化させてい

6.1 網膜光凝固術（局所・汎網膜光凝固）

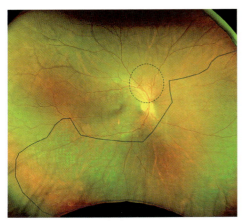

図4　増殖硝子体網膜症に対する高出力短時間照射（パターンレーザー）
視神経乳頭上方に新生血管が確認できる（点線）．レーザーは4×4のパターンを使用し，硝子体出血のリスクも考慮し下方より行っている（実線）．

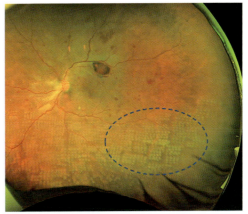

図5　増殖糖尿病網膜症に対する網膜光凝固術
固視不良であり，パターンレーザーの配列が乱れ，凝固斑が重なっている（点線）．

く．間隔は0.5もしくは0.75スポット間隔で，最初は2×2（4発）で凝固斑の出方を確認し，可能なら4×4（16発）や5×5（25発）に増やしていく（図4）．ただ，一度のshot数が増加すると患者の固視によってはきれいに配列しないことがあり（図5），その場合は2×2などを用いて行う．

2）漏出に関わる疾患に対する網膜光凝固術
①網膜細動脈瘤（RAM）に対する光凝固

　網膜細動脈瘤（retinal arterial macroaneurysm：RAM）は，網膜動脈の一部が瘤状に拡大してしまう疾患であり，加齢に伴う血管の硬化性変化が原因と考えられている．細動脈瘤の血管壁は拡張され，破裂し硝子体出血や網膜出血を引き起こすことや，透過性が亢進し黄斑浮腫を引き起こすことがある．自然消退することもあるが，再出血の予防や，黄斑浮腫を改善する目的に細動脈瘤自体の直接凝固を選択する．その際の注意点としては，強い照射によって健常な動脈を閉塞させないことが重要である．そのため，波長，スポットサイズはyellow，200 μm，凝固時間は100〜200 msec，出力は100 mW程度を基準とし，RAMの表面をあぶるように追加していく．RAMにエイミングを照射した際には，通常よりやや手前にくることも留意する．

②毛細血管瘤（MA）に対する光凝固

　毛細血管瘤（microaneurysm：MA）は糖尿病網膜症や網膜静脈分枝閉塞症などに続発して生じる．活動性が高くなるとMAより血漿成分の漏出が生じ，黄斑へ硬性白斑や浮腫などを生じることがある．

　MAへの照射は検眼鏡的もしくは眼底造影検査の結果をもとに行うことが多く，波長，スポットサイズはyellow，100 μm，凝固時間は100〜200 msec，出力は100 mW程度を基

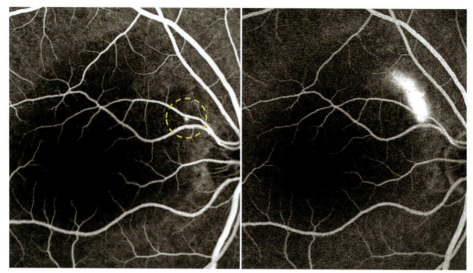

図6 中心性漿液性脈絡網膜症に対する光凝固
急性の中心性漿液性脈絡網膜症（CSC）ではフルオレセイン眼底造影検査（FA）で早期は点状の漏出（黄色点線），後期には噴水状の漏出が確認されることがある．網膜光凝固を行う際には早期の画像を確認する．

準とし直接凝固を行う．MAにエイミングがあたるとRPEから網膜内にずれるのが確認されるため，それを指標に行うことが望ましい．

③中心性漿液性脈絡網膜症（CSC）に対する光凝固

中心性漿液性脈絡網膜症（central serous chorioretinopathy：CSC）は脈絡膜の拡張により網膜内へ滲出性変化が生じる疾患であり，急性期にはフルオレセイン眼底造影検査（fluorescein angiography：FA）にて噴水状の漏出が確認されることがある．自然治癒することもある疾患であるが，長期間継続する際には網膜光凝固術や光線力学的療法（photodynamic therapy：PDT）などが治療選択肢となる．ただし，びまん性，あるいは，黄斑内に漏出点がある症例は網膜光凝固術の適応外となることが多い．網膜光凝固術を行う際には造影検査の早期より漏出点を確認し（図6），波長はyellow，スポットサイズは100 μm，凝固時間は100〜200 msec，出力は80 mW程度を開始とし凝固を行う．1回の治療で完治を目指す必要はなく，過剰照射にならないように留意する．

3）網膜接着を強固する際に行う網膜光凝固術

網膜格子状変性部位は，網膜の菲薄化が生じており網膜円孔を形成することがある．また，硝子体癒着が強い部位では，後部硝子体剥離が生じた際に網膜裂孔を形成することがある．これらは網膜剥離へ進展するリスクがあり，感覚網膜とRPEの強い癒着を形成するために網膜光凝固術を行う．波長はgreenかyellow，スポットサイズは250〜500 μm，凝固時間は200〜300 msec，出力は150〜300 mW程度を基準とする．過剰なエネルギー照射は中央部の網膜欠損を起こしうるので注意が必要である．網膜裂孔の際には硝子体出血を合併することがあり，その場合は波長をred，パワーを上げて行うが，患者の疼痛や脈

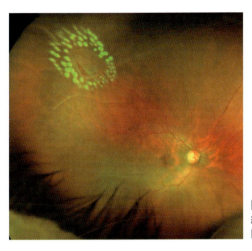

図7 馬蹄形の網膜裂孔に対する網膜光凝固術
網膜剥離が生じている部位の周辺に2〜3列の光凝固を行う.

絡膜萎縮などを引き起こす可能性があることを理解して行う．格子状変性を伴う網膜円孔の場合は格子状変性自体を2列程度の網膜光凝固で囲み，可能であれば格子状変性内も凝固を追加する．網膜裂孔の場合は裂孔の基底部の牽引が強くなっているため，後極側は2列程度，基底部〜周辺は3列程度囲むようにする（図7）.

コツとポイント

実際の照射時には

　レンズ越しに眼底が視認できていること，また，エイミングが正円で網膜面にあたっていることを確認する．目標の位置に合わせたあと，レーザーを「READY」の状態にする．0，90，180，270°の部位，また周辺は疼痛を感じやすいため，まずは凝固部位の後極で上記の角度をなるべく避けた部位から凝固を開始する．目的に合わせた凝固よりやや弱い条件から開始し，凝固斑が出るまで条件を上げていく．慣れてくるまでは声掛けなどを行い，患者をリラックスさせながら行う．

　初回，または慣れないうちは機械のセッティング，エイミングの際のピント合わせに苦慮することがあるため，事前に練習を行っておくとスムーズに処置が行えるようになる．具体的には，黒色の紙を用いて実際の照射を試すことでフットスイッチの適切な位置や踏み加減，レーザーの出力程度などを理解することが可能となる（動画）.

網膜光凝固術

（田中　寛）

6.2 光線力学的療法 (PDT)

はじめに

　光線力学的療法（photodynamic therapy：PDT）は生体内に光感受性物質を注入したあとに特定の波長の光を治療標的となる組織に照射し，活性酸素を生じさせることで病巣の血管を閉塞させる治療法であり，主に悪性腫瘍の治療法として知られてきた[1]．眼科領域へのPDTの応用は，加齢黄斑変性（age-related macular degeneration：AMD）に対する静注用ベルテポルフィン（ビスダイン®静注用15 mg）を用いたPDTの有効性が示されたことが始まりである（図1）．

　滲出型（新生血管型）AMD治療の第一選択は抗血管内皮増殖因子（vascular endothelial growth factor：VEGF）療法であり，近年ではPDTを単独で行うことは比較的少なく，抗VEGF療法と併用して行うことが一般的である．AMD診療において抗VEGF療法と比較したPDTの利点は，治療回数や通院回数など治療に関連する患者の負担を軽減できる可能性がある点，抗VEGF療法において懸念される全身合併症（脳梗塞や心筋梗塞など）や手技に関連する合併症（眼内炎，水晶体損傷，眼圧上昇など）のリスクを回避できることがあげられる．一方，欠点としては，治療後に網膜下出血，網膜色素上皮（retinal pigment epithelium：RPE）裂孔，RPE萎縮などの合併症により不可逆的な視力低下を生じるリスクがあること，光感受性物質の全身投与後の光線過敏性反応を予防するために治療後数日間の行動制限が必要であることがあげられる．また，PDTは中心性漿液性脈絡網膜症，脈絡膜血管腫といった脈絡膜を病変の主座とする他の疾患に対する有効性も報告されているが，本邦において2024年現在PDTが保険適用となるのは中心窩下脈絡膜新生血管を伴うAMDのみであることに留意する必要があり，さらにPDTを施行するためには，眼科PDT研究会の定める講習を受講（受講資格：日本網膜硝子体学会もしくは日本眼循環学会に所属する日本眼科学会認定眼科専門医），試験に合格して認定を受ける必要がある（2020年以降，e-Learningで受講可能）．

PDTの適応

　AMDに対するPDTの第Ⅲ相試験であるTAP試験（海外）[2]およびJAT試験（国内）[3]によれば，主な適格基準として，①50歳以上のAMD患者，②最良矯正視力が小数視力で0.1〜0.5，③初発または再発の黄斑新生血管（macular neovascularization：MNV）を有する，④classic typeのMNV（classic MNV）を有する，⑤病変の最大直径（greatest linear dimension：GLD）が5,400 μm以下であることがあげられている．実臨床においてはこれらの基

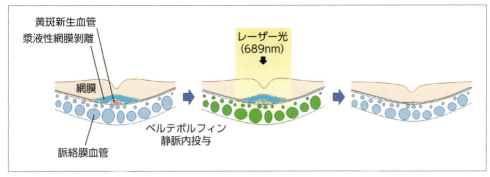

図1 PDTのイメージ

準を満たす症例でなくとも，治療上有益と判断される場合には患者とよく相談したうえでPDTを施行することがあるが，広範囲の病変，大量の網膜下出血，視神経乳頭に近い（概ね200〜500 μm以内）病変，すでにRPE裂孔を生じている場合などでは，一般的にPDTは適応外である．

筆者の場合，主として抗VEGF療法で十分な治療効果を得られない，あるいは治療回数や通院回数などの負担の軽減の希望が強い症例に対して，適応がある場合はPDT併用療法を選択肢として提示し，PDTの損益について十分に説明，相談を行ったうえで治療を決定していることが多い．

手技の実際

PDTを受ける患者への説明，病変の評価とレーザー照射領域の決定については後述の項を参考にされたい．以下，PDTを実際に行う手順について述べる．

1. 全体の流れ

PDTを行うにあたり，6 mg/m^2（体表面積）に相当する量のベルテポルフィン（ビスダイン®静注用15 mg）を10分間かけて静脈内投与し，投与開始15分後にレーザー機器［筆者の施設ではVisulas PDT system 690S（カールツァイス株式会社，東京）］を用いて波長689±3 nm，強度600 mW/cm^{2}のレーザーを83秒間照射する．治療の流れは以下のとおりである．

①散瞳，診察，照射領域の決定
②複数のスタッフで患者情報（氏名や治療眼）や同意書を確認
③患者身長（H）・体重（W）の測定
④薬液の調整，患者静脈路の確保，点眼麻酔
⑤機器を準備し，患者移動，高さなどのセッティング
⑥薬剤投与開始と同時にレーザータイマー開始
⑦10分間の薬液投与後，5％ブドウ糖液10 mLを用いてチューブ内に残った薬液をフラッシュ

第6章 網膜硝子体

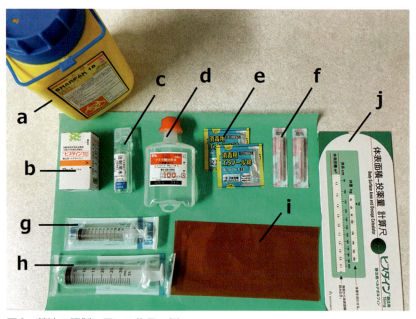

図2 薬液の調製に用いる物品の例
a：感染性器材廃棄容器
b：ビスダイン®静注用15 mg
c：注射用蒸留水
d：5％ブドウ糖液
e：消毒用エタノール綿
f：18 G針
g：10 mLシリンジ
h：30 mLシリンジ
i：遮光袋
j：計算尺

⑧投与開始15分後からレーザー照射開始（83秒間）
⑨患者の体調等特に問題なければ抜針し治療終了

2. 薬液の調整，静脈路のセット

患者が来院したら治療眼の散瞳と必要であれば画像検査を行い，PDT施行を決定したときと著変がないかを確認する．治療同意書や左右眼の誤りがないことを確認して点眼麻酔を開始，また，体表面積（body surface area：BSA）に基づくベルテポルフィン投与量決定のため，患者の身長・体重を測定する．

図2に薬液の調製に用いる物品の例を示す．ベルテポルフィン投与量を決定するために，DuBois式（下記）[4]に基づいてBSAを算出する．

$$\text{BSA}(\text{m}^2) = \text{W}(\text{kg})^{0.425} \times \text{H}(\text{cm})^{0.725} \times 0.007184$$

ビスダイン®静注用15 mgのビンに注射用水7 mLを加えて溶解し，6 mg／m²となるような量を抽出し，そこに5％ブドウ糖液を加えて30 mLの溶液を作製する．たとえば身長

6.2 光線力学的療法（PDT）

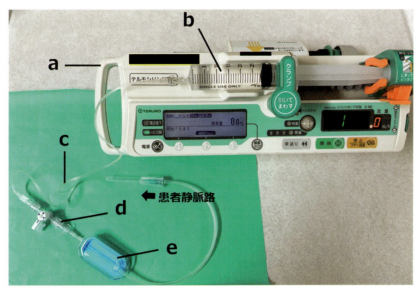

図3　患者静脈路の接続例
a：シリンジポンプ
b：薬液30 mLの入ったシリンジ（写真は生理食塩水で代用）
c：延長チューブ
d：三方活栓
e：フィルター付きチューブ

170 cm・体重70 kgの患者の場合，BSA＝1.81（m^2）となり，6×1.81＝10.86 mgのベルテポルフィン投与が必要となるため，注射用水を加えた薬ビンから7×10.86/15＝5.068 ≒ 5.1 mLの薬液を抽出し，それに30－5.1＝24.9 mLの5％ブドウ糖液を加えればこの患者に対して6 mg/m^{2}に調整された30 mLの薬液が完成する．計算が煩雑であるので，既存の計算尺（図2j）を用いて投与量を決定してもよい．明所で調整してもよいが，できるだけ薬液の活性を失わせないために調整後は速やかに遮光袋（図2i）に入れることが望ましい．また，10分間の薬液投与後のフラッシュのために，5％ブドウ糖液を10 mLほど別のシリンジに用意しておく．

患者の静脈路を確保し，例として図3のようなセッティングを行う．薬液シリンジをシリンジポンプにセットし，延長チューブ，三方活栓，フィルター付きチューブを接続する．30 mLの薬液を10分間で注入するため，シリンジポンプの流量を180 mL/hに設定する．

3. 薬液投与

医師や看護師など他のスタッフと協力し，シリンジポンプの投与開始操作と同時に機器のレーザータイマー（図4c）をONにし，薬液投与を開始する．ベルテポルフィン投与により稀にアナフィラキシー反応や，背部痛などの筋骨格痛が惹起されることがあるので，投与中は患者の体調に変化がないか慎重に観察する．レーザータイマーは15分が経過す

第6章　網膜硝子体

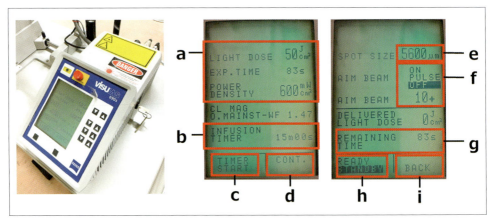

図4　Visulas PDT system 690S（カールツァイス株式会社）と設定画面
a：レーザー出力や照射時間の設定
bおよびc：レーザータイマー．cに対応するボタンを押下すると開始される．
d：右の設定画面へ切替え
e：照射径の設定．顕微鏡に付属しているノズルで調整．
f：エイムビーム（指標）の設定．ONは点灯，PULSEは点滅モード．明るさは基本的には最も明るい設定が見やすい．
g：照射時間（残）．照射が開始されるとカウントダウンが開始される．
h：レーザー安全装置．手動で切替えも可能
i：左の設定画面に戻る．

ると自動的に安全装置が解除され，レーザーが照射できる状態となる．約10分でシリンジポンプが停止したら，5％ブドウ糖液が入ったシリンジを三方活栓などから接続し，チューブ内に残った薬液を30秒〜1分くらいかけてゆっくりフラッシュし，三方活栓を閉鎖する．

4．レーザー照射

患者に再び顕微鏡の台に顎をのせてもらい，接眼レンズを装着して眼底を観察する．タイマー残数（秒）が0になったらフットスイッチを踏んでレーザー照射を開始し，レーザースポットがなるべく照射領域から動かないように維持しながら83秒間の照射を行う（動画）．途中で眼球運動などによりフットスイッチをいったん外してしまっても，再度踏めば残りの時間からレーザー照射が再開される．治療後は患者に体調変化がないことを確認し，治療直後から遮光が必要であることに留意しながら帰宅もしくは帰室を指示する．

光線力学的療法（PDT）

コツとポイント

薬液投与，フラッシュが終了してから照射までの猶予は3分程度と短いため，事前に以下のような準備をしておくとよい．
①静脈路確保後に患者にいったん細隙灯顕微鏡の台に顎を乗せてもらい，楽な姿勢で受けられるように配慮しながら高さ調整を行い，また自身も楽な姿勢で照射ができるように

椅子の高さなどをセッティングしておく.

②自身の手の届くところにレーザー用コンタクトレンズやスコピゾル®眼科用液などの装着補助剤, 肘掛けなどを準備しておく. また, 事前に照射領域を示した画像を180度回転させて端末画面に表示, もしくは, 印刷した紙を上下逆に貼るなどして, 施術中に正しい照射領域を確認できるようにしておく.

③薬液投与中の時間などを利用して, 照射までの間に一度眼底を観察し, 血管走行などを指標として用意した画像と照らし合わせながら照射領域の径と同じレーザースポット径に合わせておく. なおレーザースポットは点滅モードにすると視認しやすい(図4f をPULSEに設定).

器具について

図4 に Visulas PDT system 690Sの設定画面の詳細を示したので参照されたい.

PDTを受ける患者への行動制限(遮光)に関する説明

患者に対する行動制限(遮光)についての説明は患者向け資料を用いて行うとよい. 主治医や施設によって差があるが筆者の場合, 治療後5日間の行動制限を患者に指導している. 特に最初の2日間は避けるべきものとして直射日光, 歯科医院等で用いる照明, ハロゲンランプ, 自動車のヘッドライト, 裸電球, コピー機や映写機の白熱灯など, 避けなくてもよいものとしてテレビ, パソコン, スマートフォン, 蛍光灯などと患者自身が治療後の生活をイメージしやすいように具体的に説明している. 様々な事情で自宅での行動制限が難しい場合は入院での治療を提案することもある.

病変の評価とレーザー照射領域の決定

AMDに対してPDTを行う場合, フルオレセイン蛍光造影法(fluorescein angiography：FA)およびインドシアニングリーン蛍光造影法(indocyanine green angiography：IA)の結果に基づいて病変の位置, 構成成分, 大きさを評価し, 最終的なレーザー照射領域を決定する. 病変の位置としては中心窩無血管域(foveal avascular zone：FAZ)を指標としてsubfoveal(FAZ中央の直下), juxtafoveal(FAZ中央にないが199 μm以内)およびextrafoveal(中央から200 μm以遠)を評価する. 構成成分としては, MNV, 出血, 色素沈着や線維性瘢痕による蛍光ブロック, RPE剥離などを評価し, これらは原則としてすべて照射範囲に含める. 病変部の輪郭が評価できれば, FA写真や眼底写真を用いて病変部のGLDを測定する. 病変部を確実に照射範囲に含めるため, マージンとして病変部周囲に幅500 μmの縁取りを加えて, GLDに1,000 μmを加算したものを最終的な照射径とする(図5). 筆者は基本的に単一の円で病変部をカバーするようにしているが, 病変の形状によっては複数の円を用いて照射部位を調整する場合もある. 最終的に設定した照射部位の鼻側端と視神経乳頭の耳側端が200 μm以上離れていることを確認し, 視神経乳頭に近い(＜200 μm)場合は照射径を少し短縮する, もしくは照射部位を少し耳側にずらして調整する.

第6章 網膜硝子体

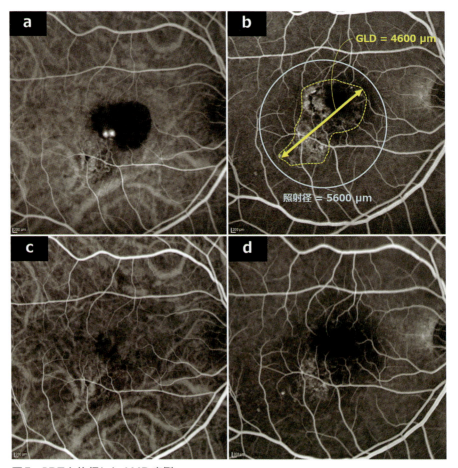

図5 PDTを施行したAMD症例
76歳，女性．診断：ポリープ状脈絡膜血管症
a：治療前IA．色素上皮剥離内の2個のポリープ状病巣とそれに連続する異常血管網が確認できる．
b：治療前FA．この症例では病変部のGLD＝4,600 μmであったため，照射径は5,600 μmとなった．
c，d：それぞれ治療後3カ月のIAおよびFA．いずれも所見の改善がみられた．

おわりに

　近年は様々な新しい抗VEGF薬の登場により，特にAMD診療においては患者個々に応じた治療計画の策定が求められているが，PDTは依然として重要な選択肢である．PDTが施行できる施設は限られているという背景があるが，AMD診療に携わる外来主治医はPDTの損益をよく理解したうえで，適切に患者に提示できることが望ましい．

（草田夏樹）

文献

1) Dolmans DE, et al. Photodynamic therapy for cancer. Nat Rev Cancer 2003；3（5）：380-387.
2) Photodynamic therapy of subfoveal choroidal neovascularization in age-related macular degeneration with verteporfin：one-year results of 2 randomized clinical trials—TAP report. Treatment of age-related macular degeneration with photodynamic therapy（TAP）Study Group. Arch Ophthalmol 1999；117（10）：1329-1345.
3) Japanese Age-Related Macular Degeneration Tial（JAT）Study Group. Japanese age-related macular degeneration trial：1-year results of photodynamic therapy with verteporfin in Japanese patients with subfoveal choroidal neovascularization secondary to age-related macular degeneration. Am J Ophthalmol 2003；136（6）：1049-1061.
4) DuBois D, et al. A formula to estimate the approximate surface area if height and weight be known. 1916. Nutrition 1989；5（5）：303-311.

6.3 硝子体内注射（抗VEGF薬）

はじめに

　硝子体内注射とは，薬剤を硝子体内に注入する処置である．硝子体内注射は硝子体腔に直接薬剤を注入することで，静脈内などの全身投与よりも局所での効果を期待できる．硝子体内注射は，特に滲出型加齢黄斑変性（age-related macular degeneration：AMD）に対する抗血管内皮増殖因子（anti-vascular endothelial growth factor：anti-VEGF）の登場から，その件数は飛躍的に増加しており，網膜疾患の診療・治療に欠かすことができない眼科処置となった．硝子体内注射の手技は単純であり，短時間に終了する．しかし，硝子体内注射は手術に準ずる侵襲的な治療であり，決められた手順で行われないと予期せぬ合併症に遭遇するリスクがあり，投与前の準備，安全な手技の習得を要する．

処置の適応

　抗VEGF薬硝子体内注射の適応疾患は，中心窩に脈絡膜新生血管を伴う滲出型AMD，網膜静脈閉塞症に伴う黄斑浮腫，病的近視に伴う脈絡膜新生血管，糖尿病黄斑浮腫，未熟児網膜症，血管新生緑内障である．現在，国内で承認されている抗VEGF薬はラニビズマブ（ルセンティス®，後発品のラニビズマブBS），アフリベルセプト（アイリーア®），ブロルシズマブ（ベオビュ®），ファリシマブ（バビースモ®）である．薬剤ごとに適応疾患も異なるため，使用前に確認しておく必要がある．

手技の実際

　2016年に日本網膜硝子体学会が作成し，日本眼科学会から発表された『黄斑疾患に対する硝子体内注射ガイドライン』を参考に[1]，京都府立医科大学（以下当院）で行っている硝子体内注射方法も含めて説明していく．

1. 抗VEGF薬硝子体内注射前後における広域抗菌薬点眼処方について

　本邦では，これまで抗VEGF薬硝子体内注射前後に広域スペクトルの抗菌薬を点眼することが一般的であった．しかし近年，抗菌薬使用による耐性菌の増加や抗菌薬点眼による細菌性眼内炎の予防効果についてエビデンスが乏しいことが認識されてきた．これらのことから，日本網膜硝子体学会は抗VEGF薬硝子体内注射前後の広域抗菌薬点眼処方について，1) 注射前の適切な消毒および推奨されている注射手順を守ること（『黄斑疾患に対する硝子体内注射ガイドライン』を参照），2) 通常の患者（感染症のリスクが高くない患者）

6.3 硝子体内注射 (抗VEGF薬)

には注射前後の抗菌薬点眼を使用しなくてもよい [すなわち，1) を遵守していれば抗菌薬点眼は原則不要であり，耐性菌の問題から抗菌薬は使用しないことが推奨される.] と説明している．現在，当院では，感染のリスクがなければ硝子体内注射の3日前からの広域抗菌薬の点眼は不要，硝子体内注射後のみの点眼としている.

2. 硝子体内注射前の注意点

脳梗塞，心筋梗塞等，動脈血栓塞栓症の既往歴，妊娠の可能性，硝子体内注射に使用する薬剤 (消毒液，局所麻酔薬など) への過敏症，高眼圧，緑内障などについて事前に十分な問診を行う．問診を行ったうえで眼所見を確認する．眼底所見は黄斑部だけでなく，周辺部に網膜裂孔などがないかを確認する．眼圧や前眼部所見も確認が必要であり，感染性結膜炎やぶどう膜炎の可能性があれば，当日の注射は避けたほうがよい.

使用する薬剤の確認，投与眼の確認は必須である．抗VEGF薬は種類が増えているため，予定と異なる薬剤の使用に注意が必要である．また，投与眼，左右の間違いは重大な医療事故につながる可能性がある．薬剤確認，左右の確認については，硝子体内注射を行う術者と消毒などを介助する看護師 (もしくは医師) によるダブルチェックを行うことが重要である.

当院では，硝子体内注射時には術者，介助者，患者のマスク着用を義務づけており，消毒後の会話は控えるように指示している．患者のマスク使用については賛否両論があり，眼科用ドレープを使用する際にはマスク着用に伴い口腔内細菌が眼表面を流れやすくなる可能性が報告されている[2].

3. 硝子体内注射手順

1) 点眼麻酔

消毒前にオキシブプロカイン塩酸塩点眼液 (ベノキシール®点眼液0.4％) 点眼を3回，消毒後にリドカイン塩酸塩点眼剤 (キシロカイン®点眼液4％) 点眼を1回行っている.

2) 消毒

細菌性眼内炎の予防目的にはヨウ素系消毒液を用いた消毒が必須である．皮膚消毒は10％ポビドンヨード液 (プッシュ綿棒P，ハクゾウメディカル株式会社) にて眼瞼縁，睫毛，眼周囲皮膚の順番に消毒を行う．眼瞼縁および睫毛は鼻側から耳側に塗布し，眼周囲の皮膚を自然乾燥させる．当院では，滅菌開瞼器で開瞼後に生理食塩水で結膜囊を洗浄した後，硝子体内注射直前に希釈した1.25％ポリビニルアルコールヨウ素液の点眼を行っている．開瞼にあたっては，睫毛が術野に入らないように考慮したプレート型の開瞼器の使用が好ましい (図1，2).

3) 投与量の調整

過量投与を防ぐため，投与量の確認を行う．シリンジ内の気泡を除去しながら薬液量を調整する.

第6章 網膜硝子体

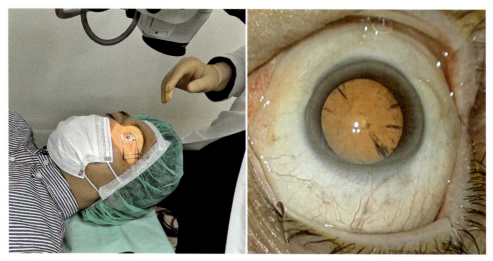

図1 硝子体内注射の準備
当院ではドレープの貼付はしていない．細菌性眼内炎の予防として，プレート型の開瞼器を使用することで睫毛を広範囲にカバーし，睫毛への接触をできるだけ減らしている．

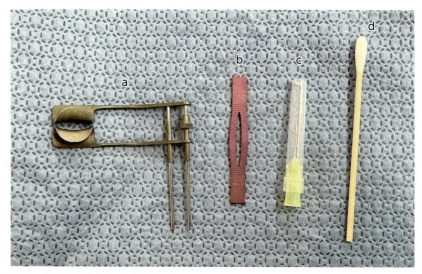

図2 硝子体内注射に必要な器具
清潔野に開瞼器（a），キャリパー（b），注射針（c），綿棒（d）を準備する．

4) 硝子体内注射

　滅菌綿棒，キャリパー，注射針，開瞼器などは初めから清潔野に準備しておくと作業がスムーズである（図2）．滅菌鑷子や滅菌綿棒で結膜組織を把持固定後，角膜輪部から眼内レンズ挿入眼の場合は3.5 mm，有水晶体眼の場合は4.0 mm後方において注射針の刺入を行う．部位は鼻側，耳側どちらでも問題なく，術者が安全に行える部位に刺入することが望ましい．注射針の刺入にあたっては注射針が睫毛に接触しないよう注意し，結膜組織を少しずらして刺入する．結膜をずらして刺入することで，注射針抜去後に結膜と強膜の注

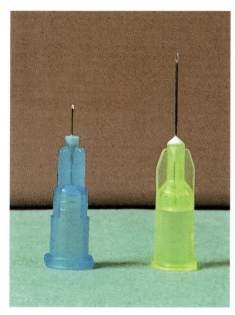

図3 33 G 4 mm針（左）と30 G 13 mm針（右）の比較
硝子体内注射に主に使用する注射針．33 G 4 mmは針が細いため，患者の疼痛が減弱する．また，水晶体損傷などの合併症の予防にも有効であり，特に未熟児網膜症に対する硝子体内注射時には欠かすことができない．

射部位がずれるため，硝子体液の逆流や感染予防に有効である．注射針の刺入に際しては，水晶体，水平筋付着部位近傍を避け，眼球中央方向に向けて注射針を刺入すると水晶体損傷などの合併症が起こりにくい（動画1）．刺入後は薬液を硝子体内にゆっくり投与し針を抜くが，その際，硝子体液が逆流することがあるため，鑷子や綿棒で刺入部を覆うと予防できる．

5）硝子体内注射後

眼圧を確認する．ヨウ素系消毒用希釈液を点眼し，指数弁の有無を確認する．もし指数弁が確認できない場合は再度眼圧を確認し，眼圧が高い場合は前房穿刺を行う．それでも指数弁が確認できない場合は眼底検査も行い，眼底血流の確認を行う．当院では，基本的に硝子体内注射後にオフロキサシン眼軟膏（タリビッド®眼軟膏0.3％）および滅菌ガーゼにて眼帯を保護する．しかし，両眼同日投与の場合や僚眼の視力不良例などは眼帯なしにしている．

動画1
30 G 13 mm針を使用した硝子体内注射

コツとポイント

硝子体内注射は単純な手技であるが，合併症を起こさないように最大限に配慮する必要がある．硝子体内注射は片手での投与も可能であるが，急な眼球運動があった場合，水晶体損傷などの危険性もあるため，刺入時にはシリンジを右手でしっかり固定した状態で，左手でプランジャーを押す方法が安全である．

一般的に注射針は30 Gが多く用いられてきたが，近年では歯科麻酔用の33 Gなど細い注射針や，1/2インチなど短い注射針を使用する施設も増えている（図3）．より細く，短い針のほうが，患者の疼痛が減弱し，水晶体損傷などの危険性も軽減される（動画2）．

動画2
33 G 4 mm針を使用した硝子体内注射

動画3
硝子体内注射ガイドを使用した硝子体内注射

また，硝子体内注射ガイド使用（ 動画3 ）は刺入部の位置計測が不要であり，針の角度や深度を常に一定に保つことができるため，網膜や水晶体に損傷を与えることなく薬剤を網膜付近に到達させることが可能である．

未熟児網膜症に対する硝子体内注射

本邦において未熟児網膜症に使用できる抗VEGF薬はラニビズマブ（ルセンティス®），アフリベルセプト（アイリーア®）である．これまでは網膜光凝固が標準治療であったが，抗VEGF薬の承認に伴い，抗VEGF薬を初回治療として選択する症例が増加している．

未熟児網膜症に対して抗VEGF薬硝子体内注射を選択した場合，成人と同様に点眼麻酔下に硝子体内注射を実施する施設もあるが，当院では，低出生体重児では硝子体内注射時に伴う疼痛や迷走神経反射などで全身状態が著しく変化する可能性を考慮し，挿管・鎮静鎮痛下で実施している．硝子体内投与に際しては，解剖学的特徴が成人とは異なることを考慮する必要がある．特に刺入部位は毛様体扁平部が未熟で輪部からの距離も短いため，輪部から1.0〜1.5 mm後方において注射針の刺入を行う．刺入角度は水晶体が相対的に大きいため，成人と同様に眼球中央方向に刺入すると水晶体損傷のリスクがあるため，下方（赤道面に対して垂直）に向けて刺入する．当院では硝子体内注射を新生児集中治療室で行うことが多いため，顕微鏡は使用せず，直視下で行っている．直視下で硝子体内注射を行う場合は術野が暗く，視認性が悪い場合があり，そのような場合は双眼倒像鏡のライトを利用すると便利である．また，使用する注射針は水晶体損傷等の合併症予防目的のため33 G 4 mm針を使用している（図3）．

合併症

1. 細菌性眼内炎

硝子体内注射後の細菌性眼内炎の発症率は0.028〜0.056％と低い頻度であることが報告されている[3]．しかし，細菌性眼内炎は一度生じると不可逆性に視力低下をきたすことがあるため，適切な対策をとる必要がある．硝子体内注射後の細菌性眼内炎は，内眼手術後の細菌性眼内炎と比較してレンサ球菌属の占める割合が高いことが特徴であり[4]，これは口腔内常在菌が感染の要因となることを示唆している．これらのことからも，硝子体内注射時には会話や咳はできるだけ控えるよう指示するほうが良いと考えられる．細菌性眼内炎を疑った場合は早急に硝子体手術可能な施設に紹介するなど，すぐに対応できるよう準備しておく．

2. 抗VEGF薬に伴う眼内炎症

ブロルシズマブ（ベオビュ®）に伴う眼内炎症は頻度が高く，日本人では約10％に生じると報告されている[4]．頻度は低いが網膜血管閉塞を伴った場合には不可逆的な視力低下を生じるため，重度の眼内炎症を発症した場合には感染をできる限り鑑別，除外したうえで

ステロイド治療を開始する.

3. 水晶体損傷

有水晶体眼の場合，針の刺入方向を誤まると水晶体損傷，特に後嚢破損を起こす可能性がある．後嚢が破損すると急速に白内障が進行し，手術加療が必要になるため，刺入角度には十分な注意が必要である．未熟児網膜症に対する硝子体内注射では解剖学的特徴が異なることに留意して，手技を変更する.

4. 一過性眼圧上昇

硝子体腔に薬液を注入することで眼圧が上昇する．注射直後に眼圧が40 mmHgを超えるような症例でも，15～30分ほどで正常範囲内に下がることが多い．薬液量が多いと眼圧上昇のリスクはあがるので，薬液の調整を適切に行う必要がある．血管新生緑内障や末期緑内障患者の場合は，硝子体内注射前に前房穿刺を行い，薬液投与後の高眼圧を予防することが望ましい.

5. 網膜裂孔，網膜剝離

硝子体腔内への薬液投与に伴い硝子体牽引が生じることが原因と考えられている．硝子体内注射前に硝子体牽引の強い格子状変性などを認める場合は，治療後に変化がないか確認する必要がある.

(寺尾信宏)

文献

1) 小椋祐一郎ほか，日本網膜硝子体学会硝子体注射ガイドライン作成委員会. 黄斑疾患に対する硝子体内注射ガイドライン. 日本眼科学会雑誌 2016；120：87-90.

2) Sakamoto T, et al. Increased incidence of endophthalmitis after vitrectomy relative to face mask wearing during COVID-19 pandemic. Br J Ophthalmol 2023；107(10)：1472-1477.

3) Patel SN, et al. Prophylaxis measures for postinjection endophthalmitis. Surv Ophthalmol 2020；65(4)：408-420.

4) Maruko I, et al. Brolucizumab-related intraocular inflammation in Japanese patients with age-related macular degeneration：a short-term multicenter study. Graefes Arch Clin Exp Ophthalmol 2021；259(9)：2857-2859.

第6章　網膜硝子体

6.4 硝子体腔内ガス注入・液ガス置換・気体網膜復位術

はじめに

　硝子体腔内ガス注入・液ガス置換・気体網膜復位術（pneumatic retinopexy）の3つの手技はいずれも硝子体腔内に気体を注入する手技であり，外来などの処置室においても実施できる．注入する気体には黄斑下血腫の移動，裂孔閉鎖，剝離網膜の伸展，裂孔を通しての網膜下液の内部排液，低眼圧の解消などの効果がある．注入する気体としては空気，六フッ化硫黄（sulfur hexafluoride：SF_6），八フッ化プロパン（perfluoropropane：C_3F_8）がある．気体の種類と特徴を表1に示す．SF_6とC_3F_8はいずれも注入後6～8時間の間に急速に膨張し，無水晶体眼，無硝子体眼では吸収が早まり半減期は短くなる．

1. 硝子体腔内ガス注入

処置の適応

　加齢黄斑変性などに伴う黄斑下血腫で発症後早期（発症後2週間以内がより良好な視力に関連[1]）の症例が主な適応となる．黄斑下血腫の治療法としては硝子体腔内ガス注入と硝子体手術があるが，黄斑下の血液による視細胞障害は出血後24時間以内より認められるため治療は早ければ早いほど良く，まずは簡便なガス注入が選択されることが多い．また，血腫の厚みや範囲についても脈絡膜紋様が透見できない程度の厚みの血腫であることや，2乳頭径以上の範囲の中心窩を含む血腫が適応となる．厚みのない血腫では自然吸収や抗VEGF治療のみでも改善が期待でき，1乳頭以下の血腫ではガスによる移動が得られにくいためである．

　患者へは事前に，ガス注入後の体位保持がしっかりできる必要があること，血腫の移動が得られない場合や硝子体出血に移行する場合には追加で硝子体手術が必要となる可能性についても十分に説明し，同意を得たうえで実施する．

表1　気体の種類と特徴

気体の種類	空気	SF_6	C_3F_8
膨張率と到達時期	等倍	2日で2倍	4日で4倍
残留期間	約1週	2～3週	6～8週
非膨張希釈率		20%	14%
100%ガス許容量		1.0 mL	0.4 mL

硝子体内ガス注入や硝子体手術では血腫の溶解を期待して組織プラスミノーゲンアクチベーター（tissue plasminogen activator：tPA）を併用する方法も報告されているが，本邦では保険適応外となるため使用しない方法について述べる．

手技の実際

①ガスの準備
ガスボンベからミリポアフィルターを通して1.0〜2.5 mLの注射器にガスを吸引する．C_3F_8，SF_6いずれの場合も濃度は100％で空気による希釈は行わない．なるべく処置の直前に準備を行う．

②消毒
ヨウ素系消毒液で眼瞼と周囲の皮膚を消毒し，開瞼器をかけて洗眼後，希釈したヨウ素系消毒液の点眼を行う．

③麻酔
通常は毛様体扁平部から行うため，結膜下もしくはテノン嚢内麻酔を行う．

④前房穿刺
眼圧調整のため前房穿刺をする．

⑤ガス注入
角膜輪部より3〜4 mm後方の強膜を27 G以下の針で穿刺して硝子体腔内にガスを注入する．注入量は100％ C_3F_8であれば0.3〜0.4 mL，100％ SF_6であれば0.3〜0.6 mLを目標とする．

⑥眼圧測定
眼圧上昇がないかチェックする．

⑦体位制限
ガスにより黄斑下血腫が移動するよう，3日間腹臥位もしくは45度の下向き姿勢を保つよう指示する．

⑧処置後の結果確認
ガス注入後3日後の時点で血腫の移動が得られていない場合には追加での硝子体手術を検討する．

コツとポイント

・前房穿刺
有水晶体眼では前房が浅くなっても針先が水晶体に接触しないよう針先を瞳孔の中心に向けるのではなく周辺の虹彩に向ける（図1）．

・ガス注入
針先が硝子体腔の深い位置まで刺入され，注入速度が遅いと多数の細かい気泡（fish egg）になりやすい．針先をあまり深く刺入しない位置で一気に注入すると一塊の気泡が得られやすい．

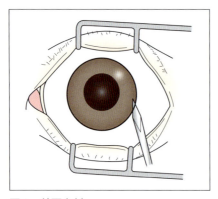

図1　前房穿刺

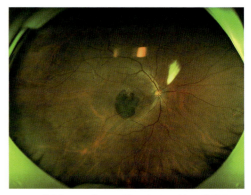

図2　症例：74歳，男性．右眼に約4乳頭径の範囲の黄斑下血腫を認める．

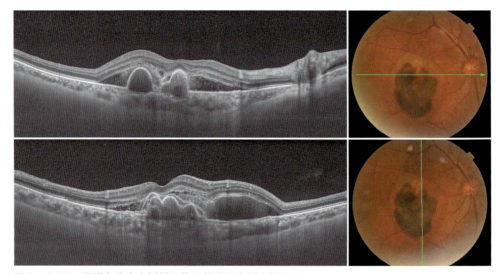

図3　OCTで網膜色素上皮剝離を伴う黄斑下血腫を認める．

実際の症例

　74歳，男性．右眼の急な視力低下を訴え受診．視力は0.7（矯正不能）．右眼の黄斑下血腫を認める（図2）．光干渉断層計（optical coherence tomography：OCT）検査では網膜下の血腫と網膜色素上皮剝離を認め，加齢黄斑変性に伴う黄斑下血腫と考えられた（図3）．

　当日に右眼に硝子体腔内ガス注入（100％ C_3F_8 を0.4 mL）を施行．腹臥位を指示し，翌日すでに血腫の下方移動が得られ，4週間後には移動した血腫の吸収も得られた（図4）．4週間後のOCTでも黄斑下に血腫を認めず（図5），経過良好，追加で抗VEGF治療を行った．

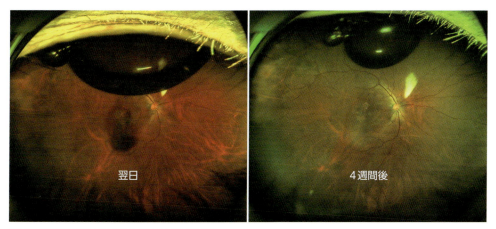

図4　硝子体腔内ガス注入後の血腫の移動

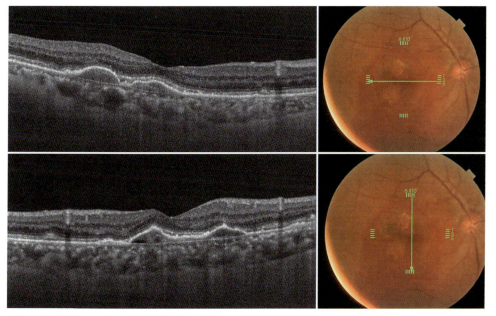

図5　4週間後のOCTで黄斑下血腫を認めない

2. 液ガス置換（動画）

処置の適応

硝子体腔内
液ガス置換

　硝子体手術後の無硝子体眼に対して行う手技である．一般的に硝子体手術後の遷延する硝子体出血と裂孔原性網膜剝離に対する硝子体手術後の再剝離が適応となる．増殖糖尿病網膜症などに対する硝子体手術後には遷延する硝子体出血を認めることがあり，手術で増殖膜や硝子体がしっかり処理できている場合には外来の処置室などで比較的簡便に実施できるため有用な方法である．裂孔原性網膜剝離に対する硝子体手術後の再剝離において

197

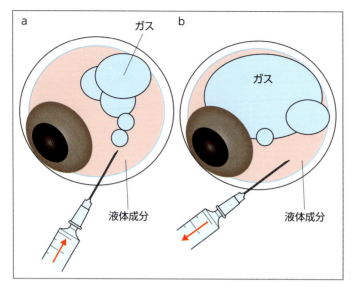

図6
ガス注入と眼内液吸引時の針の向きの違い

も，あくまで手術で硝子体が最周辺部までしっかり郭清できていることが前提ではあるが，特に上方の再剝離には有効である．

手技の実際

①ガスの準備

ガスボンベ，三方活栓，ミリポアフィルター，注射器（50 mL）の順に接続する．注射筒内にガスを取り，三方活栓の部分で回路から外す．混合ガスを調整する場合，20% SF_6 ならガスを10 mL，14% C_3F_8 ならガスを7 mLにした後，ミリポアフィルターを通して空気を吸って合計50 mLとする．三方活栓を通して10 mLの注射器に移す．拡散を考慮し，なるべく処置の直前に調整を行う．

②消毒

ヨウ素系消毒液で眼瞼と周囲の皮膚を消毒し，開瞼器をかけて洗眼後，希釈したヨウ素系消毒液の点眼を行う．

③麻酔

通常は毛様体扁平部から行うため，結膜下もしくはテノン囊内麻酔を行う．

④体位

患者に術眼が下になるようにベッドに側臥位になってもらう．

⑤ガス注入

耳側の角膜輪部より3〜4 mm後方の強膜を27 G以下の針で穿刺して硝子体腔内にガスを注入する．特に有水晶体眼では針先が水晶体に接触しないよう針先を眼球の中心に向ける（図6a）．

⑥眼内液の吸引

針先の向きを中心よりやや下向きとして眼内の下方にたまる液体成分を吸引する（図6b）．

⑦⑤と⑥の操作を繰り返す（ポンピング）

液体成分が減少すると⑥の操作で気体成分が返ってくる．

⑧眼圧の確認

眼圧上昇がないかチェックする．

コツとポイント

・眼内液の吸引

ガス注入により眼圧が上昇しているため，眼内液は自然に逆流してくるが手動でも吸引を加える．

・ポンピング

液体成分が減少すると眼内液の吸引の操作で気体成分が返ってくるが，シリンジ内の液体成分の量も硝子体腔の何割くらいガスに置換されたかの目安となる．

3. 気体網膜復位術

処置の適応

気体網膜復位術（pneumatic retinopexy）は裂孔原性網膜剥離の治療法の一つで，硝子体腔内に注入した気体の浮力と表面張力によって剥離網膜を復位し，その後に裂孔周囲の凝固を行う方法である．簡便で手術侵襲も少ないが，すべての裂孔原性網膜剥離が適応という訳ではなく，適切な症例を選択する必要がある．患者選択については，PIVOT試験の基準[3]が基本となる（図7）．

硝子体腔内に注入された気体は浮力により最上方に位置するため，適切な体位変換を行うことにより気体を網膜未剥離部から剥離部へとローラーがけをするように伸展し，網膜を網膜色素上皮に圧着し復位させる．この過程で網膜下液は裂孔を通じて硝子体腔内に排液される．網膜復位後は裂孔部が最上方となるよう頭位を維持し，気体で裂孔を閉鎖することで硝子体腔から液体が供給されないようにするとともに，裂孔周囲の凝固を行う．患者には手技の成否はガス注入後の適切な頭位を維持することに大きく左右されることを説明する．

手技の実際

①術前診察・処置

まず最周辺までを含めた詳細な眼底検査を行い，網膜剥離が生じている象限以外に網膜裂孔や網膜格子状変性がないか確認する．裂孔や格子状変性が存在する場合にはガス注入前にレーザー網膜光凝固術を実施しておく．

②ガスの準備

ガスの準備：ガスボンベからミリポアフィルターを通して2.5 mLの注射器にガスを吸引する．SF_6を100％の濃度で準備する．

③消毒

ヨウ素系消毒液で眼瞼と周囲の皮膚を消毒し，開瞼器をかけて洗眼後，希釈したヨウ素系消毒液の点眼を行う．

適応基準
- (i) 単一の網膜裂孔または裂孔群で，30度以内の範囲より大きくないもの
- (ii) 網膜剥離のすべての裂孔が8時と4時より上に位置する
- (iii) 剥離していない網膜においては，どの位置（下方を含む）に裂孔や網膜格子変性があってもよい

適応となる例

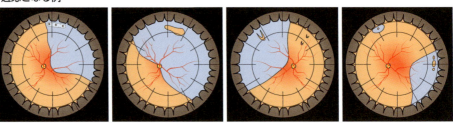

除外基準
- (i) 下方裂孔に伴う網膜剥離
- (ii) 高度の中間透光体の混濁（例：硝子体出血または白内障が詳細な網膜検査を妨げる場合）
- (iii) 増殖性硝子体網膜症（PVR）のグレードB以上
- (iv) 過去の網膜剥離の既往
- (v) 過去の硝子体手術の既往
- (vi) 18歳未満
- (vii) 理解不良例
- (viii) 意思疎通困難例
- (ix) 視機能に影響を及ぼす既存の眼疾患
- (x) 術後に必要な体位をとることができない

除外となる例

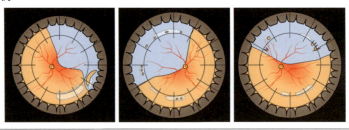

図7 PIVOT studyでの適応基準と除外基準
(Hillier RJ, et al. The Pneumatic Retinopexy versus Vitrectomy for the Management of Primary Rhegmatogenous Retinal Detachment Outcomes Randomized Trial (PIVOT). Ophthalmology 2019；126：531-539.[3)]を改変)

④**麻酔**

通常は毛様体扁平部から行うため，ガス注入予定部位の結膜下麻酔もしくはテノン嚢内麻酔を行う．

⑤**前房穿刺**

眼圧調整のため前房穿刺を行う．

⑥**頭位**

刺入点が最上方となるような頭位とする．

⑦**ガス注入**

角膜輪部より3～4 mm後方の強膜を27か30 G針で穿刺して硝子体腔内にガスを注入する．SF_6を理想的には0.6 mL注入する．

⑧眼圧と眼底の確認

眼圧上昇がないかチェックする．また，視神経乳頭上の網膜血管の色調や拍動をチェックし，眼圧上昇や動脈血流不全が疑われる場合は前房穿刺を追加する．

⑨術後体位

網膜再接着を早め（網膜裂孔から網膜下液を押し出すことによって），かつ黄斑をSRFの変位から保護するために，いわゆる「スチームローラー操作」を行う．これはまず6時間うつ伏せの姿勢をとり，その後，頭部が挙上するまで1時間ごとに30度ずつ頭部を挙上する．頭を上げたらガス気泡の頂点が網膜裂孔上になるように患者の頭位を定める．

⑩網膜光凝固

患者は通常1〜2日後に診察し，原因裂孔の再接着を確認したら，裂孔周囲にレーザー網膜光凝固術を施行する．裂孔周囲を囲めたら1週間後に再診とする．

⑪明らかに網膜復位が得られない場合は数日以内に手術を計画する必要がある．それまでは患者さんに厳重に伏臥位を維持してもらうことで，少なくとも黄斑部の網膜は復位し，ガスが水晶体から遠ざかる．

コツとポイント

・前房穿刺

眼内液を多く排出すればするほど，より大きなガス気泡を注入できるため最低0.3 mLを目標とする．

・ガス注入

眼内にガスは上方四分円に注入し，網膜剝離が多い部位や網膜裂孔が大きい部位とは反対側の四分円に注入する．針の先端だけが眼球内に入るようにし，一定のペースでガスを注入することにより，いわゆる「fish egg」とならず単一のガス泡が形成される．針を眼球から抜く際にはガスがシリンジ内に逆流しないよう，プランジャーを押し続ける．針を抜去したらすぐに刺入部位を綿棒等で覆ってガスの脱出を防ぐ．

・網膜光凝固

ガス下でのレーザー網膜光凝固は難しいが，気泡を治療部位から遠ざけるように頭を傾けることで実施しやすくなる．

（小嶋健太郎）

文献

1) Hattenbach LO, et al. Intravitreal injection of rt-PA and gas in the management of minor submacular haemorrhages secondary to age-related macular degeneration [in German]. Klin Monbl Augenheilkd 2002；219（7）：512-518.

2) Ohji M, et al. Pneumatic displacement of subretinal hemorrhage without tissue plasminogen activator. Arch Ophthalmol 1998；116（10）：1326-1332.

3) Hillier RJ, et al. The Pneumatic Retinopexy versus Vitrectomy for the Management of Primary Rhegmatogenous Retinal Detachment Outcomes Randomized Trial（PIVOT）. Ophthalmology 2019；126（4）：531-539.

6.5 眼内液採取

はじめに

　眼内液を採取し，検査することでぶどう膜炎などの原因を特定することが可能となってきた．特に多項目PCRキットの開発によりその有用性が高まってきた．また，複数回採取することで，治療効果判定にも利用できる．このように種々の検査を行うことができるが，そのためには安全に眼内液を採取することが要求される．
　採取可能な眼内液は前房水と硝子体液があるが，硝子体は主に硝子体手術の際に採取するものであり，外来で行う前房水採取について解説する．

処置の適応

・ウイルス性ぶどう膜炎（ヘルペス性虹彩毛様体炎，サイトメガロウイルス角膜内皮炎，急性網膜壊死，サイトメガロウイルス網膜炎など）（図1a）
・眼内リンパ腫などの悪性腫瘍（図1b）
・眼内炎

などが疑われる場合，あるいは診断後に治療効果を判定する際に眼内液採取の適応となる．

手技の実際

①点眼麻酔を行う．
②眼瞼皮膚を消毒する．

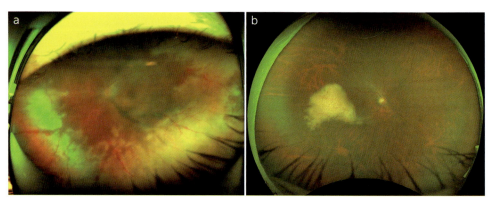

図1　眼内液検査の対象となる代表疾患
a：急性網膜壊死
b：眼内リンパ腫

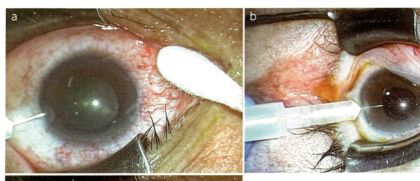
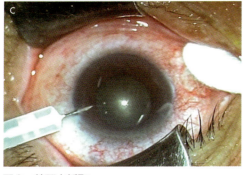

図2 前房水採取
a：穿刺．綿棒や手術用スポンジなどで穿刺の対側を固定し，耳側から穿刺する．
b：偽水晶体眼の前房水採取．針は根元まで穿刺しても問題ない．
c：有水晶体眼の前房水採取．針は根元まで挿入せず，針先が虹彩上までで，瞳孔領に到達しないよう注意する．

③開瞼器を設置する．
④ヨード製剤（PA・ヨード点眼・洗眼液）入りの生理食塩水で洗眼する．
⑤房水ピペット（ニプロ）あるいは27G針またはそれより細い針を1 mLシリンジに装着したものを用いて前房水を採取する．
⑥採取は耳側の角膜周辺部から穿刺する．穿刺の際は対側を綿棒や手術用スポンジなどで押さえておくと穿刺しやすい．房水ピペットの場合はチューブを圧迫した状態で穿刺し，圧迫を解除すると吸引できる．
⑦採取後は房水ピペットを圧迫し，採取した液をマイクロチューブなどに入れて保存する．

コツとポイント

前房水採取で最も注意が必要な合併症は，穿刺に伴う水晶体損傷である．穿刺部位は鼻側から行うと虹彩に水平に穿刺することが難しく虹彩や水晶体を損傷するリスクが高いため，耳側から穿刺する（図2a）．

偽水晶体眼では水晶体損傷の心配がないため，針は虹彩面に水平にさえ穿刺すれば，瞳孔領まで深く穿刺しても問題ない（図2b，動画1）．しかしながら，有水晶体眼では穿刺

動画1
眼内液採取
IOL眼の前房水採取

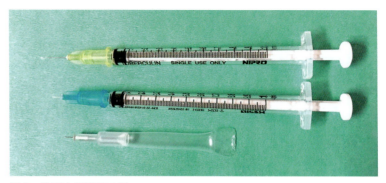

図3　前房水採取用の針
上から30 G針，33 G針を付けたシリンジ，房水ピペット．房水ピペットが最も操作性が良い．

動画2
眼内液採取
有水晶体眼の
前房水採取

の深さに注意が必要である．瞳孔領に針先が到達すると水晶体を損傷する可能性があるため，針先は必ず虹彩上までにとどめなければならない（図2c，動画2）．角膜輪部に垂直に穿刺したほうが穿刺する角膜の長さが短いため穿刺しやすいが，勢いよく穿刺しないように注意が必要である．手技に慣れないうちは角膜輪部に対して斜め方向に穿刺することで，瞳孔領に針先が到達しにくくなる．ただし穿刺する角膜が長くなるため，穿刺にはやや力がいる．このため虹彩を貫通してしまうことがないよう，虹彩面には水平になるよう穿刺の角度に特に注意が必要である．

器具

前房水採取には，シリンジに27 Gより細い針を付けて使用する方法と房水ピペットを用いる方法がある（図3）．シリンジを用いる場合は30 G針やそれより太い針では針が長いため，穿刺する際，針が眼内に深く入り過ぎないよう注意が必要である．33 G針や34 G針では針の長さが4 mmのものがあり，短い針のものを使用するほうが安全である．いずれにしてもシリンジを用いる場合は穿刺後にシリンジを把持する手と反対の手でシリンジの内筒を引く操作が必要であり，片手で操作が可能な房水ピペットが簡便かつ安全である[1]．房水ピペットは穿刺前にチューブ部を圧迫し，そのまま眼内に穿刺し，針が前房内に入ったところで圧迫を解除すれば前房水がチューブ内に吸引される（図4）．採取量はチューブを圧迫する程度と，圧迫解除後針が眼内にある時間で決まる．チューブの圧迫量で採取量をコントロールするのは難しいが，眼内液が吸引されてくる速度は速くないため，チューブの圧迫は十分に行い，採取されてきた眼内液が十分量に達したと判断した時点で針を眼内から引き抜くとよい．採取後はチューブを圧迫すれば，採取された眼内液を針先から回収できる仕組みである．

前房水採取により可能となる検査

感染性ぶどう膜炎では，原因となる病原微生物の同定が治療法決定に必要不可欠であ

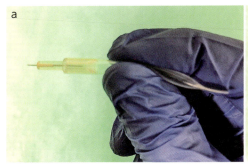
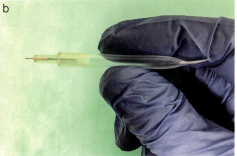

図4 房水ピペットの使用方法
a：房水ピペットのチューブ部を圧迫する．この状態で眼内に穿刺する．
b：眼内に穿刺後，圧迫を解除することで眼内液がチューブ内に吸引される．

る．前房水を用いた検査は特にウイルス性ぶどう膜炎で有用である．近年，多くの病原体を同時に検査することが可能な多項目PCRキットが開発され，ぶどう膜炎診療において非常に有用である[2]．検査手技が簡便化され，検査時間も大幅に短縮され，検査の対応が可能なreal-time PCR機器の種類も豊富となった[3]．さらには先進医療での施行も可能となったため多くの施設で導入されている．今後の保険収載が期待される．また，治療後に再度PCRを行い，ウイルス量が減少あるいは検出感度以下となったことを確認することも可能である．

眼内リンパ腫では種々の眼内液の解析を行うが，診断の際には硝子体手術を行って細胞診やサイトカイン解析，遺伝子再構成，フローサイトメトリーなどすべての検査を行うべきである．前房水では主にインターロイキン（interleukin：IL）-10とIL-6の解析を行うことが可能であるが，診断目的よりは治療効果判定にIL-10の濃度の変化をみることが有用である．その他，時に前房内に腫瘍細胞がみられる場合もあり，細胞診を行うことが可能な場合もある．

細菌や真菌などによる眼内炎が疑われる場合，塗抹鏡検や培養，PCRによる検査が有用な場合がある．明らかに硝子体手術が必要で，速やかに手術を行うことができる場合は硝子体サンプルで原因菌の検査を行うが，病状が軽度の場合や手術に至らず硝子体注射などを行う際には治療前に前房水採取を行い，検査することが有用である．

（永田健児）

文献

1) Kitazawa K, et al. Safety of anterior chamber paracentesis using a 30-gauge needle integrated with a specially designed disposable pipette. Br J Ophthalmol 2017；101（5）：548-550.
2) Sugita S, et al. Use of a comprehensive polymerase chain reaction system for diagnosis of ocular infectious diseases. Ophthalmology 2013；120（9）：1761-1768.
3) Nakano S, et al. Multiplex Solid-Phase Real-Time Polymerase Chain Reaction without DNA Extraction：A Rapid Intraoperative Diagnosis Using Microvolumes. Ophthalmology 2021；128（5）：729-739.

6.6 トリアムシノロンTenon嚢下注射（STTA）

はじめに

トリアムシノロンTenon嚢下注射（sub-Tenon's triamcinolone acetonide injection：STTA）は，眼局所へのステロイド投与方法の一つで，中間部，後眼部の炎症に対する消炎目的に行われる．Tenon嚢下に投与したトリアムシノロンは2～3カ月程度残存し，消炎効果が持続することから，長期間炎症を抑制したい場合に有用である．

処置の適応

STTAを実施する代表的な疾患は，糖尿病黄斑浮腫や白内障術後などに伴う囊胞様黄斑浮腫（Irvine-Gass症候群）およびぶどう膜炎による囊胞様黄斑浮腫，硝子体混濁である．非感染性ぶどう膜炎に対する治療ではステロイドがよく用いられ，全身投与による副作用を回避し，局所での効果を最大化できるSTTAは有用である．主にぶどう膜炎に伴う囊胞様黄斑浮腫やサルコイドーシスに伴う硝子体混濁など，中間部，後眼部に生じる炎症が対象となる．一方で感染性ぶどう膜炎ではSTTAにより病態が悪化する可能性があり，投与にあたっては適切な診断と鑑別が重要である．

手技の実際（動画）

トリアムシノロンTenon嚢下注射(STTA)

①点眼麻酔薬を点眼する．
②開瞼器を用いて開瞼し，眼表面を洗浄，消毒する（図1）．
③トリアムシノロンアセトニド（マキュエイド®）を40 mg/mLを1 mLシリンジに引く．
④27 G鈍針もしくはTenon嚢下針を先端に接続し，シリンジ内の空気を除去する．
⑤注射部位は，上方では眼瞼下垂を生じうること，また，特にぶどう膜炎においては将来の緑内障手術の可能性を考慮し，下方耳側または鼻側を選択することが多い．当院では主に下方鼻側で実施している．
⑥下方鼻側に投与する場合は，患者に上方耳側を注視させ，下方鼻側の視野を確保する（図2）．
⑦角膜輪部から5 mm以上離れた部位で，有鉤鑷子にて結膜とTenonを把持し，できるだけ小さく結膜とTenonを切開し，強膜を露出させる（図3）．
⑧結膜を把持したままシリンジに持ち替え，鈍針を切開部位から強膜に沿わせながら，眼球後方へ先端を進める（図4, 5）．先端が途中で引っかかる場合はいったん戻り，再度強膜に沿わせながら針が根元まで入るように進める．
⑨疼痛がないかを確認し，ゆっくりと薬液を0.5 mL注入する（図6）．抵抗が強い場合や

6.6 トリアムシノロン Tenon 囊下注射 (STTA)

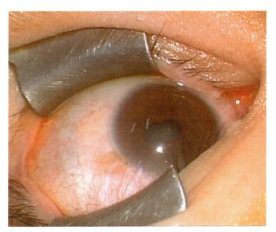

図1 眼表面の消毒,洗浄
開瞼器を装着し,眼表面を消毒,洗浄する.

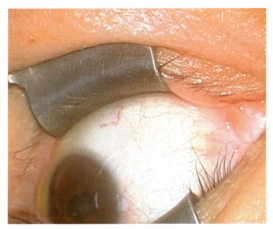

図2 下方鼻側への投与
下方鼻側から注入する場合,患者に上方耳側を注視してもらう.

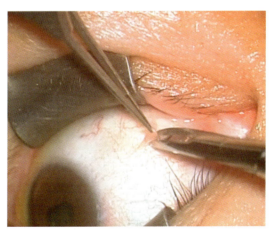

図3 結膜と Tenon 囊の切開
結膜を Tenon 囊ごとスプリング剪刀で小さく切開する.

第6章　網膜硝子体

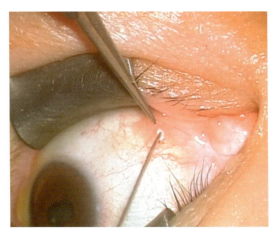

図4　鈍針の挿入
切開部位より鈍針を挿入する．

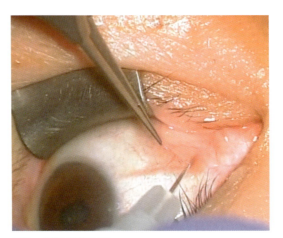

図5　鈍針の進め方
眼球の経線に平行となるように鈍針を眼球後方まで進める．

　薬液が逆流してくる場合は，先端がTenonに接触している可能性があるため，無理に注入せず，先端の位置を変えて注入する．
⑩注入後，ポビドンヨードと抗菌薬を点眼して終了する（図7）．

💡 コツとポイント

①結膜切開はなるべく小さくし，Tenonごと切開することが重要である．Tenon嚢下に適切にアプローチできていないと，針の先端が奥に入っていかない．
②注射針を進める際は，眼球の経線と平行になるように針先を進める．経線方向からずれると外眼筋に接触し，疼痛や出血，先端が奥まで挿入できない原因となる．
③薬液を注入する際は抵抗がないかを確認する．抵抗がある場合は先端を前後させ，抵抗のない場所で薬液を注入する．無理に注入すると針がシリンジから脱落するおそれがあ

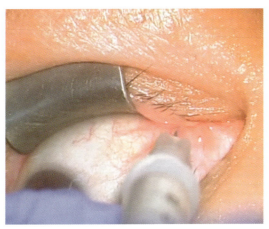

図6 薬液の注入
抵抗がないことを確認しながら薬液を注入する．

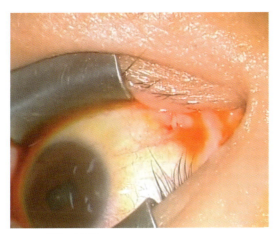

図7 手技の終了
消毒，抗菌薬点眼を行い，終了する．

るため，ロック付きシリンジを用いるのもよい．

合併症とその対策

　前述のようにTenon嚢下に注入したトリアムシノロンは2〜3カ月残存するため，感染の除外が重要である．特にぶどう膜炎においては，感染性ぶどう膜炎によっても硝子体混濁や嚢胞様黄斑浮腫を生じることから，感染性ぶどう膜炎の可能性が排除できない場合はSTTAを避けることが望ましい．また，眼圧上昇のリスクがあり，ステロイドレスポンダーの患者ではSTTAは避け，内服を検討する．さらにステロイド点眼と同様にSTTAでも白内障は進行しうることから，あらかじめ白内障進行の可能性を説明し，白内障手術に備えておくことも重要である．

〈出口英人〉

第7章　緑内障

7.1　緑内障レーザー治療
7.1.1　レーザー虹彩切開術，レーザー隅角形成術

はじめに

　レーザー虹彩切開術（Laser Iridotomy：LI）は，原発閉塞隅角病や閉塞隅角緑内障に対して瞳孔ブロックを解消または予防する手術である．周辺虹彩に穴を開けて房水のバイパス路を作成して前房・後房の圧力差を無くし，瞳孔ブロックを解除する．ただし，プラトー虹彩や瞳孔ブロック以外で生じた隅角閉塞（水晶体因子など）には無効である．水晶体再建術では，瞳孔ブロックに加えてプラトー虹彩形状や水晶体因子も解消できるため，症例によっては水晶体再建術を第一選択とする術者もいる．

　レーザー隅角形成術（Laser Gonioplasty：LGP）は，隅角閉塞がプラトー虹彩形状に起因している場合に適応となる．前方へ突出した形状をしている虹彩根部にレーザー照射を行い，虹彩を収縮させて平坦にして角膜内面を虹彩根部から離すことにより，前房隅角を拡大する．

適応

1.　レーザー虹彩切開術

　瞳孔ブロックによる閉塞隅角症，原発閉塞隅角緑内障

2.　レーザー隅角形成術

　プラトー虹彩形状に起因する隅角閉塞，原発閉塞隅角緑内障，狭隅角の原発開放隅角緑内障

手技の実際

1.　準備

1) 使用機械
レーザー虹彩切開術
マルチカラーレーザーとNd：YAGレーザーを併用する方法が，照射エネルギー総量を抑え，角膜内皮保護の観点から一般的である．
レーザー隅角形成術
アルゴンレーザーを用いる．

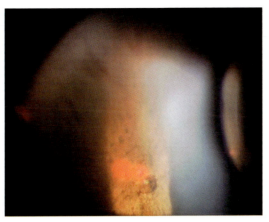

図1　レーザー虹彩切開術　第1段階（マルチカラーレーザー）

2) 前処置（レーザー虹彩切開術，レーザー隅角形成術共通）
① アプラクロニジン塩酸塩点眼液（アイオピジン®UD点眼液1%）を施行1時間前に点眼する．
② ピロカルピン塩酸塩点眼液（サンピロ®点眼液1～2%）を数回点眼して縮瞳する．
③ 施行直前にオキシブプロカイン塩酸塩点眼液（ベノキシール®点眼液0.4%）で点眼麻酔を行う．

2. 手技

1) レーザー虹彩切開術
①第1段階（マルチカラーレーザー）（図1）
- Abraham Iridectomy YAGレンズを使用
- 虹彩周辺部の耳上側または鼻上側を照射部位に設定
- Green or Green-Yellowレーザー，サイズ200 μm，出力200 mW，照射時間0.2秒，5～6発照射（動画1）

②第2段階（マルチカラーレーザー）（図2）
- レーザーをサイズ50 μm，出力1,000 mW，照射時間0.02秒に設定し，虹彩が菲薄化した切開予定部を100発程度照射（動画1）

③第3段階（Nd：YAGレーザー）（図3）
- レーザーを出力3～5 mJに設定し，虹彩穿孔部位をめがけて2～3発照射し穿孔（動画2）

2) レーザー隅角形成術（図4）
- レーザー虹彩切開術用コンタクトレンズを使用
- レーザーの照射条件をサイズ500 μm，出力100～200 mW，照射時間1.0秒に設定
- 虹彩根部付近を個々の凝固斑が重ならないように（1～2個分間隔を空ける），360°全周にわたって照射

動画1
レーザー虹彩切開術
第1段階，第2段階
（マルチカラーレーザー）

動画2
レーザー虹彩切開術
第3段階
（Nd：YAGレーザー）

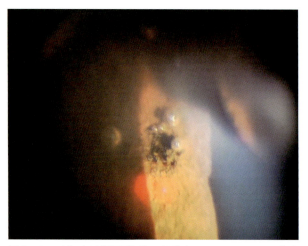

図2　レーザー虹彩切開術 第2段階（マルチカラーレーザー）

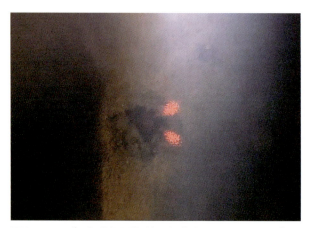

図3　レーザー虹彩切開術 第3段階（Nd：YAGレーザー）

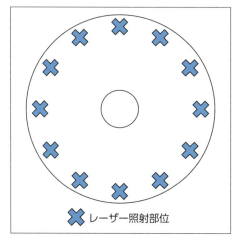

図4　レーザー隅角形成術の照射部位
隅角に近い虹彩根部を凝固．全周で50発程度照射

3. 術後管理

①アプラクロニジン塩酸塩点眼液（アイオピジン®UD点眼液1％）を1回点眼
②炎症予防のためにステロイド点眼薬を処方
③状況により，眼圧上昇予防に炭酸脱水酵素阻害薬（内服）を処方

4. 術後成績と合併症

1) レーザー虹彩切開術

一過性の眼圧上昇，瞳孔偏位，虹彩炎，穿孔創の再閉塞，限局性白内障，虹彩後癒着，前房出血，水疱性角膜症

2) レーザー隅角形成術

一過性の眼圧上昇，瞳孔偏位，虹彩炎

コツとポイント

1. レーザー虹彩切開術

- 角膜浮腫がある場合は薬物治療で眼圧を下げ，角膜の透明性を確保してから施行する．
- 照射部位の選択は，最周辺部は避け，老人環などの角膜混濁がなく，虹彩が比較的に薄い場所を選んで照射する．虹彩周辺部の耳上側もしくは鼻上側が光学的な悪影響が出にくくレーザー照射がしやすい．角膜内皮と照射部位の距離が近いと術後水疱性角膜症のリスクが高まるので注意が必要である．
- 途中で虹彩から出血した場合は，レンズで眼球を圧迫し止血する．
- 穿孔できたかの有無は，瞳孔に光を当てるとわかりやすい．

2. レーザー隅角形成術

個々の凝固斑が重ならないように注意する．

（大槻陽平）

第7章 緑内障

7.1 緑内障レーザー治療
7.1.2 レーザー線維柱帯形成術

はじめに

　レーザー線維柱帯形成術の作用機序はいまだ解明されていないが，レーザーを線維柱帯に照射すると選択的な色素細胞の障害による炎症反応が生じ，それにより貪食細胞や線維柱帯細胞が活性化し線維柱帯の機能的再構築が起こることで流出路抵抗が減り，房水流出が増え，眼圧が下降すると考えられている．

　従来から行われているアルゴンレーザーを照射するアルゴンレーザー線維柱帯形成術（argon laser trabeculoplasty：ALT）は組織侵襲が高く，術後の周辺虹彩前癒着の形成や眼圧上昇，再照射の有効性が乏しいなどの欠点があった．しかし，近年はQスイッチ発振による波長532 nmの半波長Nd：YAGレーザーでALTよりも照射するエネルギーが少なく，線維柱帯の組織構造を破壊せずに，色素細胞のみを選択的に破壊する選択的レーザー線維柱帯形成術（selective laser trabeculoplasty：SLT）が低侵襲で副作用も少ないため普及している（図1，2）．

手術の適応

　適応としては，点眼治療のみで眼圧下降が不十分な症例，複数の点眼治療などで点眼治療の継続が困難な症例，妊娠中・授乳中で点眼治療の継続が困難な症例，病型としては原発開放隅角緑内障や落屑緑内障，ステロイド緑内障が良い適応とされる．特にステロイド

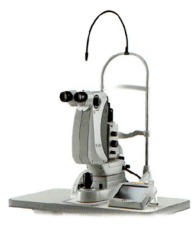

◀図1
株式会社ニデック
眼科用ヤグレーザ手術装置
YC-200 S plus

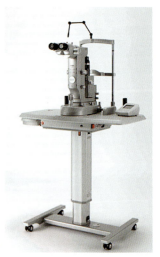

▶図2　エレックス株式会社　タンゴ
オフサルミックレーザー tangopro™

緑内障に対するSLTでは他の病型と比較して有意な眼圧下降を示したとの報告もあり，ステロイド緑内障はSLTに適した病型と考えられる[1]．術後は炎症が惹起されるため，ぶどう膜炎による続発緑内障や，隅角が狭く観察が難しい症例はレーザー線維柱帯形成術は適応とならない．

日本では『緑内障診療ガイドライン（第5版）』に従い，緑内障治療の第一選択は薬物治療であり，薬物治療で十分な眼圧下降が得られない場合や薬物治療の継続が難しい症例に対する追加治療としてSLTが行われることが多い．一方，海外では初回治療としてのSLTは薬物治療と同等の効果が得られるとされ[2]，侵襲が少なく安全な緑内障治療の第一選択として認知され始めている．

手技の実際

1．術前準備

処置前にピロカルピン塩酸塩点眼液（サンピロ®）点眼で縮瞳させ，術後の一過性眼圧上昇の予防のためアプラクロニジン（アイオピジン®UD点眼液1％）点眼を行う．オキシブプロカイン塩酸塩（ベノキシール®点眼液0.4％）で点眼麻酔を行い開始する．

2．手技（動画）

レーザー線維柱帯形成術

1) アルゴンレーザー線維柱帯形成術（ALT）

スポットサイズ50 μm，照射時間0.1秒で照射部位に気泡が形成されず照射部位の色素が退縮することを確認しながら，スポット2つ分ほどの間隔をあけて1/4周から1/2周照射していく．照射部位は線維柱帯色素帯中央部に照射する（図3）．照射部位が隅角底に近いと術後の周辺虹彩前癒着の原因となり，角膜寄りになると眼圧下降効果に乏しくなるため注意する．

2) 選択的レーザー線維柱帯形成術（SLT）

SLT用レンズ（図4）を用いて線維柱帯の色素体に照射する．レーザーの設定はスポットサイズ400 μm，照射時間は3 nsecで固定されており，照射エネルギーは0.4 mJ/m^2から開始し，小さい気泡が発生する程度の出力で180°から360°に線維柱帯色素帯の中央を標的（図5）として照射スポットが重ならないように50〜60発照射していく．毛様体帯を照射すると炎症が惹起され処置後の眼圧上昇や前房出血をきたすことがあり，またSchwalbe（シュワルベ）線を越えると角膜内皮障害を起こすリスクがあるため，レーザーは毛様体帯にかからないように，またSchwalbe線を越えないように注意する．

3．術後管理

SLTの直後は一過性眼圧上昇をきたすことがあるため，必ず処置終了後30分から1時間後に眼圧上昇がないかを確認し，眼圧上昇を認めたら必要に応じて炭酸脱水酵素阻害薬などを投与する．また，SLT後に炎症予防のためフルオロメトロン点眼液（フルメトロン®

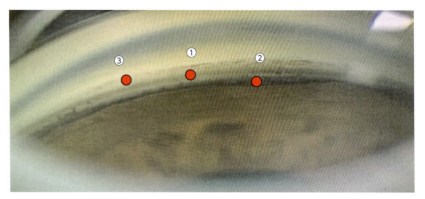

図3　ALTでの照射部位
①線維柱帯色素帯中央部へ照射する．②照射部位が隅角底に近いと術後の周辺虹彩前癒着の原因となり，③角膜寄りになると眼圧下降効果が低下するため注意する．

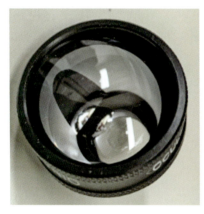

図4　SLT用レンズ
SLT用にデザインされたレンズ．Ocular社のLatina SLT Gonio YAG Laser Lens

点眼液0.1％）点眼やブロムフェナクナトリウム点眼液（ブロナック®点眼液0.1％）点眼をするかどうかは意見が分かれている．SLTにより炎症反応が惹起され線維柱帯の機能的再構築が起こり結果として流出路抵抗が減り眼圧が下降すると考えると，術後の消炎によりSLTの眼圧下降効果が減弱する可能性がある．しかし，非ステロイド性抗炎症薬（non-steroidal anti-inflammatory drugs：NSAIDs）やステロイド点眼の使用で眼圧下降効果が有意にみられたとの報告もあり[3]，処置後の点眼処方に関しては施設によって異なっている．筆者らの施設では，SLT術後にNSAIDs点眼を処方することが多い．

4. 術後成績と合併症

　SLTの眼圧下降効果は前述のとおり薬物治療と同等の効果があるとされるが，すべての症例に有効ではなくSLT術前の眼圧が低いと有効率が低く，術前の眼圧が高いと眼圧下降効果が高いとの報告もある[4]．また，SLTは再照射も有効であり，反復照射による長期的な効果も示されている[5]．

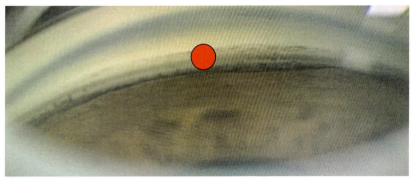

図5 SLTでの照射部位
スポットサイズがALTと比較して大きいため，照射スポットの中心を線維柱帯色素帯に合わせ（赤丸），照射スポットが重ならないようにレンズを回転しながら照射する．その際，照射部位を見失わないように注意する．

コツとポイント

　SLTではレーザー手術装置の高さを調整し患者の頭部をしっかりと装置台に固定し，SLT用レンズを乗せる．照射部位が異なると術後の炎症や眼圧下降効果の減弱にもつながるため線維柱帯をよく確認しポインターを合わせる．数発照射しながら照射部位からの気泡の発生を観察し，気泡が発生しなくなる程度のパワーで適宜調整を行う．また，SLTでは照射部位に瘢痕が生じないため照射部位を見失わないように虹彩の形状や虹彩突起などの目印を観察しながら照射していく．

（小林嶺央奈，三重野洋喜）

文献

1) 徳田直人ほか．ステロイド緑内障に対するselective laser trabeculoplastyの有用性．日本眼科学会雑誌 2012；116(8)：751-757.
2) Gazzard G, et al. LiGHT Trial Study Group. Selective laser trabeculoplasty versus eye drops for first-line treatment of ocular hypertension and glaucoma (LiGHT)：a multicentre randomised controlled trial. Lancet 2019；393(10180)：1505-1516.
3) Groth SL, et al. SALT Trial：Steroids after Laser Trabeculoplasty：Impact of Short-Term Anti-inflammatory Treatment on Selective Laser Trabeculoplasty Efficacy. Ophthalmology 2019；126(11)：1511-1516.
4) Hodge WG, et al. Baseline IOP predicts selective laser trabeculoplasty success at 1 year post-treatment：results from a randomised clinical trial. Br J Ophthalmol 2005；89(9)：1157-1160.
5) Khouri AS, et al. Long term efficacy of repeat selective laser trabeculoplasty. J Ophthalmic Vis Res 2014；9(4)：444-448.

7.1 緑内障レーザー治療
7.1.3 経強膜毛様体光凝固術

はじめに

経強膜毛様体光凝固術（transscleral cyclophotocoagulation：CPC）には，レーザーを連続発振する経強膜的連続波毛様体光凝固術（continuous wave CPC：CW-CPC）とON/OFFを繰り返すマイクロパルス波を使う経強膜的マイクロパルス毛様体凝固術（Micro Pulse CPC：MP-CPC）がある．

2017年から導入されたMP-CPCは最末期だけでなく中期の緑内障にも適応があり，また，処置も簡便で外来でも実施可能であるため，普及してきている．本稿ではCW-CPCと比較しながら，主にMP-CPCについて述べる．

適応

CPCは，CYCLO G6（MicroPulse P3 Glaucoma Device. IRIDEX©社，CA，USA：図1）を用いて810 nmの赤外線光を照射する．同装置でプローブと設定を変えることで使い分けを行う（表1）．

1. 経強膜的連続波毛様体光凝固術（CW-CPC）

Gプローブを使用し，連続発振で毛様体をレーザーにより破壊し，房水産生を抑制して眼圧下降を得る．

濾過手術などの他の緑内障手術が無効あるいは適応がない症例が適応となる．重篤な合併症をきたしうるので眼圧下降の最終手段と考えるべきである．

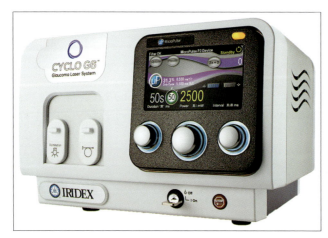

図1　CYCLO G6 MicroPulse P3 Glaucoma Device. IRIDEX©社，CA，USA．機械側は一連不潔操作となるため，プローブ先端は清潔を保つために術者が保持しておく．

表1 CW-CPCとMP-CPCの比較

	CW-CPC	MP-CPC Rev 1	MP-CPC Rev 2
プローブ	Gプローブ	MP Rev 1プローブ	MP Rev 2プローブ
設定	2,000 mW 2秒 8〜10発×2 POP音が聞こえたら 250 mW下げる	2,000 mW 80秒×2	2,500 mW 80秒×2
潤滑	生理食塩水	スコピゾル®	スコピゾル®
麻酔	球後麻酔	テノン嚢下麻酔	テノン嚢下麻酔
プローブの部位	毛様体皺襞部	毛様体扁平部	毛様体扁平部
プローブの当て方	輪部から0.5〜2.0 mm後方 眼球の視軸に平行	輪部から1 mm後方 陥凹面が角膜輪部側 眼球の垂直方向	輪部から1 mm後方 陥凹面が角膜輪部側 平らな面が眼瞼側 眼球の垂直方向

(販売元 株式会社トプコン提供の資料より)

2. 経強膜的マイクロパルス毛様体凝固術（MP-CPC）

　MPプローブを用いて毛様体の細胞を刺激し，ぶどう膜強膜流出路の増加により眼圧下降効果が得られる．MP-CPCは，レーザー発振が0.5 msの照射（ONサイクル）と1.1 msの照射休止（OFFサイクル）を繰り返す．ONサイクルで色素上皮の熱エネルギーが上昇することで熱凝固を引き起こすが，OFFサイクルでクーリングタイムを得られるため周辺組織の熱の蓄積による障害を抑え，効率よく凝固ができると報告されている（表1「設定」のイメージ図参照）．

　2022年4月より従来のMP Rev 1プローブに加え，MP Rev 2プローブが発売され，輪部に沿わせやすく，ややパワーを上げることができるようになった．現在はRev 1プロー

ブ／Rev 2プローブ共に販売されている．

　高齢や認知症で観血的処置が難しい症例，点眼アドヒアランス不良の症例や，すでに視神経萎縮により視野進行が著しいが高眼圧で角膜上皮障害を伴っている症例をMP-CPCの適応としている．

手技の実際

1．術前準備

当院では日帰りで外来にて実施している．

　MP-CPCでは，洗眼後，眼球上下の両方向にリドカイン塩酸塩・アドレナリン注射剤（エピレナミン含有キシロカイン®注射液2％）でテノン囊下麻酔を行う．

　開瞼器はプローブに干渉しないものを選択する．

　MP-CPCでは，プローブと結膜の間にスコピゾル®眼科用液を滴下し，結膜表面を平滑に移動できるようにしておく．

2．手技（表1）

1) CW-CPC

CW-CPCの仕様は次のとおりである．

　プローブの種類：Gプローブ

　プローブの向き：眼球の視軸に平行

　プローブの部位と当て方：輪部から0.5〜2.0 mm後方，毛様体皺襞部に1回あたり1/2〜3/4周に8〜10発×2

　パワー：2,000 mW

　時間：2秒

動画1
経強膜毛様体
光凝固術
MP-CPC

2) MP-CPC（ 動画1 　提供：京都市立病院眼科　南　泰明先生）

MP-CPCの仕様は次のとおりである．

　プローブの種類：MP Rev 1プローブ／MP Rev 2プローブ

　プローブの向き：眼球の垂直方向

　プローブの部位と当て方：輪部から1 mm後方，毛様体扁平部に上半分，下半分をそれぞれ1往復40秒で2往復ずつ

　パワー：2,000/2,500 mW

　時間：80秒×2

3．術後管理

・疼痛予防のため，消炎鎮痛薬を投与する．
・術後炎症に関しては合成副腎皮質ホルモン剤（ベタメタゾンリン酸エステルナトリウム点眼液（リンデロン®点眼液0.01％）およびプレドニゾロン錠（プレドニン®5 mg））を1〜

2週間程度投与する．テノン嚢下麻酔を行った場合は，抗菌薬点眼も投与する．
・抗緑内障点眼薬や内服薬は，継続のうえ，眼圧コントロールを得たら漸減する．
・一度の照射では眼圧再上昇をきたすことが多く，数回の再照射によって眼圧コントロールが得られることが多い．

　CW-CPCは大きな合併症の報告も多い．MP-CPCについては2017年に認可され，まだ新しい治療方法のため，観察期間が短く長期成績は少ないが，既報では合併症が少なく，良好な眼圧下降が得られている．さらに合併症の少なさから点眼治療への追加など，中期の症例に対する適応拡大が期待されているが，まだ報告は少ない．

4. 術後成績と合併症

　以下の合併症が想定されるが，MP-CPCのほうが軽微と報告されている．

・疼痛	・視力低下，光覚消失	・低眼圧，眼球癆
・前房出血	・角膜障害	・遷延性炎症
・黄斑浮腫	・毛様体剝離	・硝子体出血
・瞳孔弛緩	・術後一過性眼圧上昇	

コツとポイント

・プローブの陥凹面が角膜輪部側，平らな面が眼瞼側になるように眼球に押し当てる．
・毛様体動脈が走行する3時・9時方向は避け，照射する．
・時間経過とともに結膜浮腫が出現するが，浮腫を押し伸ばすようにプローブを滑らせる．
・日本人にはプローブがやや大きめに作られているので患者へ声かけを行い，眼球上方を行うときは下転，下方施行時は上転してもらうと角膜にプローブが乗らずに進めることができる．
・プローブを持つ手と反対の手で開瞼器を少しずらすと，瞼裂の狭い症例でもプローブが動かしやすい．
・CYCLO G6の画面操作は不潔操作となるため，操作者に事前に操作を説明し，動作確認をしておく（動画2）．

(塚本倫子)

動画2
経強膜毛様体
光凝固術
MP-CPC
外回り

参考文献

1) 木内良明ほか．緑内障ガイドライン（第5版）．日本眼科学会雑誌　2022；126(2)：85-177.
2) Abdelrahman AM, et al. Micropulse versus continuous wave transscleral cyclophotocoagulation in refractory pediatric glaucoma. J Glaucoma 2018；27(10)：900-905.
3) Kuchar S, et al. Treatment outcomes of micropulse transscleral cyclophotocoagulation in advanced glaucoma. Lasers Med Sci 2016；31(2)：393-396.
4) Aquino MC, et al. Micropulse versus continuous wave transscleral diode cyclophotocoagulation in refractory glaucoma：a randomized exploratory study. Clin Exp Ophthalmol 2015；43(1)：40-46.
5) 藤代貴志．マイクロパルスレーザー治療（毛様体光凝固術・線維柱帯形成術）．日本の眼科 2023；94(8)：1064-1070.

第7章　緑内障

7.2　外来で行う緑内障術後の濾過胞管理
7.2.1　レーザー切糸術

はじめに

　緑内障は非可逆的で進行性の視機能障害をきたす疾患で，わが国の中途失明原因の第1位で約4割を占める．その治療においては，早期発見・早期治療および適切な管理が重要となる．緑内障治療において，点眼治療やレーザー治療だけでは効果不十分な場合に手術治療が選択肢となるが，中でも視野障害の進行が急速な場合や目標眼圧が低い場合，流出路再建術後も視野障害が進行する場合などでは濾過手術が検討される．線維柱帯切除術（trabeculectomy：TLE）は代表的な濾過手術の一つである．

適応

　TLE術後には，低眼圧，浅前房，脈絡膜剥離，低眼圧黄斑症，脈絡膜出血などの術後過剰濾過に関連した早期合併症を経験することがある[1]．これらの合併症は重篤な視機能低下を生じるため，我々は強膜弁をタイトに縫合し，術後過剰濾過が生じないように術式を工夫し，術後の適当な時期に強膜マッサージやレーザーで縫合糸を切糸するレーザー切糸術（Laser suture lysis：LSL）[2,3]を行うことで眼圧を調整している．

　TLEの術式は術者によりバリエーションがある．我々のTLEの術式を概説する（図1）．結膜切開は円蓋部基底で比較的大きく切開する．強膜弁は四角形の二重強膜弁で，3 mm×3 mmの外層弁を強膜の1/2程度の厚みで作成し，内層弁は後方への房水濾過を意識して，水平方向は小さめに子午線方向は大きめに作成する．線維柱帯切除は内層弁と一塊に行う．縫合はいずれも10-0ナイロン糸を用いて行う．強膜縫合は4糸もしくは5糸でいずれもWater Tightに縫合する．後方のテノンを前転して結膜と一緒に角膜輪部に端々縫合で固定する．子午線方向の結膜切開は強膜にも通糸して端々縫合する．角膜輪部に結膜水平ブロックを設置する．このことで，術後早期からの強膜マッサージやLSLが可能となる．

　我々は術後の過剰濾過を避けるために，濾過量を少なめに計画してTLEを実施している．そのため，LSLによる強膜弁の創傷治癒のコントロールと強膜マッサージによる濾過胞の維持は，目標眼圧達成のために必須の手技である．LSLの具体的な順序やタイミングは，眼圧，眼球マッサージによる濾過の向き，結膜切開部の状態，強膜弁の状態などを総合的に検討して決定する．

　レーザー切糸のタイミングを計るうえで，強膜弁の厚さ，輪部から強膜弁の端までの距離，結膜とテノンの状態は重要な要素である．強膜弁が厚い場合，強膜弁の創傷治癒が生じやすいため，早めのLSLを検討する．輪部から強膜弁の端までの距離が近いほど，LSL

7.2.1 レーザー切糸術

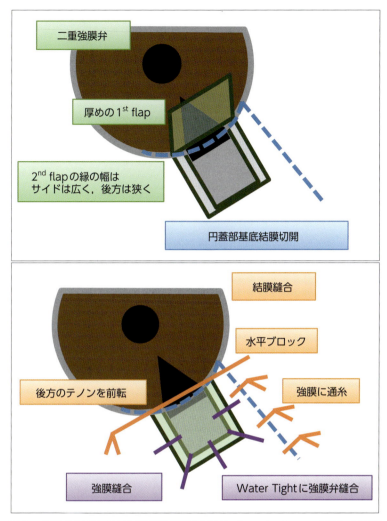

図1 筆者の施設における線維柱帯切除術（trabeculectomy：TLE）の概要

による過剰濾過が生じやすいため，LSLのタイミングは比較的遅くなる．分厚い後方のテノンを前転した場合，強膜弁の創傷治癒が早くなる傾向があるので，早めのレーザー切糸を検討する．

手技の実際

1．準備

　結膜上からのレーザー切糸では，専用のレンズを用いて透見された糸に焦点を当てて切糸を行う．レーザー光凝固装置は予め，カラーはred，スポットサイズは50 μm，照射時間は0.2秒，パワーは100 mW程度に設定しておく．オキシブプロカイン塩酸塩点眼液（ベノキシール®点眼液0.4％）を下方結膜嚢に加えて上方結膜嚢にも点眼して十分に麻酔す

223

第7章　緑内障

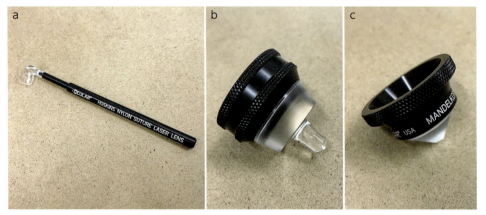

図2　LSLに用いるレンズ
a：Hoskins Nylon Suture Laser Lens (Ocular社)
b：Mandelkorn Suture Lysis Laser Lens (Ocular社)
c：Blumenthal Suture Lysis Lens (VOLK社)

る．使用するレンズは，Hoskins Nylon Suture Laser Lens（Ocular社），Mandelkorn Suture Lysis Laser Lens（Ocular社），Blumenthal Suture Lysis Lens（VOLK社）等がある（図2）．我々は術中に後方のテノンを前転しているため，分厚い結膜下組織を避けながら観察できるBlumenthal Suture Lysis Lensを使用している．

レーザー切糸術

2. 手技（動画）

　レーザー光凝固装置に患者の頭部を固定する．処置部位が正面に来るように患者に右下方視または左下方視させる．細隙灯顕微鏡で強膜弁や縫合糸を確認できない場合には，周辺部虹彩切除の位置を参考にしてLensを眼球に接触させる．まず低倍率で強膜弁を観察しながら照射部位を決定し，最大倍率（32倍）に拡大して糸にレーザーガイド光を合わせて照射する．切糸が適切な条件下であれば1回の照射で完了するが，結膜下組織が厚い場合やレーザーのパワーが不十分な場合，縫合糸の張力が低い場合には切断できないことがある．また，レーザー切糸レンズの圧迫による眼球マッサージ効果のため，時間が経過すると眼圧が下がり，より切糸が困難となる．結膜が厚く透明度が低い場合，レーザーのパワーを増加させ，結膜が薄く孔が開きそうな場合にはパワーを減少させる．

3. 術後管理

　強膜弁の頂点もしくは輪部から最も遠い縫合糸からLSLを行い，さらに眼球マッサージを行っても濾過胞の形成や眼圧下降が不十分な場合，追加のLSLを考慮する．LSLを実施する順番を図3に示す．後方の縫合糸（図3の①②③）については，適宜LSLを実施する．水平方向の縫合糸（図3の④⑤）はLSLにより過剰濾過が生じることがあるため，原則として，強膜マッサージに反応しない場合のみ④⑤の切糸を検討する．LSLにより過剰濾過に陥り低眼圧や浅前房，脈絡膜剥離，低眼圧黄斑症等の合併症が発生した場合には，アト

224

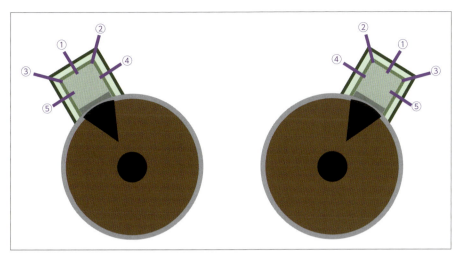

図3 Laser Suture Lysis (LSL) を実施する順番

ロピン点眼液1％点眼，粘弾性物質や空気の前房注入，経結膜的強膜弁縫合術などの適切な処置を行う．水平方向の縫合糸（図3の④⑤）は線維柱帯切開部位に近いため，LSLを行うと急激に濾過量が増え過剰濾過に陥ることがあり，その実施は慎重に判断する．LSLを施行しても濾過胞の形成や眼圧下降が不良な場合には，凝血塊による強膜弁下の濾過障害が存在する場合がある．隅角鏡を用いて観察を行い，凝血塊を認めた場合はLSLの追加は行わず，凝血塊が溶血するまで強膜マッサージで経過観察を行うことが多い．

4. 術後の成績

LSLによる眼圧下降効果について，Melamedらは，6.6±7.0 mmHgであったと報告している[4]が，TLEの術式（結膜切開法，強膜弁の形，縫合の強度等）や，病型，LSLのタイミングにより大きく左右される．

コツとポイント

LSLは，適切なレンズを用いて確実に縫合糸を視認できさえすれば手技の難易度は高くないが，切糸の本数，タイミングは濾過胞の形状や眼圧経過，強膜マッサージの反応等から症例に応じ，緻密な術後経過観察のもとに行うことが肝要である．

（柴田　学）

文献

1) Shirato S, et al. A critical analysis of the trabeculectomy results by a prospective follow-up design. Jpn J Ophthalmol 1982；26（4）：468-480.
2) Pappa KS, et al. Late argon laser suture lysis after mitomycin C trabeculectomy. Ophthalmology 1993；100（8）：1268-1271.
3) Kapetansky FM. Laser suture lysis after trabeculectomy. J Glaucoma 2003；12（4）：316-320.
4) Melamed S, et al. Tight scleral flap trabeculectomy with postoperative laser suture lysis. Am J Ophthalmol 1990；109（3）：303-309.

7.2 外来で行う緑内障術後の濾過胞管理
7.2.2 ニードリング

はじめに

　近年の濾過手術では，術中に代謝拮抗薬であるマイトマイシンC（MMC）を用いて術後の瘢痕化を抑制するが，時間経過とともに徐々に術創は瘢痕化する．その結果，強膜弁の癒着や濾過手術によって作成された房水流出路の狭窄によって濾過胞が縮小する．ニードリングは外来通院が可能な処置で所要時間も短いため，濾過胞を開け直して行うbleb revision（濾過胞再建術）と比べて患者の負担も少ない．ニードリングは多くの手技が報告されているが，本稿では当院におけるニードリングの手技について解説する．

処置の適応

　レーザー切糸や眼球マッサージによる濾過量の増大が不十分で眼圧の下降が十分に得られない場合，眼圧を下降させる目的で行う．さらに周囲の癒着により濾過胞が限局化し房水漏出をきたしている場合に，濾過胞の内圧を分散する目的でニードリングを検討する．

手技の実際

1. 準備

　眼科外来もしくは手術室にて患者を仰臥位とし，他の眼科手術と同様に点眼麻酔とボスミン®点眼を行った後，消毒と洗眼を行い開瞼器をかける．リドカイン塩酸塩注射剤（キシロカイン®注ポリアンプ2%）の入った5 mLのシリンジに27 Gの注射針をつける．カストロヴィーホ氏持針器もしくはソープ型結紮鑷子にて注射針を70～80°程度屈曲させておく．適宜ポビドンヨード点眼液を用いて眼表面を殺菌しながら手技を行う．また，結膜からの出血を吸収したり，結膜を圧迫して針の先端を確認したりするために手術用スポンジ（OSA）を準備しておく．

2. 手技

　OSAで濾過胞を圧迫して辺縁を確認し（図1），濾過胞から数mm離れた結膜から注射針をベベルアップの状態で刺入し（図2，動画），リドカイン塩酸塩・アドレナリン注射剤（エピレナミン含有キシロカイン®注射液2%）を結膜下に注入する．局所麻酔を追加するとともに麻酔薬の拡がり方を見て，濾過胞の瘢痕部分を確認する．
　濾過胞の辺縁を確認したら，まずは針先でミシン目を作るようなイメージで，瘢痕部に

ニードリング

7.2.2 ニードリング

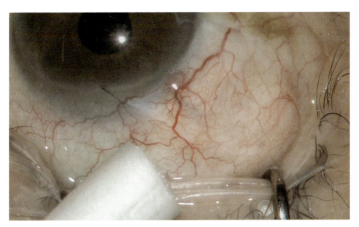

図1　手術写真：症例1（全景）

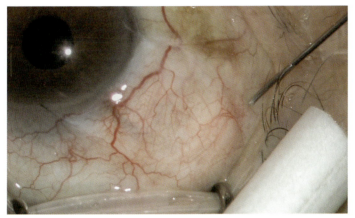

図2　手術写真：症例1
結膜刺入部はなるべく濾過胞から離し，眼瞼に覆われる箇所が最も望ましい．

繰り返し刺入する（図3）．次いで，自動車のワイパーのように注射針を左右に振って，針穴をつなぐ感覚で濾過胞周囲の癒着部分を切り裂く（図4）．特に強膜弁近傍で癒着している症例（図5）では，周囲の結膜やテノン囊組織はしばしば菲薄化しているため，結膜を穿通しないように慎重な針の操作を心がける．強膜弁近傍の癒着も同様にミシン目を作ってから切り開く．強膜弁直上に膜状の増殖組織が張っている場合もあるため，OSAや綿棒で強膜弁近傍を圧迫し，位置を確認しながら針で強膜切開部を再度切り開く．適宜麻酔薬を追加で注入しながら（図6），瘢痕部位の同定とニードリングの効果判定を行う．一側からの刺入が難しければ濾過胞の対側からも同様に刺入し，ニードリングを行う（図7）．濾過胞周囲の瘢痕部の切開によって眼圧が下降しない場合には強膜弁で癒着している可能性が高いため，ブラインド操作とはなるものの，強膜弁のエッジの部分から強膜弁下へ針を挿入，強膜弁のリフティングを行い，最終的に線維柱帯切除部から前房内へ針先端が挿入

227

第7章 緑内障

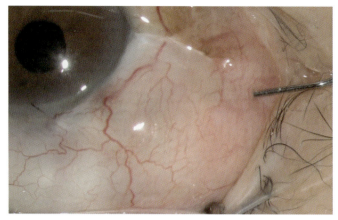

図3 手術写真：症例1
癒着部にミシン目を作成している．

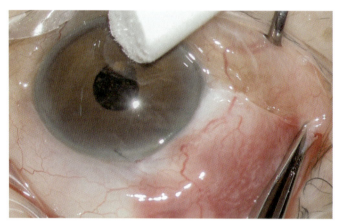

図4 手術写真：症例1
房水流出路が開放されると前房内はやや虚脱し，眼圧も下がる．

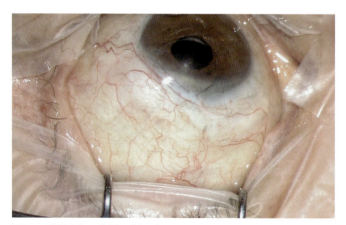

図5 手術写真：症例2（全景）

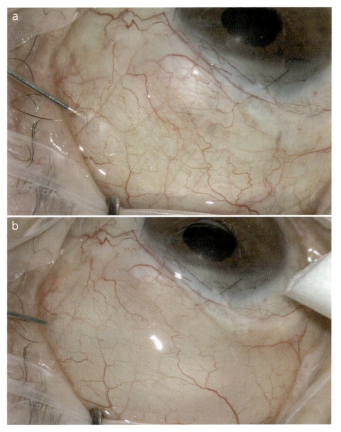

図6　手術写真：症例2
結膜下麻酔によって濾過胞の癒着部との境界が明確となる．
a：結膜下麻酔前
b：結膜下麻酔後

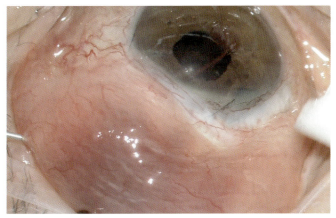

図7　手術写真：症例2
強膜弁周囲のカプセルを縦に切開している．強膜穿通に注意する．結膜下出血が前房内へ流入することがある．

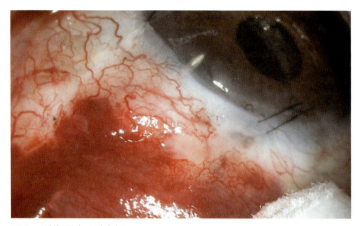

図8　手術写真：症例3
強膜弁癒着が高度のためリフティングを行っている様子

できることを確認し（図8），最後に角膜をOSAで圧迫し，十分な眼圧下降が得られたことを確認して手技を終了する．

なお，リフティングは濾過胞周囲の癒着介助のみで眼圧が十分に下降した場合には必ずしも行わない．また，当院では27 G針を用いているため刺入部からの房水漏出を生じることは少ないが，漏出を認めた際は刺入点を10-0ナイロン糸にて縫合する．また，無血管濾過胞の場合はニードリングによって濾過胞内圧の減少による結膜菲薄化の軽減を図ることができるが，圧ストレスが減少しても血流が乏しいため濾過胞壁の厚みが回復することは難しく，濾過胞再建術が必要となる可能性が高い．感染防止の観点から早期に濾過胞再建術を施行したほうが良い場合もあるため，ニードリングのみを冗長に行うべきではない．

なお，前述で注射針におけるニードリングを説明したが，マイクロサージェリーナイフ（Bleb Knife Ⅱ Bent 1.0®）を用いたニードリングを行っている施設もある．

3. 術後管理

術後はレボフロキサシン点眼液（クラビット®点眼液1.5％）点眼とベタメタゾンリン酸エステルナトリウム液（リンデロン®点眼・点耳・点鼻液0.1％）点眼を処方する．術終了時に眼圧下降が得られても症例によって効果は短期間で再癒着を生じ濾過胞再建術を要することもあり，綿密な経過観察が必要である．前房出血をきたす場合もあるが，結膜下出血や強膜弁周囲血管からの逆流性出血である場合が多く，経過観察で自然消退することがほとんどである．

4. 術後成績と合併症

通常の濾過手術と同様に前房出血や浅前房，低眼圧，脈絡膜剝離・出血，濾過胞炎，眼

内炎の可能性がある．また，ニードリングを要する症例には前述のとおり結膜の菲薄化が高度であることもあり，結膜裂傷を生じる可能性やニードリングにより十分な眼圧下降が得られない場合があり，再手術の可能性についても患者に説明しておくことが望ましい．

コツとポイント

ニードリングを行う際のコツとして，針の刺入角度や位置，強膜弁周囲の組織状態の把握が重要である．

また，結膜下出血をきたすと視認性が低下するため，術前のボスミン®点眼による血管収縮のみならず可能な限り針先の動きに留意し，出血をきたしてしまった場合はOSAで圧迫しながら針先の位置を確認しつつ処置にあたる．

謝辞

本稿の手術写真ならびに手術動画をご提供いただいたバプテスト眼科 長岡京クリニック 森 和彦先生のご厚意に深謝申し上げます．

（岡田　陽，三重野洋喜）

7.2 外来で行う緑内障術後の濾過胞管理
7.2.3 経結膜強膜弁縫合術

 はじめに

　濾過手術後に過剰濾過が遷延すると浅前房や脈絡膜剝離，低眼圧黄斑症といった視力障害を伴う合併症を生じるきっかけとなりうる．術後は徐々に濾過胞は瘢痕化する傾向にあるため自然経過にて眼圧は回復することもあるが，低眼圧に伴う房水産生抑制により低眼圧が遷延する場合もある．本稿では当院における経結膜強膜弁縫合術の手技について述べる．

 手術の適応

　保存的治療で過剰濾過が改善しない場合に検討する．結膜下自己血注入やcompression sutureなどの方法もあるが，当院では経結膜強膜弁縫合術を主に選択としている．

 手技の実際

1．準備

　症例によっては過剰濾過のため濾過胞が大きく膨らみ，強膜弁の辺縁の位置が眼表面からみて不明瞭である．その場合は術前にレーザー切糸用レンズ（ブルメンサル スーチャーレンズ）を用いて強膜弁辺縁を確認し，マーキングしておくとよい．
　次いで他の眼科手術と同様に，患者を仰臥位とし，点眼麻酔を十分に行った後，消毒と洗眼を行い，開瞼器をかける．術後早期では疼痛を強く訴える場合もあり，点眼麻酔のみで効果が不十分ならばテノン囊下麻酔を追加するが，術創の対側の象限で行い，術創に影響が出ないように十分配慮する．また，ソープ型結紮鑷子と縫合鑷子，マイクロ持針器，10-0ナイロン糸（丸針），スプリングハンドル式剪刀，綿棒を準備しておく．通糸の際に眼球を安静に保持できない患者の場合は，6-0オルソ糸で角膜周辺の強膜に制御糸をかける．

2．手技（動画）

経結膜強膜弁縫合術

　リドカイン塩酸塩・アドレナリン注射剤（エピレナミン含有キシロカイン®注射液2%）で湿らせた綿棒でマーキング部位を圧迫し，強膜弁の位置と濾過量の最も多い部位を確認する（図1，2）．濾過胞が最も大きく膨れる部位もしくは直近のレーザー切糸部位がその部位となることが多い．同部位から10-0ナイロン糸（丸針）を用いて通糸する．綿棒もしくはOSAで膨隆した結膜を押さえながら，強膜弁側から隣接する強膜・結膜を通糸する．

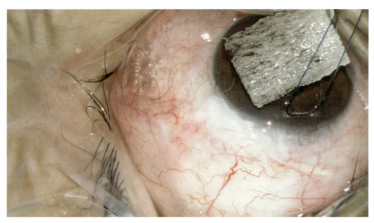

図1　手術写真（全景）

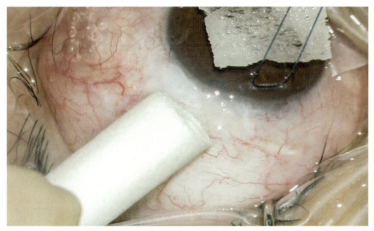

図2　術野の確認
手術用スポンジ（OSA）を用いて強膜弁を透見し，縫合部位を確認する．

この際，十分に糸を締めた状態で結紮し（図3），結紮部から必要最小限の長さで切糸しておくと結膜下に自然に埋没する（図4）．なお，針の選択として，角針のほうが通糸は容易となるが，丸針のほうが結膜が裂けることがより少なく，また，刺入部からの房水漏出が生じにくいため当院では丸針を用いている．

3. 術後管理

術後に眼圧が高くなりすぎた場合は目標眼圧よりもやや高めとなるまで眼球マッサージ等で眼圧をコントロールし，その後，随時レーザー切糸術を追加する．

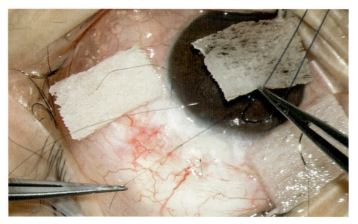

図3 結紮
可能な限りテンションをかけて結紮を行う．処置時は低眼圧になっているため角膜に歪みを生じているが，眼圧の回復とともに糸も徐々に緩むため，結紮時は強めのほうが良い．

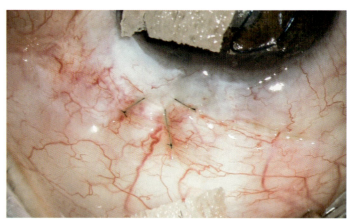

図4 切糸
切糸はなるべく縫合部の近くで行ったほうが自然に埋没しやすい．

4. 術後成績と合併症

　Maruyamaら[1]はマイトマイシンC（MMC）併用線維柱帯切除術後に，低眼圧症に加え，低眼圧黄斑症もしくは脈絡膜剝離を生じ経結膜強膜弁縫合術を施行した56眼を検討した．術後1週間で眼圧（平均±標準偏差）は2.9±1.4 mmHgから7.3±4.5 mmHgへ上昇し，低眼圧黄斑症は92％（38眼中35眼）で，脈絡膜剝離は18眼全例で消失した．また，56眼中21眼（38％）で複数回の経結膜強膜弁縫合術を要した．術後に眼圧上昇をきたした16眼のうち10眼は単純抜糸もしくはレーザー切糸術で眼圧コントロールが可能で，濾過胞の限局化のために6眼はニードリングを要し，そのうち1眼はbleb revision（濾過胞再建術）を要したと報告した．

合併症として，結膜の菲薄化や裂傷，房水漏出などが生じる可能性がある．また，通常の濾過手術の合併症にも注意が必要である．

コツとポイント

経結膜強膜弁縫合を行う際のコツとして，強膜弁の正確な位置確認とマーキング，適切な針と糸の選択，慎重な通糸と結紮が重要である．また，術後の眼圧管理と経過観察を徹底することで，合併症のリスクを低減し，術後の成績を向上させることができる．

謝辞

本稿の手術写真ならびに手術動画をご提供いただいたバプテスト眼科 長岡京クリニック 森 和彦先生のご厚意に深謝申し上げます．

（岡田　陽，三重野洋喜）

文献

1) Maruyama K, et al. Efficacy and safety of transconjunctival scleral flap resuturing for hypotony after glaucoma filtering surgery. Graefes Arch Clin Exp Ophthalmol 2008；246（12）：1751-1756.

8.1 斜視手術　直筋の前転短縮術

はじめに

　斜視治療の主な目的は，両眼視機能の獲得，複視の消失，整容的な眼位の改善，異常頭位の改善である．水平斜視（外斜視，内斜視），上下斜視，回旋斜視，A-V型斜視などに分類され，また，発症年齢，眼位のコントロール状況（斜位の維持がどのくらいできるか），両眼視機能の評価，恒常性なのか間欠性なのか，共同性なのか非共同性なのか，などを確認し，術式や手術時期を検討する．

　斜視手術のうち，前転術とは，外眼筋を付着部より前方へ移動させることでその筋肉の作用を強めるために行うものである．Plication法（筋を切腱せずに折りたたむ方法）が行われる場合もあるが，本稿では前転短縮術について述べる．

手術の適応

　外斜視では内直筋の前転短縮術が行われ，内斜視では外直筋の前転短縮術が行われる．いずれの場合も術前眼位をしっかり測定したうえで術量を決定する．当院では術前に2回，外来でプリズムアダプテーションテストを行っている（本章8.2「斜視手術　直筋の後転術」の項を参照）．目標とする術量により単筋手術とするか，複数筋の手術とするかを決定する．複数筋の手術を要する場合には，両眼の後転術を施行する場合と，前転短縮術と後転術を組み合わせて，片眼の前後転術として実施される場合とがある．そのほか，上下斜視に対して下直筋や上直筋を手術することがある．輻輳不全の外斜視の場合には前転術の術量を多めにするなど症例により工夫をすることがある．

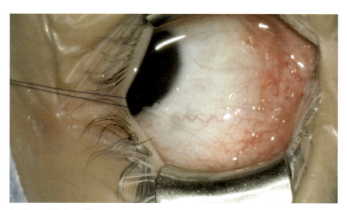

図1　制御糸の通糸

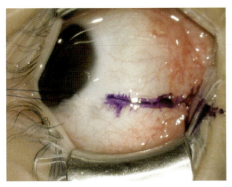
図2 切開線のマーキング

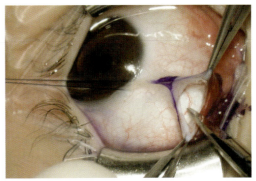
図3 結膜の切開

手術の実際

1. マーキング

制御糸をかけて牽引すると，眼球が回旋する．斜視手術では外眼筋の位置を見誤らないためにも，まず初めに0時，3時，6時，9時方向の輪部にマーキングしておくとわかりやすい．

2. 制御糸をかける

輪部から少し後方の部分に6-0ナイロン糸を結膜上から強膜に通糸し，手術する直筋と反対側やや下方に牽引し，クレンメで止める．このとき，結膜だけの通糸では取れてしまうので，強膜までしっかり通糸する（図1，動画1）．

3. 結膜切開

まず結膜の下に透けて見える直筋を確認する．テノン嚢下組織が分厚い場合など，わかりにくい場合は鑷子で眼球を動かしてみて，その際に前毛様動脈は結膜と連動して動かないことから筋の位置を判断する．

直筋の直上の切開を避けるため，同定できた筋付着部上端より少し上方に切開線をマーキングする（図2）．（当院では，主に輪部から円蓋部までの放射状の小切開にて手術を行っている．切開や剥離が少なく，術後の瘢痕や癒着が少なくて済むことが利点である．）

切開線の手前側の結膜を有鈎鑷子で把持し，奥側の結膜を助手にソープ鑷子で持ち上げてもらい，スプリング剪刀で結膜→テノン嚢→強膜までを順に垂直に切開する（図3）．その際に出血を最小限にするためにできるだけ血管を避けるようにする．切開後，強膜がしっかり露出するまでテノン嚢下組織を処理する．

動画1
制御糸の通糸

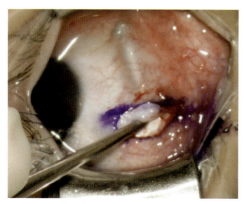
図4　斜視鈎の挿入

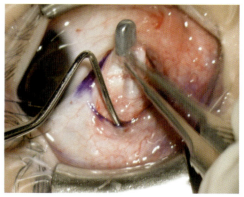
図5　ガイトン氏斜視鈎のヘッド部分の露出

4. 局所麻酔

切開部分からテノン囊下麻酔（エピネフリン無しリドカイン塩酸塩注射液2％（キシロカイン®注射液2％）を約2 mL）を行う．その際に結膜浮腫ができてしまうと後の手術操作が難しくなるため，奥のほうに麻酔薬を入れるようにする．

5. 筋露出

付着部から少し離れたテノン囊下から強膜に沿わせて滑らせるような動きで斜視鈎を挿入し，筋付着部下端まで到達させて筋をすくう（図4，動画2）．

動画2
筋露出

結膜下に斜視鈎の先端が角膜輪部まで届き，直筋の全腹がすくえていることを確認してから，ガイトン氏斜視鈎を斜視鈎の挿入と同様の動きで挿入する．（ガイトン氏斜視鈎はヘッド部分が大きいため，再度テノン囊下組織を巻き込まないように注意する．）

直筋を引っ張らないように注意しながら先に入れた斜視鈎を抜き，同じ斜視鈎を使って結膜とテノン囊の間を下方に向けて剥離しながらガイトン氏斜視鈎を少し上方に引き，切開創からガイトン氏斜視鈎全体を引き出す（動画2）．

この時点ではまだガイトン氏斜視鈎のヘッド部分はテノン囊下組織に覆われているため，有鈎鑷子でテノン囊下組織を鈍的に外す（図5）．

鑷子のみで困難な場合はスプリング剪刀を使用し，ガイトン氏斜視鈎のヘッド部分を露出させる．その後下方の強膜を視認し，直筋の全腹をすくえていることを確認する．もし筋の一部をすくい残してしまっていた場合は，再度丁寧に直筋をすくい直す．

直筋の全腹がすくえたら角膜側にガイトン氏斜視鈎，反対側に斜視鈎を入れて直筋全体が視認できるようにして，筋周囲に付着しているテノン囊下組織をソープ鑷子や綿棒を用いて押し下げるように鈍的に剥離する．鈍的剥離のみで難しい場合は，スプリング剪刀を用いて鋭的に剥離し，筋肉をしっかりと露出させる．この時に助手に下方や赤道部側の結膜を鈎などで軽く引いてもらい，確認しながら行うと操作しやすい．

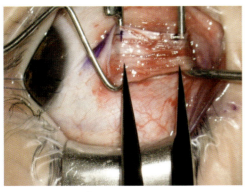
図6 マーキング

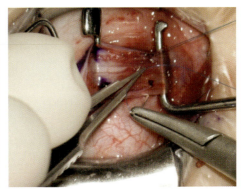
図7 7-0オルソ糸による通糸

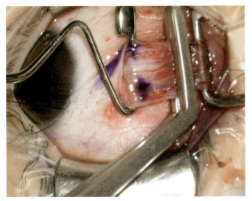
図8 眼筋クランプ

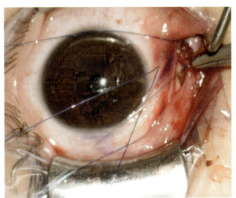
図9 強膜への縫着

6. 通糸と切腱

2つの鈎を軽く引いてテンションをかけ，直筋が弛みのない状態にする．キャリパーを使用して，術前の定量に基づいた付着部からの短縮する距離をマーキングする（図6）．この際に直筋の上端，下端にそれぞれマーキングしておくと，その後の通糸の際にわかりやすい．

マーキングした部分の直筋の上端，下端をそれぞれ強膜側から片端7-0オルソ糸で通糸する（図7）．

結紮してからそれぞれクレンメで挟んでおき，マーキング部位を斜視鑷子（または眼筋クランプ）で挟む（図8）．助手に鈎などを用いて下方の結膜を引いてもらうと，直筋の下端が確認しやすくなるため操作しやすくなる．

その後，ガイトン氏斜視鈎を筋に引っかからないように注意しながら抜く．斜視鑷子で挟んだ部位の角膜側と付着部の筋をバイポーラで焼灼し，それぞれ剪刀を用いて離断する．

7. 直筋の強膜への縫合

動画3
強膜への縫着

　付着部中央の強膜に両端7-0オルソ糸を通糸し，斜視鑷子で挟んだ筋の筋腹中央付近に裏側から表側の向きに通糸する（両端糸を用いると眼球を突き刺さない向きに通糸できるため，より安全であるが，片端糸でも可能である）．再度，止血してから筋を挟んでいた斜視鑷子を外す．直筋を縫着部位まで寄せていき，最終的に付着部中央の強膜に縫合する（縫合の際，制御糸はいったん緩めるほうが直筋を引き寄せやすい．）（図9， 動画3 ）．

　先に筋に結紮していた2本の糸を，筋の上端の糸は付着部の上端の強膜に，下端の糸は付着部の下端の強膜にそれぞれ通糸して結紮し，テノン囊下組織を巻き込んでいないことを確認して糸を切る．

8. 結膜縫合

動画4
結膜縫合

　糸の緩みがなく筋が強膜にしっかりと縫着されていることを確認してから，結膜を10-0シルク糸で縫合する（ 動画4 ）．結膜のみを縫合するようにすると術後の瘢痕が少ない．

コツとポイント

①小切開で手術をする際には特に，筋の位置関係がわかりにくくなることに注意する．
②結紮の際にテノン囊下組織が巻き込まれやすいので助手に展開してもらう．

斜視手術で使用する器具

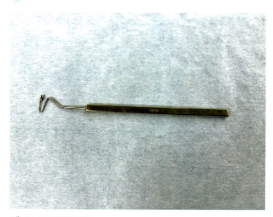

ガイトン氏斜視鈎

8.1 斜視手術　直筋の前転短縮術

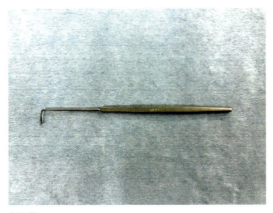
斜視鈎

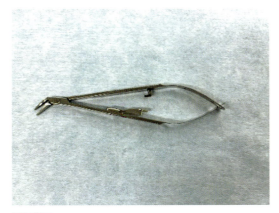
斜視鉗子

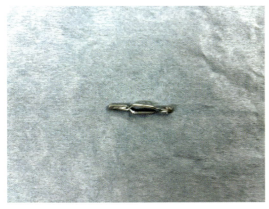
クレンメ

（後藤　周）

8.2 斜視手術　直筋の後転術

はじめに

斜視手術のうち，後転術とは筋付着部を後方に移動させることにより，移動した筋肉の作用を弱めることで眼位を矯正する手術である．前転短縮術と比較して，筋肉を引っ張ってきて切除する操作がないことから，術後の疼痛や炎症が少ない．

手術の適応

外斜視では外直筋の後転術が行われ，内斜視では内直筋の後転術が行われる．いずれの場合も術前眼位をしっかり測定したうえで術量を決定する．当院では術前に2回，外来でプリズムアダプテーションテストを行っている（後述）．

目標とする術量により単筋手術とするか，複数筋の手術とするかを決定する．複数筋の手術を要する場合には，両眼の後転術を施行する場合と，前転短縮術と後転術を組み合わせて，片眼の前後転術として実施される場合とがある．そのほか，上下斜視に対して下直筋や上直筋を手術することがある．

また，上下方向の筋移動を組み合わせて手術することもあり，例えばV型外斜視で外直筋の後転に上方移動を加えると，下方視で外転が増強し，上方視で外転が減弱する．

手術の実際 (動画)

斜視手術
直筋の後転術

本稿では間欠性外斜視に対する外直筋後転術の手術について解説を行う．

下記の1〜4については前転術と同様であるため，本章8.1「斜視手術　直筋の前転短縮術」の項を参照されたい．

1. マーキング

2. 制御糸をかける

3. 結膜切開

4. 局所麻酔

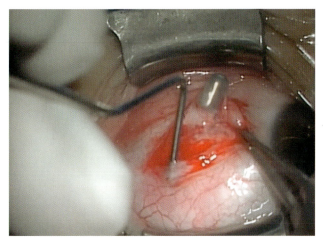

図1　ガイトン氏斜視鈎のヘッド部分を露出

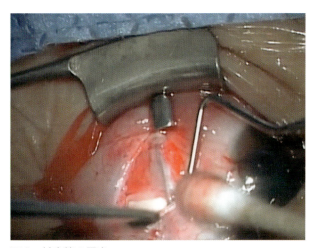

図2　外直筋の露出

5. 外直筋の同定と露出

　結膜の小切開部から外直筋下に斜視鈎を通し，斜視鈎の先端を結膜小切開部から出す．外直筋下端は上端に比べて輪部から距離が離れているため，筋付着部下端までしっかりすくうように注意する．結膜下に，斜視鈎の先端が角膜輪部まで届き，直筋の全腹がすくえていることを確認してから，ガイトン氏斜視鈎を斜視鈎の挿入と同様の動きで挿入する．ガイトン氏斜視鈎のヘッド部分はテノン囊下組織で覆われているときは，有鈎鑷子を用いてガイトン氏斜視鈎のヘッド部分を露出し，筋の全腹がすくえていることを確認する（図1）．

　ガイトン氏斜視鈎を角膜側に軽くひき，筋周囲に付着しているテノン囊下組織を綿棒を用いて押し下げるように鈍的に剝離し，外直筋を露出する（図2）．特に若年者ではテノン囊下組織が分厚いため，必要に応じてスプリング剪刀を使用して処理する．

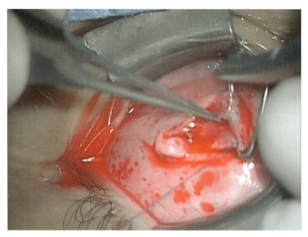

図3　外直筋への通糸

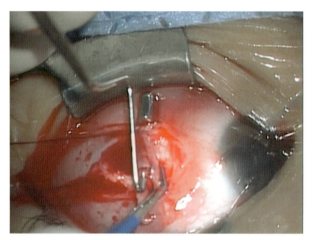

図4　筋付着部を焼灼

6. 外直筋への通糸

　ガイトン氏斜視鈎を角膜側に軽くひきながら，外直筋付着部の上端と下端の2カ所に7-0ナイロン糸を通糸する（図3）．

　通糸や結紮の際にテノン嚢下組織が巻き込まれないように，助手に展開してもらうとよい．

7. 外直筋の切腱

　バイポーラにて切開予定である筋付着部を焼灼する．切開後の出血を抑えることができる（図4）．その後，スプリング剪刀にて筋付着部で切腱する．通糸していた糸が外れないように注意する．

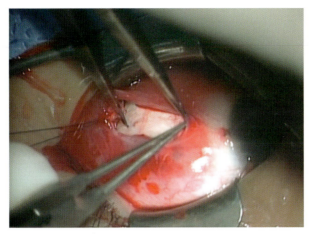

図5 マーキング

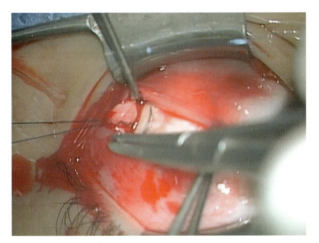

図6 強膜への通糸

8. 強膜への通糸

　筋付着部の中央から後方の強膜を露出し，手術量の距離をキャリパーで測定し，マーキングする（図5）．このときに強膜上にテノン囊組織が残っていると通糸しにくくなるため，綿棒などで強膜をていねいに露出する．マーキング部位の強膜に7-0ナイロン糸を通糸する（図6）．

　次に，下方の付着部から後方の強膜も同様に露出して距離を測定しマーキングし，前述の「6. 外直筋への通糸」で通糸した下端の針を強膜に通糸し結紮する．上方も同様に通糸し結紮する．

　最後に，強膜中央に通糸していた7-0ナイロン糸を外直筋の筋腹中央に通糸し結紮する（図7）．このように筋の上端，中央，下端の3カ所で通糸結紮して，後転した筋付着部が直線となり，たわみがないことを確認する（必要があれば追加で通糸結紮する）．

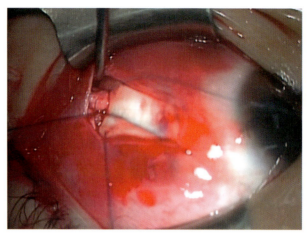

図7 通糸結紮

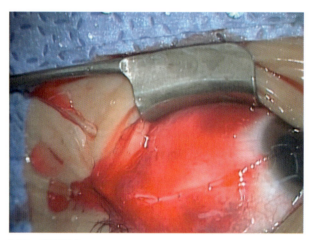

図8 結膜縫合

9. 結膜縫合

結膜を縫合し（図8），手術終了．当院では結膜縫合糸には9-0シルク糸を用いている．

コツとポイント

①特に後転量が多いときや術野が狭い乳児などでは，切腱したあとの筋付着部を助手が眼球固定鑷子などで把持して角膜側にひくことで術野が広くなり，強膜への通糸・結紮がしやすい．

②筋の付着部と角膜の中央部を常に意識しながら，筋が走行している向きのまま平行に動かすことが重要である．もし水平筋手術で縫合位置が上下にずれてしまった場合には術後に上下偏位をきたすことがある（上下偏位を伴う水平斜視やV型斜視などの場合には，水平筋の上下移動を行うこともある）．

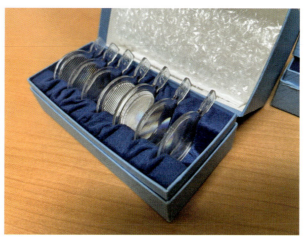

図9　フレネル膜プリズムトライアルセット

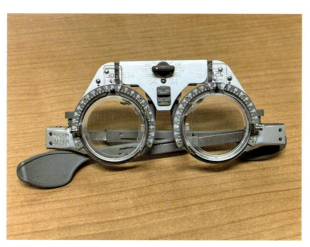

図10　検査用眼鏡フレーム

③バゴリーニ（Bagolini）線条レンズ試験では，どのように光の線が見えているかを答えてもらうが，特に小児では答え方が難しい場合があるので，見え方の例を図などで示して選んでもらうとよい．

プリズムアダプテーションテスト（Prism Adaptation Test：PAT）の方法

フレネル膜プリズムトライアルセット（図9）と検査用眼鏡フレーム（図10）を用いて，最大斜視角度の定量，術後の見え方のシミュレーションなどを行う[1]．

第8章　斜視

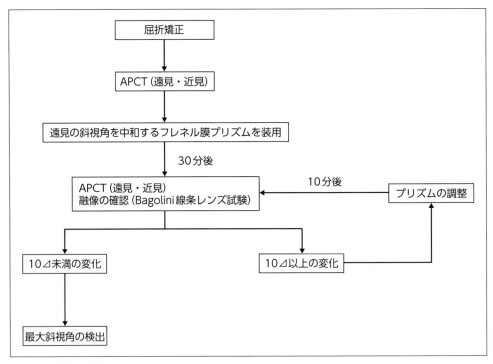

図11　PATの手順

実施方法と手順（図11）

1) 屈折矯正
　プリズムアダプテーション検査に先立ち，（可能であれば調節麻痺薬を用いて）屈折矯正を行い，適切な眼鏡を常用しておく．

2) 斜視角の計測
　交代プリズム遮蔽試験（Alternate Prism Cover Test：APCT）で遠見・近見の斜視角を計測する．

3) 膜プリズム装用
　遠見のAPCTの値でフレネル膜プリズムトライアルセットを装用する．プリズムアダプテーションのやり方や時間は4時間[2]，40分[3]など施設により異なっている．当院では外来で30分程度プリズム眼鏡を装着し，斜視角の変化とプリズム装用下で融像が可能かを確認している．

4) 斜視角の変化について確認
　時間経過によりプリズム装用での見え方になれた後に再度APCTを行う．このとき10△以上変化する場合はプリズムを追加し，再度10分程度経過した後にAPCTを行う[4]．10△以上の変化がなくなるまで繰り返す．
　上記のAPCTの際にBagolini線条レンズ試験にて遠方視と近方視で融像が可能かを確認

する．融像，眼位に問題ないことを確認できれば，この値を最大斜視角として，術量を決定する．

（堤　亮太）

文献

1）彦谷明子．プリズムアダプテーションテストの方法を教えてください．あたらしい眼科 2016；33（臨増）：95-97.
2）金岡まり子ほか．間欠性外斜視における masked deviation を形作ると思われる tenacious fusion の影響——一眼遮蔽と PAT による検討・その2—．眼科臨床医報 2005；99（3）：240-245.
3）菅原　淳．最大斜視角の検出について．日本の眼科 2004；75（7）：833-836.
4）加藤浩晃ほか．Prism Adaptation Test により術量決定を行った内斜視の術後成績．あたらしい眼科 2013；30（3）：419-422.

8.3 下斜筋後転術

はじめに

　上斜筋麻痺などの上下斜視や水平斜視に合併した下斜筋過動などに対して，下斜筋減弱術（主に下斜筋後転術または下斜筋切除術）が施行される．直筋の手術に比べて斜筋手術はハードルが高いと感じる術者も多いが，上斜筋麻痺や下斜筋過動は臨床で遭遇する頻度も高く，下斜筋後転術ができるようになると治療の幅が広がる．

手術の適応

　下斜筋後転術は，下斜筋過動や上斜筋麻痺に対して行われることが多い．下斜筋過動を伴う水平斜視では，水平筋手術と組み合わせて手術を実施する．下斜筋後転術単独で，第一眼位で約15⊿までの垂直斜視に対して矯正効果が期待できる．片眼性上斜筋麻痺に伴う15⊿以上の垂直斜視では，下斜筋前方移動術が有効である．第一眼位で約20⊿以上の垂直斜視では，下斜筋減弱術単独では矯正効果が足りないため，同側の上直筋後転や上斜筋腱縫縮術，対側眼の下直筋後転などの追加（併施）を検討する．

手技の実際（動画）

下斜筋後転術
（左眼）

下斜筋後転術の手技　※図1〜図10は右眼，動画は左眼

1）制御糸をかける
　強膜に制御糸を通糸して上鼻側方向に引っ張りドレープに固定する（図1）．

2）結膜切開
　輪部から約7.5〜8 mm後方，耳下側の結膜を円蓋部切開する（右眼の場合は7時〜8時，左眼では4時〜5時）（図2）．局所麻酔下では，エピネフリン無しリドカイン塩酸塩注射液2％（キシロカイン®注射液2％）をテノン囊下に約2〜4 mL使用する．

3）下斜筋の同定と露出
　結膜切開創から眼科剪刀で鈍的にテノン囊下組織を剥離して，広く強膜を露出する．斜視鈎を下直筋にかけて眼球を上転させ，扁平鈎で下方の結膜およびテノン囊を下方へ引いて術野を展開し，下斜筋を露出させる（図3）．助手にこれらの鈎を把持してもらい，下斜筋の走行を確認し，付着しているテノン囊下組織を剥離して下斜筋の筋腹後縁を露出させ，斜視鈎で下斜筋の全腹をすくいあげる（図4）．術野の出血が多いと視認性が悪くなり，各操作が困難になるため注意する．渦静脈が近くを走行しているので誤って鈎で引っ

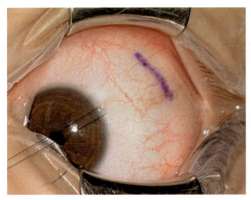

図1　制御糸の固定

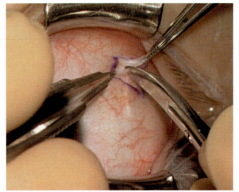

図2　結膜の円蓋部切開

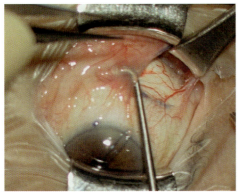

図3　下斜筋の露出

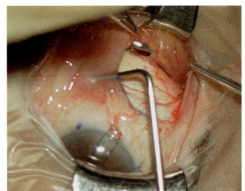

図4　下斜筋のすくいあげ

かけたり損傷したりしないようにする．筋付着部は個人差が大きいため，付着部が幅広い場合などは特にすくいあげにくいことがあるが，ていねいに引き出し，下斜筋の奥にある強膜を確認して，とり残しているところがないかを確認する．

4) 下斜筋の切断

　鈎を入れて下斜筋をすくいあげた状態で，斜視鑷子や眼筋クランプなどで下斜筋全腹を挟む（図5）．斜視鑷子で挟んだ下斜筋腹の耳側（眼球付着部側）をバイポーラで止血し，剪刀で離断する（図6）．全腹しっかり離断できていれば，斜視鑷子の付いている側の筋の動きが自由になる．下斜筋は解剖学的異常のバリエーションが多くみられ，2筋腹ある場合もあるため，切り残している部分がないかを確認する．下斜筋が付着している部分の強膜は黄斑部にかなり近い位置にあるため，斜視鑷子で挟んだまま無理な力が加わらないように注意する．

5) 下斜筋への通糸

　下斜筋を斜視鑷子で挟んだまま，通糸を行う（図7）．筋の両端に糸を通糸してクリップをつける．筆者らは7-0オルソ糸を用いている．切断断端をバイポーラで止血し，斜視鑷子を外す．

第8章　斜視

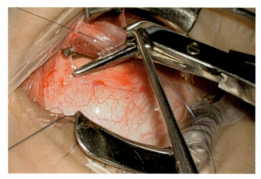

図5　下斜筋の挟み込み

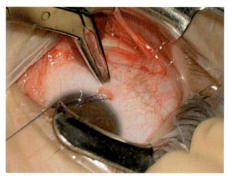

図6　下斜筋の離断

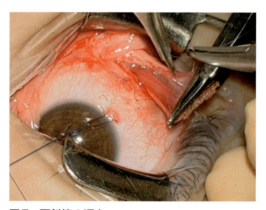

図7　下斜筋の通糸

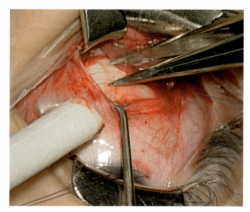

図8　下直筋付着部からの距離の測定

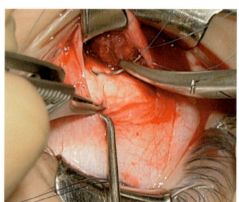

図9　強膜への通糸と結紮

6) 強膜への通糸

　下直筋付着部からの距離を測定し（図8），強膜に通糸し結紮する（図9）．（術前の下斜筋過動の程度に応じて，縫合の位置を決める）．例えば，＋2程度の下斜筋過動であれば，まず筋の上端の糸を下直筋付着部耳側から筋腹に沿って4mm後方の強膜上に縫合し，次に筋の下端を自然な位置に縫合する．

8.3 下斜筋後転術

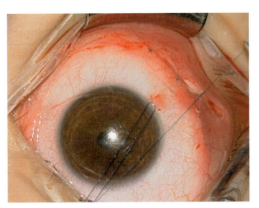

図10 結膜の縫合

7) 結膜縫合

結膜を縫合し(図10),眼球運動制限がないことを確認して手術終了.

コツとポイント

当院では成人症例の下斜筋手術は局所麻酔下に実施している.小児例など全身麻酔症例で水平筋手術と組み合わせて実施する場合には,水平筋の前後転と下斜筋後転術を同一眼に同時に行うことも可能である.外直筋と下斜筋を同時に手術する場合には,同じ切開創から手術を行うため,やや外直筋よりに切開創を作成するとよい.

下斜筋の解剖

外眼筋の中で,上斜筋と下斜筋は眼球の前後軸に対して51°の角度をもって,眼球前方鼻側から眼球後部耳側に向かって走行し,外直筋付着部より12 mm後方で外直筋付着部下縁の強膜に付着する.眼球の回転中心より後方に付着しているため,下斜筋には上転作用,外転作用,外方回旋作用がある.このため,51°の内転位では,眼球の前後軸も51°内転し,斜筋の走行軸と一致するため,下斜筋の場合は主に上転作用が働く.39°の外転位では外回旋作用がある(図11).

下斜筋過動の評価

下斜筋減弱術には筋部分切除(myectomy),筋切除術(myotomy),後転術(recession),付着部切断術(disinsertion)などがあるが,一般的には下斜筋後転術か下斜筋切除術がなされている.下斜筋後転術では術前に下斜筋過動,Primary inferior oblique overaction(IOOA)の程度分類(図12)を行って,後転部位を決定する[1].

下斜筋後転部位

術前に評価した下斜筋過動の程度に応じて後転部位を決定する(図13)[2].例えば,+2

253

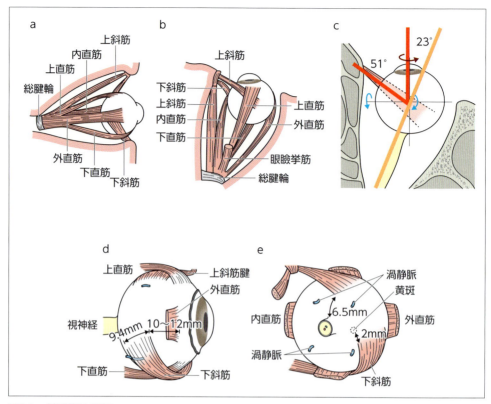

図11 外眼筋の走行
a：右眼外側から見た外眼筋
b：右眼上側から見た外眼筋
c：外眼筋と眼球の角度
d：右側から見た外眼筋と眼球の位置関係
e：後方から見た下斜筋と黄斑，渦静脈の位置関係

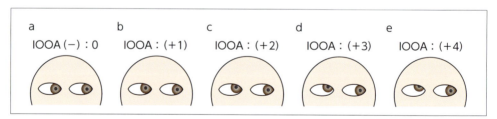

図12 下斜筋過動の程度分類（図は右眼の場合）
a：IOOA なし　水平側方を固視した状態で，左右眼の上下が認められない
b：IOOA ＋1　水平側方を固視した状態で，内転眼が0〜10°上方偏位
c：IOOA ＋2　水平側方を固視した状態で，内転眼が10〜20°上方偏位
d：IOOA ＋3　水平側方を固視した状態で，内転眼が20〜30°上方偏位
e：IOOA ＋4　水平側方を固視した状態で，内転眼が30°以上　上方偏位
（IOOA：inferior oblique muscle overaction）
(Wright KW, Strube YNJ. Color Atlas Of Strabismus Surgery：Strategies and Techniques, 4th ed., Springer, New York, 2015；pp.135-146[1]，矢ケ崎悌司．下斜筋手術．眼科グラフィック 2017；6（3）：247-249.[2] をもとに作成)

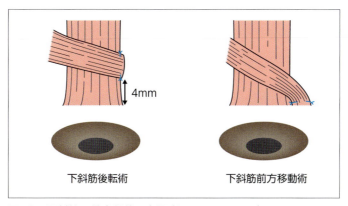

図13 下斜筋の縫合部位　右眼 (Surgeon's view)
(Wright KW, Strube YNJ. Color Atlas Of Strabismus Surgery：Strategies and Techniques, 4th ed., Springer, New York, 2015；pp.135-146[1]. をもとに作成)

のIOOAでは下直筋付着部耳側から4 mm後方の強膜へ後転させる．

　IOOAに交代性上斜位 (dissociated vertical deviation：DVD) を合併している例では下直筋付着部耳側で下直筋付着部に平行になるように後転する (この術式は下斜筋前方移動術とも呼ばれる)．下斜筋前方移動術を行う際には，下直筋付着部より前方に縫合しないようにすることに注意する．

(鎌田さや花)

文献

1) Wright KW, Strube YNJ. Color Atlas Of Strabismus Surgery：Strategies and Techniques, 4th ed., Springer, New York, 2015；pp.135-146.
2) 矢ケ崎悌司．下斜筋手術．眼科グラフィック　2017；6(3)：247-249.

第8章　斜視

8.4　斜視に対するボツリヌストキシン注射

はじめに

　ボツリヌストキシン（A型ボツリヌス毒素，ボトックス®，Botulinum toxin：BTX）を外眼筋に注射して収縮力を減弱させ，斜視手術の後転術と同様の効果を得る治療である．海外では1980年代から広く行われており[1,2]，日本では2015年から12歳以上の斜視症例に保険適応となった．BTXは神経筋接合部でアセチルコリンの放出を阻害し，神経伝達の遮断による不全麻痺を起こすが，3カ月程度でその機能は回復する．薬剤の作用期間は約3カ月と短いが，治療効果は長期間持続することがあり，簡便，低侵襲かつ反復投与が可能な点が特徴である．薬剤の作用期間が短いことは大きな特徴だが，これは変動が予想される症例の早期の複視軽減や，再発する症例の反復治療に適している．

　BTX注射は斜視手術と比較して非常に簡便であるが，筋への刺入が盲目的操作となり定量性が低く，低矯正や過矯正を生じることが欠点である．また，目的筋以外に作用して別方向への斜視や眼瞼下垂を起こすことがあるが，これらはすべて一過性で時間とともに回復する（表1）．

処置の適応

　12歳以上のすべての斜視症例が対象となるが，上直筋と上斜筋は眼瞼下垂をきたしやすく，通常は注射の目的筋とならない．輪部から近い内直筋と下直筋の二つが主な目的筋

表1　BTX注射と斜視手術の比較

	BTX注射	斜視手術
治療を行う場所	外来で可	手術室
麻酔	点眼麻酔	テノン嚢下麻酔，全身麻酔
所要時間	数分	数十分
術後の異物感・疼痛	なし	あり
結膜下出血，充血	ほぼなし	必発
反復治療	ほぼ無制限	制限あり
効果の持続	約3カ月	永続的
定量性	低い	高い
合併症（一過性眼瞼下垂，上下斜視）[2]	平均24%，16.5%[2]	なし

8.4 斜視に対するボツリヌストキシン注射

となり，特に内直筋は仰臥位で筋が鉛直に走行し刺入方向がわかりやすい．それに対して外直筋は斜めに走行し，腱も長く手技が難しい．

疾患では，複視の自覚を伴う活動期の甲状腺眼症や後天内斜視が良い適応となる．甲状腺眼症は消炎や斜視角が安定するまで半年程度は手術を待つが，BTX注射は消炎治療中にも施行可能で待機期間の複視を軽減できる．また，若年者の後天共同性内斜視は緩徐進行性で術後の再発もあり，手術の術量やタイミングが難しい．しかし，BTX注射は増悪や再発時の追加治療が容易なため早期に治療を開始し，反復治療や斜視手術と組み合わせることで，手術回数を抑えて両眼視を維持できる．

ほかには，糖尿病など前眼部虚血を起こすリスクが高い，高齢や全身状態から手術の負担が大きい，緑内障で結膜切開を避けたい等の症例は，BTX注射が考慮される．一方，陳旧性の麻痺性斜視，拘束型斜視等には慎重投与とされており，重症筋無力症には禁忌となっている[3]．

手技の実際

1. 準備

BTX注射を実施する医師には要件があり（表2），『斜視に対するボツリヌス療法に関するガイドライン』[3]を確認して，治療の内容をよく理解してから以下の準備を始める．

事前準備として，経結膜的BTX注射には筋電計と電極付き針，皮膚電極の購入が必要である（図1）．BTX注射の日程が決まったら患者IDや使用予定日，単位数等を記載した登録表を送り，薬剤を発注する．

当日に準備する物品を表3に示す．注射する液量は0.05 mLに統一し，BTXの投与量は濃度を変えて調整する（表4）．外眼筋には薬液が少量しか入らないうえに，治療時に注入量を加減するのは難しく，シリンジ内の全量を注射すれば予定量が入るようにしておく．シリンジ内の気泡や針の管腔で注射量が変わらないよう正確に調整する（図2）．

表2 『斜視に対するボツリヌス療法に関するガイドライン』による実施医基準[3]

実施医基準　下記1-4のすべてを満たす医師とする．
1. 日本眼科学会専門医の資格を有する．
2. 本剤の使用資格取得セミナー（講習・実技セミナー）を受講済みである．
3. 本剤の安全性・有効性を十分に理解し，高度な解剖学的知識，筋電図測定技術，本剤の施注手技に関する十分な知識・経験を有する．
4. 十分な斜視手術の経験（50筋以上）を有する．

（佐藤美保ほか．斜視に対するボツリヌス療法に関するガイドライン．日本眼科学会雑誌 2020；124 (6)：501-502[3]．より引用）

第8章　斜視

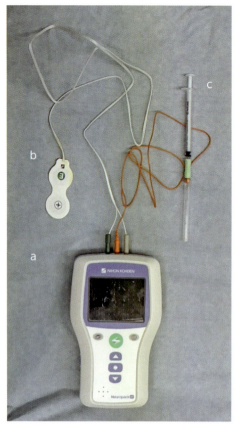

図1　筋電計と電極
a：筋電計：MEM8301 ニューロパックn1（日本光電工業株式会社）
b：皮膚電極：NCS電極NM-31．白いコードの先のシールは皮膚電極とアースが一体になっており，患者の前額部に貼付する．
c：電極付き針：ディスポ皮下注入電極NM-3371（27 G）．オレンジ色のコードの先は注射針と電極が一体となっていて，シリンジが接続できる．ほかにニューロラインイノジェクト744 25-30/10（28 G）（Ambu®）も使用できる（図3，4で使用）．

表3　当日に準備する物品

筋電計，電極付き針，皮膚電極，BTX製剤，溶解用生理食塩水，溶解用針，シリンジ（溶解用2.5 mL，注射用1 mL），失活用の0.5％次亜塩素酸ナトリウム溶液（ピューラックス®を希釈）（図5参照），開瞼器，点眼麻酔

表4　BTXの投与単位と溶解液量の一覧

斜視角（プリズムジオプトリ：PD）	水平20 PD未満，上下斜視		水平20〜50 PD
投与単位（0.05 mLあたり）	1.25	2.5	5.0
溶解液量（mL）	2	1	0.5

2．注射の手順

仰臥位にした患者の前額部に貼付した皮膚電極と電極付き針のコードを筋電計に接続する（図3）．点眼麻酔後に開瞼器をかけて，結膜上から目的筋の位置を確認して針を刺入する．針のベベル周辺以外は絶縁されているので，眼球にベベルが向くように合わせると，筋と電極が接しやすくなる（図4，動画1）．

動画1
斜視に対するボツリヌストキシン注射術野

258

8.4 斜視に対するボツリヌストキシン注射

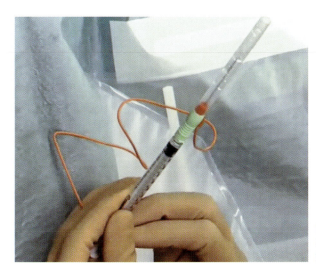

図2　シリンジの調整
薬液で管腔を満たすために，電極付き針を接続してから0.05 mLに調整する．

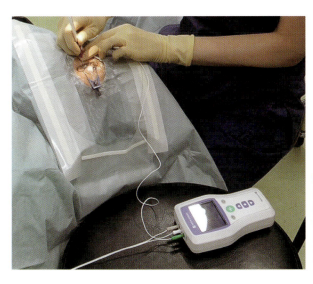

図3　筋電計と電極のセッティング
筋電計は画面と音が確認できる近い位置に置いて，患者の前額部に貼付した皮膚電極と電極付き針のコード（この症例では白いコードの30 G針を使用）を接続する．外来ではドレープは不要である．

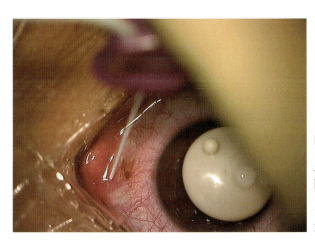

図4　内直筋刺入時の拡大画像
　　　Surgeon's view
手術顕微鏡で見た右眼内直筋刺入時の画像．針の白い部分は絶縁されており，先端の金属のベベルは眼球に向けている（白いコードの28 G針を使用）．角膜カバーを置いている．

259

第8章　斜視

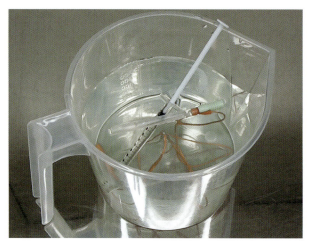

図5　BTXの失活
薬液が触れた物品はすべて0.5％次亜塩素酸ナトリウム溶液（ピューラックス®を希釈して作製）に浸して失活させる．シリンジやバイアルの内部にも忘れずに液を注入する．

　筋電計は近い位置に置くが，波形は目視より音（筋電図）の変化で確認することが多い．筋電計の電源を入れると，空気の抵抗でノイズが大きく聞こえるが，針先が結膜に接するとノイズは小さくなる．若年者では結膜刺入後にテノン嚢の抵抗があるが，それを突き抜けて筋に入ると筋電図が現れて音が大きくなる．筋に針が刺さった状態で，患者にその筋が収縮する方向を見させると，筋の収縮によって筋電図が大きくなる．逆方向で目的筋が弛緩すると筋電図が小さくなる（動画2）．反応を確認したら，シリンジの内筒を押して薬液を全量注入する．慣れれば刺入時の筋電図の反応のみで，眼球運動による確認は必要ない．もし筋に入らずテノン嚢に注射しても，薬剤の拡散により効果が得られる．
　注射後に眼帯は必要ないが，目的筋以外への薬剤の拡散を避けるために，注射部位を強く擦過しないように説明する．筋肉内における薬剤の半減期は10時間とされており，数時間経てば洗顔も問題ない．BTXが付着したシリンジやバイアルなどは，内部まですべて適切に失活させる（図5）．

動画2
斜視に対する
ボツリヌストキシン注射
筋電計の画面

コツとポイント

治療後の経過と説明のポイント

　BTX注射3～5日後から筋の不全麻痺が始まり，1～2週間で作用が最大に達する．そのまま1～2カ月間維持するが，徐々に作用が低下して3カ月程度で筋の収縮力が元に戻る．しかし，BTXの作用が低下する3カ月以降も，改善した眼位を維持する症例が報告されている[4,5]．
　BTX注射と手術の成績を6カ月以降で比較した結果，小児の後天内斜視では両眼視の獲得に差がないこと[1]，運動制限のない水平斜視では眼位の改善に差がない[2]ことが示され

表5　患者本人への説明事項

- 薬剤の作用は約3カ月で低下するが，その後の眼位は様々である．
- 手順の説明，刺入時の圧迫感と筋電図確認時の眼球運動への協力の依頼
- 低矯正や過矯正により不自由を感じる場合があるが，徐々に改善する．
- 術後合併症に眼瞼下垂，上下偏位があるが3カ月以内に改善する．
- 強膜穿孔の可能性

ている．国内ではBTX注射6カ月後に後天内斜視の51.1%，活動期甲状腺眼症の43.8%で複視が改善したと報告されている[4]．

　合併症は一過性の眼瞼下垂が最多で平均24%（5～37%），次に上下斜視が平均16.5%（3.3～37%）に発生しているが，ほぼ全例が改善している[5]．これらの合併症も注射後数日から始まるが，その改善は通常3カ月より早い．

　治療前に患者へ説明する事項を表5に示す．合併症として頻度が高い眼瞼下垂や上下斜視は症状が明瞭で，患者本人や家族が不安を感じやすい．しかし，ほぼ全例が改善することをあらかじめ聞いていると受け入れやすい．過矯正や合併症が発生した場合は元に戻るまで待つしかないので，特にていねいに説明しておく．

　BTX注射は短時間に注射のみで眼位そのものを改善できる治療である．効果は不安定だが，早期に複視を改善し，その後も長期間眼位を維持できる場合がある．手術よりも様々な負担が少なく，選択肢の一つとしてぜひ習得したい治療である．

（清水有紀子）

文献

1) Bort-Martí AR, et al. Botulinum toxin for the treatment of strabismus. Cochrane Database Syst Rev 2023；3（3）：CD006499.

2) Binenbaum G, et al. Botulinum Toxin Injection for the Treatment of Strabismus：A Report by the American Academy of Ophthalmology. Ophthalmology 2021；128（12）：1766-1776.

3) 佐藤美保ほか．斜視に対するボツリヌス療法に関するガイドライン．日本眼科学会雑誌 2020；124（6）：501-502.

4) 三村　治ほか．斜視に対するA型ボツリヌス毒素注射の治療効果．日本眼科学会雑誌 2020；124（8）：637-643.

5) Campomanes AA, et al. Strabismus：non-surgical treatment. C. J. Lyons, et al. Taylor & Hoyt's Pediatric Ophthalmology & Strabismus, 6th ed., ELSEVIER, 2022；pp.968-974.

索　引

あ行

アイオピジン®UD点眼液1%	173, 211, 213, 215
アイリーア®	188, 192
アトロピン点眼液1%	225
アカントアメーバ	22, 25
悪性腫瘍	8, 128, 180, 202
圧迫止血	131, 151
アルカリ性物質	27, 31
アルゴンレーザー線維柱帯形成術	214
移植片対宿主病	50
異所性メニスカス	65
一過性眼圧上昇	193, 215, 221
異物針	18
インドシアニングリーン蛍光造影法	185
インプレッションサイトロジー	32, 35
ウイルス性ぶどう膜炎	202, 205
エア オプティクス® EXアクア	37, 38
鋭匙	131, 154
液ガス置換	194, 197
エピレナミン含有キシロカイン®注射液1%	130
エピレナミン含有キシロカイン®注射液2%	45, 61, 79, 107, 114, 130, 220, 226
エピレナミン含有キシロカイン®注射液0.5%	91
円蓋部挙上型結膜弛緩症	61, 63, 64
円形切開法	171, 172
黄斑下血腫	194, 196
黄斑疾患に対する硝子体内注射ガイドライン	188
黄斑新生血管	180
オルソケラトロジー	36

か行

外直筋の後転術	242
外套シース	159, 162

ガイトン氏斜視鈎	238, 240, 243
外反	78, 82, 87, 89
外来処置用顕微鏡	34
過角化	58
化学外傷	26, 30, 44, 118
化学外傷眼	26, 30
下眼瞼の解剖	85
拡大型接触型倒像型レンズ	174
角膜移植片離開	15
角膜異物	18, 21
角膜潰瘍	23, 39, 44
角膜感染症	22, 25
角膜形状	5, 6, 44
角膜混濁	12, 15, 213
角膜擦過	22, 25
角膜実質の深層	13
角膜上皮欠損	4, 6, 27, 28, 48
角膜上皮障害	2, 18, 39, 98, 220
角膜真菌症	21
角膜内異物	14
角膜内皮	11, 39, 202, 210, 213, 215
角膜縫合	2, 12, 15
角膜乱視	2
角膜裂傷	2, 12, 15, 17
下斜筋過動の程度分類	254
下斜筋減弱術	250, 253
下斜筋後転術	250, 253, 255
下斜筋後転部位	253
下斜筋の解剖	253
下斜筋の縫合部位	255
カストロヴィエホ氏縫合鑷子	98
カストロヴィエホ氏持針器	98
ガチフロ®点眼液0.3%	24, 28
滑車下神経麻酔	159
化膿性肉芽腫	135
下方メニスカス	61
下方涙液メニスカス	65
顆粒状角膜ジストロフィ	40, 43
顆粒状角膜ジストロフィへのPTK	40, 43
加齢	60, 64, 84, 90, 98, 177

加齢黄斑変性	174, 180, 188, 194, 196
眼圧下降	8, 215, 216, 218, 221, 225, 230
眼圧上昇	8, 180, 193, 213, 215
眼化学外傷	26
眼窩隔膜切開	99, 110
眼窩脂肪除去	106, 109, 110
眼窩脂肪の切除	110, 122, 125
眼窩脂肪ヘルニア切除術	122
眼科PDT研究会	180
眼窩蜂窩織炎	148
眼科用吸水スポンジ	35
眼科用ルビー抜糸刀	3
眼灌流液	14
間欠性外斜視	242
眼瞼下垂	90, 98, 106, 113, 143, 256
眼瞼下垂症	75, 90
眼瞼挙筋腱膜前転術	98
眼瞼けいれん	140, 142
眼瞼けいれん診療ガイドライン	140
眼瞼腫瘍切除術	134, 136
眼瞼内反症手術	84
眼瞼の解剖	74
眼瞼の感覚神経	74
眼瞼の麻酔	74, 91
感染症	11, 12, 21, 22, 49
感染症のリスク	157, 188
感染性疾患	8
感染性ぶどう膜炎	8, 204, 206, 209
感染のリスク	12, 15, 189
感染予防	19, 30, 191
眼内液採取	202
眼内炎症	192
眼内浸潤	8
眼内リンパ腫	202, 205
眼表面疾患の重症度分類	32
灌流	161
眼輪筋	74, 78, 83, 85, 91, 92, 105, 106, 115, 140
眼輪筋浅層	77

眼類天疱瘡	36, 50, 61	経結膜的霰粒腫摘出術	130	コンタクトレンズ	18, 25, 36, 98
キシロカイン®注射液1%	130	経皮的霰粒腫摘出術	128, 132		
キシロカイン®点眼液4%		血管新生緑内障	188, 193		

さ行

キシロカイン®点眼液4%		血管内皮増殖因子	174, 180, 188	細菌性眼内炎	188, 190, 192
	4, 9, 10, 23, 45, 166, 189	結紮	233, 234, 240, 245	細菌培養	151
キシロカイン®注ポリアンプ1%		結節性腫瘤	129	細隙灯顕微鏡	27, 35, 184, 224
	149	結膜アミロイドーシス	122	最大直径	180
キシロカイン®注ポリアンプ2%	226	結膜下注射	10, 48, 99	三叉神経	74, 76, 92
気体網膜復位術	194, 199	結膜下麻酔		酸素透過性ハードコンタクトレンズ	
吸収糸	78		76, 91, 123, 136, 200, 229		36
急性期の重症度分類 (木下分類)		結膜弛緩症	60, 64, 71, 73	残存腫瘍の切除	137
	27, 30	結膜小切開法	68, 70	サンピロ®点眼液	211, 215
急性網膜壊死	8, 202	結膜嚢常在菌	59	霰粒腫	39, 128, 133
急性涙嚢炎	148, 156	結膜嚢のpH	28, 30	霰粒腫摘出術	128, 130
凝血塊	225	結膜嚢胞	68, 72	シェーグレン症候群	50, 145
挟瞼器	130, 132	結膜嚢胞穿刺法	68	視機能低下	170, 176, 222
凝固斑	176, 211, 213	結膜嚢胞摘出術	68	脂質分解酵素	59
強膜弁	222, 227, 230, 232	結膜の菲薄化	231, 235	糸状菌	24
強膜融解	45	結膜封入嚢胞	68, 70	シスト	23
挙筋群短縮術	90, 98	結膜縫合	223, 240, 246, 253	脂腺癌	128, 130, 133
挙筋群の剥離	93	結膜リンパ腫	122	脂腺腺腫	134
挙筋腱膜		結膜リンパ嚢胞	70, 72	耳側挙筋腱膜	102
	90, 95, 98, 101, 102, 105	結膜リンパ嚢胞切除	70, 72	脂肪の牽引	124, 126
挙筋腱膜前転術	98	瞼縁角膜反射距離	75	脂肪類皮腫	122
挙筋腱膜前面の剥離	95	瞼縁皮膚切除	113	島﨑らの分類	58
挙筋腱膜の前転固定	102	瞼結膜切開	131	弱視	78
挙筋腱膜+Müller筋前転術	90	減張切開	102, 105, 170, 172	遮光	182, 184
偽翼状片	44	原発開放隅角緑内障	210, 214	斜視角	247, 248, 257, 258
拒絶反応	2, 5, 6	瞼板露出	86	斜視鉗子	241
菌塊	145, 152	広域抗菌薬点眼処方	188	斜視鈎	238, 241, 243, 250
緊急手術の適応	12	抗菌薬点眼		斜視手術	236, 240, 256
菌血症	150		19, 30, 34, 188, 209, 221	斜視鑷子	239, 240, 251
菌石	152, 155, 162	抗血管内皮増殖因子	180, 188	斜視に対するボツリヌス療法に関する	
菌石除去術	152	虹彩炎	173, 213	ガイドライン	257
菌石の排出	155	虹彩嵌頓	12, 15	重瞼形成	99, 105, 106, 110
筋電計	257, 258, 260	甲状腺眼症	257, 261	重瞼線	99, 106, 112
筋付着部	237, 238, 244, 251	光線力学的療法	178, 180, 184	重瞼幅	91, 106, 112, 114
くぼみ	161	交代性上斜位	255	十字切開法	171, 172
クラビット®点眼液1.5%		交代プリズム遮蔽試験	248	術後の再発	49, 257
	21, 24, 230	後天内斜視	257, 260	術後の乱視	15
クラビット®点眼液0.5%	63	行動制限	180, 185	術後瘢痕	113, 117
グラム染色	22	後発白内障に対する後嚢切開	172	腫瘍径	134
クレンメ	237, 239, 241	後発白内障の発生リスク	171	腫瘍細胞	33, 205
経強膜的マイクロパルス毛様体凝固術		抗VEGF治療	176, 194	腫瘍切除	134, 136, 139
	218	抗VEGF薬	186, 188, 192	上眼瞼形成術	113
経強膜的連続波毛様体光凝固術	218	細かい気泡	195	硝子体カッター	15, 16
経強膜毛様体光凝固術	218	混濁	40, 43, 170		
経結膜強膜弁縫合術	232, 234				

硝子体腔	171, 173, 188, 193
硝子体腔内ガス注入	194, 196
硝子体混濁	171, 173, 206, 209
硝子体手術	192, 194, 197, 202, 205
硝子体内注射	188, 190, 192
小児用拡張針	167
上方メニスカス	61
睫毛側への剝離	80
睫毛内反症	75, 78, 84
睫毛乱生	84, 118, 121
睫毛列切除術	118
初期治療	27, 28
触診	145, 159
植物性の異物	19, 21
シリコーンハイドロゲル	36, 38
シリコーンハイドロゲルコンタクトレンズ	36
脂漏性角化症	134
真菌感染	19, 21, 22, 24
滲出型AMD	188
滲出型(新生血管型)AMD治療	180
滲出型加齢黄斑変性	188
浸潤麻酔	149, 159, 162
深層層状角膜移植	12
慎重投与	141, 257
真皮縫合	116
水晶体損傷	11, 180, 191, 192, 203
垂直斜視	250
スーパーイーグルプラグ™	51, 52
スーパーフレックスプラグ™	51, 52
スクレラルスキャッタリング法	41, 43
スコピゾル®眼科用液	185, 219, 220
スティーブンス・ジョンソン症候群	36, 50, 106
ステロイド緑内障	49, 214
制御糸	94, 97, 232, 237, 240, 250
清潔操作	9, 10
切開デザイン	76, 78
鑷子型バイポーラ	99
セファメジン®α注射用1 g	148
線維性の組織	102, 161
線維柱帯色素帯	215, 216
線維柱帯切除術	222, 234

前眼部OCT所見	41
洗眼方法	29, 30
全層角膜移植	12, 16
選択的レーザー線維柱帯形成術	214
前転短縮術	236, 242
前囊収縮	170, 172
前囊収縮に対する減張切開	172
全抜糸	2, 5
前房水採取	8, 10, 202, 204
前房穿刺	9, 10, 195, 196, 200
腺房の萎縮	58
層間剝離	76
創傷の評価	12
創閉鎖	13, 15, 17
ソープ型結紮鑷子	70, 226, 232
組織プラスミノーゲンアクチベーター	195
ソル・メドロール®静注用125 mg	28, 30

た行

帯状角膜変性	40, 42
帯状角膜変性へのPTK	41
体表面積	181, 182
多項目PCRキット	202, 205
脱出	12, 15, 16, 122, 124, 153
多発血管炎性肉芽腫症	45, 156
タリビッド®眼軟膏0.3%	24, 28, 35, 132, 162, 168, 191
炭酸脱水酵素阻害薬	213, 215
単純型結膜弛緩症	61, 62
断端折り返し法	47
端々縫合	2, 4, 15, 63, 222
中心窩無血管域	185
中心性漿液性脈絡網膜症	174, 178, 180
直筋の後転術	236, 242
貯留囊胞	68, 128
治療的レーザー角膜切除術	40
治療用ソフトコンタクトレンズ	6, 12, 29, 30
通水検査	144, 146, 153, 169
釣針	92
釣針鈎	78, 80
釣り針フック	99
低倍率接触型倒像型レンズ	174

テーラーメイドの治療	60
鉄錆	18
鉄粉	18, 20
テノン囊	122, 124, 126
テノン囊下組織	237, 238, 240, 243, 244, 250
テノン囊下麻酔	13, 219, 220, 238, 256
テノン囊内麻酔	195, 198, 200
テノン囊の縫縮	122, 126
電極付き針	257, 258
瞳孔偏位	27, 213
糖尿病黄斑浮腫	188, 206
投与禁忌	141
兎眼	67, 97, 98, 106, 143
塗抹顕微鏡検査	22
ドライアイ	32, 50, 61, 64, 140
トリアムシノロンアセトニド	173, 206
鈍針	206, 208

な行

内視鏡直接穿破法	158
中村氏釣針型開創鈎	92
中村式釣り針フック	99
軟部組織感染	150
ニードリング	226, 231
肉芽形成	49, 51, 52
二重瞼	18, 106, 113
ニプロディスポーザブル房水ピペット	9, 10
日本網膜硝子体学会	180, 188
乳頭腫	134, 156
認知症	10, 220
粘膜皮膚移行部	57
囊胞様黄斑浮腫	206, 209
ノッチ	4

は行

バゴリーニ(Bagolini)線条レンズ試験	247
パターンレーザー	176
バビースモ®	188
パンクタルプラグ®	51, 52
パンクタルプラグ®F	51, 52

半月ひだ	62, 66	閉瞼障害	66	メダリスト®プラス	37, 38

半月ひだ 62, 66
反応性リンパ過形成 122
皮下麻酔 76, 114
光干渉断層計 196
非吸収糸 95, 116, 132
光切除 40
ビスダイン®静注用15 mg
180, 182

一重 112
鼻粘膜浸潤麻酔 159, 162
皮膚弛緩 106, 112, 114
皮膚切開 79, 80, 86, 91, 92, 99, 100, 106, 115
皮膚切開後の止血操作 92
皮膚切開線 79, 106, 107
皮膚電極 257, 258
皮膚表層の縫合 116
皮膚縫合
83, 88, 96, 105, 108, 116
眉毛下皮膚切除術
106, 112, 114, 117
ピューラックス® 258, 260
病原体DNA検出検査 25
皮様脂肪腫 122
表皮嚢腫 134
病理検査 128, 133
病理診断 32, 139
稗粒腫 134
ファンギフローラY染色 22, 24
不潔操作 218, 221
ブジー 157, 161, 165
腐食眼 26
部分抜糸 2
ブラッシュサイトロジー 32
プリズムアダプテーションテスト
236, 242, 247
フルオレセイン蛍光造影法 185
フルオレセイン染色
2, 16, 27, 28, 33, 50, 61
フルメトロン®点眼液0.1%
30, 43, 49, 63, 71, 215
プレート型の開瞼器 189, 190
プレドニン®錠5 mg
28, 30, 49, 220
フレネル膜プリズムトライアルセット
247, 248
ブロナック®点眼液0.1% 216

閉瞼障害 66
ベオビュ® 188, 192
ベストロン®点眼用0.5% 28
ベノキシール®点眼液0.4% 3, 23,
35, 37, 45, 57, 61, 68, 130, 145,
159, 189, 211, 215, 223
弁状創 91
房水漏出 16, 226, 230, 233, 235
ボーマン膜 40, 44
保険適用 140, 180
ボスミン® 226, 231
ボツリヌストキシン 256
ボツリヌストキシン注射 256
ボツリヌス毒素注射 140
ボツリヌス毒素注射の実施資格 141
ボツリヌス毒素の失活 142
ボトックス® 141, 256
ボトックス患者登録票 141
ボトックス専用窓口 141
ボトックス注用50単位 141, 142
母斑 134, 139
ポビドンヨード 9, 189, 208, 226
ポリメラーゼ連鎖反応 25
ホワイトライン 95

ま行

マイトマイシンC 45, 226
マイバム 56, 58
マイバム圧出 56
マイボーム腺 56, 119, 128, 131
マイボーム腺機能不全 56, 58
マイボーム腺機能不全診療ガイドライン 57, 58
マイボーム腺分泌脂 56
マキュエイド®眼注用40 mg
173, 206
マスク着用 189
マルチカラーレーザー 211, 212
丸針 232
慢性炎症性肉芽腫 128
未熟児網膜症 188, 191, 192
脈絡膜新生血管 180, 188
無鈎鑷子 3, 5, 70
結び目 4, 15
メタクリル酸2-ヒドロキシエチルメタクリレートレンズ 36

メダリスト®プラス 37, 38
メダリスト®フレッシュフィット®コンフォートモイスト® 37, 38
免疫染色 33, 35
毛細血管瘤 177
網膜細動脈瘤 177
網膜色素上皮細胞 174
網膜色素上皮剥離 196
網膜色素上皮裂孔 180
網膜静脈閉塞症 174, 176, 188
網膜剥離
15, 173, 179, 193, 197, 199, 200
網膜裂孔 178, 189, 193, 200
モダシン静注用1 g 148

や行

有茎結膜弁移植法 48
有鈎鑷子 9, 10, 47, 98, 124, 206,
237, 243
遊離結膜弁移植法 48
遊離脂肪酸 59
緩み 2, 15, 240
羊膜移植 20, 45, 48
余剰皮膚切除術 106, 112
予定切開線のデザイン 90

ら行

落屑緑内障 214
ラクリファースト 157, 165
離開・移植片のずれ 5, 6
リサミングリーン染色 66
リドカインテープ 142
リパーゼ 59
涙洗針 145, 146, 153
涙点プラグ挿入術 50, 145
良性腫瘍 134, 137
緑内障診療ガイドライン（第5版）
215
緑内障レーザー治療 210, 214, 218
リンデロン®錠0.5 mg 30, 49
リンデロン®点眼液0.01% 220
リンデロン®点眼・点耳・点鼻液0.1%
28, 63, 71, 230
リンパ管拡張症 68
リンパ嚢胞 68, 70, 72

涙液減少型ドライアイ 50, 54
涙液層の安定性低下 65
涙液メニスカス 50, 65, 66, 145
涙管拡張針 146
涙管チューブ挿入術 156, 164
涙丘 66
涙小管炎 145, 152
涙小管炎の病態 152
涙小管切開 152, 154
涙点閉鎖 50, 52, 54, 145, 146
涙点拡大 51, 52, 54
涙点拡張針 154, 159, 165
涙点ゲージ 51, 53, 54
涙点プラグ脱落 53, 54
涙道狭窄・閉塞症 156
涙道診察 144
涙道内視鏡 152, 155, 156, 158, 160
涙道内視鏡下涙管チューブ挿入術 161
涙道内視鏡非併用 164
涙道内麻酔 154, 159
涙道の解剖 144, 162
涙道閉塞 157, 160, 164
涙囊穿刺 148
涙囊鼻腔吻合術 157, 164
ルセンティス® 188, 192
ルビーナイフ 3, 4
レーザー隅角形成術 210, 212
レーザー虹彩切開術 210, 212
レーザー照射 42, 170, 172, 212
レーザー照射領域 181, 185
レーザー切糸術 222, 233, 234
レーザー線維柱帯形成術 214
レーザー光凝固装置 223, 224
裂孔原性網膜剝離 197, 199
レバミピド 61, 156
連続装用に伴う有害事象 39
連続縫合 2, 4, 6
瘻孔形成 150
老人環 213
労働災害 26
濾過手術 222, 226, 232, 235
濾過胞再建術 226, 230, 234

数字

0.5%次亜塩素酸ナトリウム溶液 258, 260
2-Hydroxyethyl Methacrylate：2-HEMA 36
2-HEMA非イオン性素材 37
2段針 51, 53, 54, 145, 146
3面鏡 174
六フッ化硫黄 194
ハフッ化プロパン 194

A

A型ボツリヌス毒素 256
A型ボツリヌス毒素製剤 140
Abraham Capsulotomy YAG Laser Lens 172
Acanthamoeba 22
Actinomyces 152
age-related macular degeneration：AMD 180, 188
Alternate Prism Cover Test：APCT 248
anti-vascular endothelial growth factor：anti-VEGF 188
aponeurosis 98, 106, 110
argon laser trabeculoplasty：ALT 214

B

band keratopathy 40
bleb revision 226, 234
Blumenthal Suture Lysis 224
body surface area：BSA 182
Botulinum toxin：BTX 256
Bowman Layer 44
BTXの失活 260

C

cellulose acetate filter 34
central fat pad 106, 110
central serous chorioretinopathy：CSC 178
cheese wiring 167

compression suture 232
contact inhibition 48
continuous wave CPC：CW-CPC 218
CT 162
cyclophotocoagulation：CPC 218
cyst 23, 25

D

dacryocystorhinostomy：DCR 157
deep anterior lamellar keratoplasty：DALK 12
delamination 76
dermolipoma 122
dimple 160
direct endoscopic probing：DEP 158
disinsertion 253
dissociated vertical deviation：DVD 255
DMEK 12
DSAEK 12
DuBois式 182

E

Eikenella 152
e-Learning 180
Elschnig真珠 170
epidermal cyst 134
Everting suture 97
extrafoveal 185

F

fish egg 195, 201
fluorescein angiography：FA 178, 185
foveal avascular zone：FAZ 185

G

graft-versus host disease：GVHD 50

granular corneal dystrophy 40
Granulomatosis with polyangiitis：
GPA 45
greatest linear dimension：GLD
180

H

hard contact lens：HCL 36
Hemophilus 152
Hoskins Nylon Suture Laser Lens
224
Hotz変法 78, 83, 121

I

IL-6 205
IL-10 205
immunoblot 33
impression cytology 32
indocyanine green angiography：
IA 185
inferior oblique overaction：IOOA
253
interleukin：IL 205
Inverting suture 97
IOL混濁 171
Irvine-Gass 症候群 206

J・K

JAT試験（国内） 180
Jones変法 84
juxtafoveal 185
Kessing space 65

L

LACRIFAST 157
Laser Gonioplasty：LGP 210
Laser Iridotomy：LI 210
Laser suture lysis：LSL 222, 224
lateral horn 102
Lateral Tarsal Strip：LTS 89
lens epithelial cells：LEC 170
LER前層 85, 87
LERの切離 80

lid splitting 106, 121
lid wiper 65
lower eyelid retractors：LER
78, 84
lower-positioned transverse
ligament：LPTL 102

M

macular neovascularization：MNV
180
MALTリンパ腫 122
Mandelkorn Suture Lysis Laser
Lens 224
marginal entropion 118
margin reflex distance：MRD 75
medial canthal tendon：MCT
150, 159
medial fat pad 106, 110
meibum 56
MF-Millipore GSWP® 34
microaneurysm：MA 177, 178
Micro Pulse CPC：MP-CPC 218
milium 134
Mitomycin C：MMC 45
Mooren ulcer 44
M. Q. A 35
MRD-1 106, 113
MRI 145, 147
MRIなどの画像診断 145, 147
muco-cutaneous junction 57
Müller筋 75, 76, 90, 94, 98, 101
Müller筋タッキング 90
myectomy 253
myotomy 253

N

neodymium：yttrium-aluminum-
garnet laser (Nd：YAG laser)
171
Nd：YAGレーザー
171, 210, 212, 214
nevus 134
non-steroidal anti-inflammatory
drugs：NSAIDs 216
NST 157

O

ocular cicatricial pemphigoid：
OCP 50
open treatment 134
optical coherence tomography：
OCT 196
OSA 22, 226, 230, 233

P

PA・ヨード点眼・洗眼液 203
palisades of Vogt：POV 30
papilloma 134
Parkinson's disease 140
PAS染色 33, 35
PDTの適応 180
PDT併用療法 181
penetrating keratoplasty：PKP
12
perfluoropropane：C_3F_8 194
periodic acid Schiff：PAS 33
peripheral arcade 92
PFカテーテル 157, 165
photoablation 40
photodynamic therapy：PDT
178, 180
phototherapeutic keratectomy：
PTK 40
pinch technique 107
PIVOT 200
PIVOT試験 199
Plication法 236
plugging 57
pneumatic retinopexy 194, 199
polymerase chain reaction：PCR
25
polymethyl methacrylate：PMMA
36
post aponeurotic space 99
pouting 57
Prism Adaptation Test：PAT 247
Pseudomonas 152
PVR 200

R

RAM	177
recession	253
retinal arterial macroaneurysm : RAM	177
retinal pigment epithelium : RPE	174, 180
ridge	57
rigid gas permeable contact lens : RGPCL	36
RPE萎縮	180

S

Schwalbe（シュワルベ）線	215
sebaceous adenoma	134
seborrheic keratosis	134
Seidel試験陰性	12
Seidel試験陽性	12

T

TAP試験（海外）	180

selective laser trabeculoplasty : SLT	214
sheath guided intubation : SGI	158
silicone hydrogel contact lens : SHCL	36
Sjögren syndrome : SS	50
soft contact lens : SCL	36
Staphylococcus	152
Stevens-Johnson syndrome : SJS	36, 50, 106
Streptococcus	152
subfoveal	185
sub-Tenon's triamcinolone acetonide injection : STTA	206
sulfur hexafluoride : SF_6	194

Tenon	71, 72, 206, 208
tissue plasminogen activator : tPA	195
trabeculectomy : TLE	222, 223
transforming growth factor beta-induced : TGFBI	40
trophozoite	25
TS-1	145, 156, 164

V・W

vascular endothelial growth factor : VEGF	174, 180
Water Tight	222
white area	105

Y

YAGレーザー	170, 172, 211, 212, 214

中山書店の出版物に関する情報は，小社サポートページを御覧ください．
https://www.nakayamashoten.jp/support.html

本書へのご意見をお聞かせください．
https://www.nakayamashoten.jp/questionnaire.html

動画で学ぶ 眼科処置・小手術の実際

2024年11月20日　初版第1刷発行

編　集……… 外園千恵（そとぞのちえ）
　　　　　　渡辺彰英（わたなべあきひで）

発行者……… 平田　直

発行所……… 株式会社　中山書店
　　　　　　〒112-0006　東京都文京区小日向4-2-6
　　　　　　TEL 03-3813-1100（代表）
　　　　　　https://www.nakayamashoten.jp/

装　丁……… 花本浩一（株式会社麒麟三隻館）

印刷・製本…… 株式会社　真興社

ISBN 978-4-521-75108-5
Published by Nakayama Shoten Co., Ltd.　　　　　　Printed in Japan
落丁・乱丁の場合はお取り替えいたします．

・本書の複製権・上映権・譲渡権・公衆送信権（送信可能化権を含む）は株式会社中山書店が保有します．

JCOPY ＜出版者著作権管理機構　委託出版物＞
本書の無断複写は著作権法上での例外を除き禁じられています．複製される場合は，そのつど事前に，出版者著作権管理機構（電話 03-5244-5088,FAX 03-5244-5089, e-mail：info@jcopy.or.jp）の許諾を得てください．

本書をスキャン・デジタルデータ化するなどの複製を無許諾で行う行為は，著作権法上での限られた例外（「私的使用のための複製」など）を除き著作権法違反となります．なお，大学・病院・企業などにおいて，内部的に業務上使用する目的で上記の行為を行うことは，私的使用には該当せず違法です．また私的使用のためであっても，代行業者等の第三者に依頼して使用する本人以外の者が上記の行為を行うことは違法です．

眼科診療エクレール
Ophthalmic Examination and Treatment

【シリーズ監修】 相原 一（東京大学教授）
【シリーズ編集】 園田康平（九州大学教授）
辻川明孝（京都大学教授）
堀 裕一（東邦大学教授）

B5判／並製／4色刷／平均350頁／予価15,000円

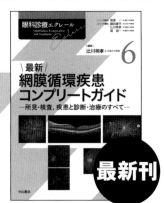

最新刊

眼科日常臨床の現場を強力にサポート！

- エビデンスに基づく具体的な知識と技術の最新情報を提供
- カラー写真やイラストを多用し，視覚的に理解できる
- 実際の症例を呈示して，わかりやすく解説
- エキスパートからの珠玉のアドバイスを満載
- Topics, Adviceなどの興味深いコラムによって，本文の内容を立体的に補完
- オープンアクセス可能な文献は，二次元コードから直ちに参照できる

シリーズ構成と担当編集

① 最新 緑内障診療パーフェクトガイド ―患者教育から最新の手術治療まで―	相原 一	定価 16,500 円 (本体15,000円+税)
② 最新 眼科画像診断パワーアップ ―検査の基本から最新機器の撮影法まで―	辻川明孝	定価 16,500 円 (本体15,000円+税)
③ 最新 ドライアイと涙道疾患ナビゲート ―「涙」の問題はこの1冊で解決―	堀 裕一	定価 16,500 円 (本体15,000円+税)
④ 最新 弱視・斜視診療エキスパートガイド ―解剖生理・検査法から手術治療まで―	佐藤美保・園田康平	定価 16,500 円 (本体15,000円+税)
⑤ 最新 神経眼科エッセンスマスター ―診察の基本と疾患別の診療の実際―	澤村裕正・相原 一	定価 16,500 円 (本体15,000円+税)
⑥ 最新 網膜循環疾患コンプリートガイド 最新刊 ―所見・検査，疾患と診断・治療のすべて―	辻川明孝	定価 16,500 円 (本体15,000円+税)
⑦ 屈折異常と視力矯正	堀 裕一	本体予価15,000円
⑧ 眼科トラブルシューティング	園田康平	本体予価15,000円
⑨ 眼科低侵襲手術	相原 一	本体予価15,000円
⑩ 子どもの眼と疾患	辻川明孝	本体予価15,000円
⑪ 角膜疾患・コンタクトレンズマニュアル	堀 裕一	本体予価15,000円
⑫ 結膜炎・ぶどう膜炎のすべて	園田康平	本体予価15,000円

※配本順，タイトルなど諸事情により変更する場合がございます．

セットでお買い求めいただくとお得！ 19,800円off!

シリーズ全12冊 予価合計 198,000円 (本体180,000円+税) ➡ セット価格 **178,200円** (本体162,000円+税)
※送料サービス

さらにセット注文の特典として **非売品** 【別巻】眼科診療クイックガイド（仮）（主訴・部位別所見・疾患・治療薬の早見表等） をシリーズ完結時にプレゼント！

中山書店 〒112-0006 東京都文京区小日向4-2-6 TEL 03-3813-1100 FAX 03-3816-1015
https://www.nakayamashoten.jp/